U0259760

Handbook of Neurologic Music Therapy

神经音乐治疗学

[美] Michael H. Thaut, [德] Volker Hoemberg 主编

张晓颖 等 译 ／ 李建军 审校

中国轻工业出版社

图书在版编目（CIP）数据

神经音乐治疗学／（美）迈克尔·H. 托特（Michael H. Thaut），（德）沃克尔·霍姆伯格（Volker Hoemberg）主编；张晓颖等译. —北京：中国轻工业出版社，2022.3

ISBN 978-7-5184-3610-1

Ⅰ. ①神…　Ⅱ. ①迈…②沃…③张…　Ⅲ. ①音乐疗法－手册　Ⅳ. ①R454.3-62

中国版本图书馆CIP数据核字（2021）第161195号

版权声明

Copyright © Oxford University Press 2014
All rights reserved.
Handbook of Neurologic Music Therapy was originally published in English in 2014. This translation is published by arrangement with Oxford University Press. Beijing Multi-Million New Era Culture and Media Company, Ltd. is solely responsible for this translation from the original work and Oxford University Press shall have no liability for any errors, omissions or inaccuracies or ambiguities in such translation or for any losses caused by reliance thereon.

保留所有权利。非经中国轻工业出版社"万千心理"书面授权，任何人不得以任何方式（包括但不限于电子、机械、手工或其他尚未被发明或应用的技术手段）复印、拍照、扫描、录音、朗读、存储、发表本书中任何部分或本书全部内容。中国轻工业出版社"万千心理"未授权任何机构提供源自本书内容的电子文件阅览、收听或下载服务。如有此类非法行为，查实必究。

总　策　划：石　铁

策划编辑：孙蔚雯　　　责任终审：张乃柬　　　责任校对：万　众

责任编辑：孙蔚雯　　　责任监印：刘志颖

出版发行：中国轻工业出版社（北京东长安街6号，邮编：100740）

印　　刷：三河市鑫金马印装有限公司

经　　销：各地新华书店

版　　次：2022年3月第1版第1次印刷

开　　本：850×1092　1/16　印张：25

字　　数：400千字

书　　号：ISBN 978-7-5184-3610-1　　定价：98.00元

读者热线：010-65181109，65262933

发行电话：010-85119832　传真：010-85113293

网　　址：http://www.chlip.com.cn　http://www.wqedu.com

电子信箱：1012305542@qq.com

如发现图书残缺请拨打读者热线联系调换

201349Y2X101ZYW

推 荐 序

早在古希腊时期，毕达哥拉斯、柏拉图和亚里士多德等先贤就对医学中的音乐干预或是音乐中的医学密码做过表述，他们一致提出了"音乐医学"的概念，认为音乐可以驱除患者的疾病。至今，音乐治疗已经不再局限于传统意义上的接受性干预，转而力图更多地调动人类机体的所有系统，让音乐活动对人体产生整体性作用。

既往的音乐治疗教材在传统理论方面已论述得较为完善。但随着科学的飞速进步，音乐治疗已经发展成融合了临床医学、脑科学、计算科学和循证医学的，从更高级的神经中枢解读音乐对人起效机制的自然科学门类。它的代表性著作就是由中国康复研究中心音乐治疗中心牵头翻译的这本《神经音乐治疗学》（*Handbook of Neurologic Music Therapy*）。本书于2014年在英国牛津大学出版社出版，是音乐治疗这一学科在世界范围内开设学历教育以来，首次由欧洲发源地发起的，让音乐治疗从社会科学转变为自然科学的标志性著作。本书建立在临床循证医学的基础之上，从中枢神经系统的功能入手，解构了音乐的四要素，以单因素或多因素方法总结了音乐作为干预手段对疾病的治疗效果，以及音乐活动作为腔体运动方式对于人体神经内分泌、脏器组织调控、肌肉运动、生化和免疫等方面的机制作用。本书的面世对于音乐治疗学在临床医学领域的推广以及康复医学领域的学科建设，具有里程碑式的意义。

中国康复研究中心是中国最早与国际音乐治疗界合作并开展音乐治疗的临床医院之一。2010年，我院引进了毕业于中央音乐学院的音乐治疗学专门人才，正式开展了音乐治疗的临床工作。迄今为止，我院已在脊髓损伤、卒中、颅脑损伤、呼吸功能障碍、运动功能障碍、情绪障碍等领域的音乐治疗中取得了一定的成效，并有了初步的研究基础。2016年7月，中国康复研究中心正式成立了中国三甲医院中首家音乐治疗中心，有力地推动了这门创新学科的发展。这在中国音乐治疗学的发展历史上是值得铭记的里程碑，标志着音乐治疗这一学科正式走向康复医学，成为临床医学发展中的一部分。

解除人类病痛、造福人类健康是医学的本质追求。在"健康中国2030"规划纲要的引导下，主动康复已成为医学界的共识。非侵入、无创式、能走入千家万户且符合普世价值的音乐治疗，是未来的大势所趋，人心所向，将为我国民众的健康带来巨大福祉。

愿音乐治疗学在我国医学领域发扬光大，根深叶茂！

李建军

中国康复研究中心党委副书记

中国康复科学所所长

首都医科大学康复医学院院长

中国康复医学会副会长

中国医师协会康复医师分会会长

译 者 序

音乐治疗这一学科于 20 世纪 40 年代在美国首次被确立为专业学科，于 20 世纪 80 年代传入我国。在 21 世纪之前，音乐治疗的应用领域主要集中于社会科学范畴。

在 21 世纪之初，由于计算机技术和神经科学的普及发展，一个新兴的方向——神经音乐治疗学（neurologic music therapy，NMT；又称脑科学音乐治疗、神经系统音乐治疗学）——迅速崛起。神经音乐治疗学是在神经系统解剖的基础上，将组成音乐的要素进行解构，应用于治疗神经系统疾病和运动系统疾病的临床治疗学科，隶属于临床医学范畴。例如，脑卒中后的失语症患者保有的歌唱能力可以帮助其从语言障碍中恢复，因偏瘫导致行走障碍的患者可以根据节奏练习步态平衡，这些都是音乐的旋律、节奏等要素与脑功能结合而应用于临床的典型案例。

这本《神经音乐治疗学》顺应了脑科学和神经系统疾病治疗的发展趋势，于 2014 年由牛津大学出版社正式出版。本书由神经科学家、音乐治疗学家 Michael H. Thaut 教授和 Volker Hoemberg 教授主编。本书的出版标志着音乐治疗这一学科由社会科学转向了自然科学。

目前，在教育领域，我国有十余所高校设立了音乐治疗学的本科教育专业和研究生教育专业，在校生近万名，但既往的教材仅为涉及社会学和心理学的音乐治疗教材，将音乐治疗应用于自然科学基础研究和临床医学方面的教材至今未有。在实际的临床医学领域，我国现有三家医疗机构设有专门的音乐治疗科室，它们分别为：中国康复研究中心心理科音乐治疗中心；无锡精神卫生中心精神康复科音乐治疗中心；广东省工伤康复中心言语精神康复科音乐治疗室。以中国康复研究中心为例，音乐治疗中心每年接收门诊及住院治疗患者 10 万余人次，每年接纳全国各地医院前来进修及学习的医疗系统专业人员 10 余人次，参加国内外学术讲座 30 余次，培训人员万余人次。

近年来，在临床工作和学术讲座的推动下，全国各地市医院纷纷有在本院发展临床医学音乐治疗的趋势。因此，本书中文版的出版可极大地促进临床医学领域音乐治疗专业的发展。《神经音乐治疗学》中涉及的 20 余种音乐治疗技术方案具有可复制性强的特点。未来，随着专业学习需求的不断增加，本书将极大地助力音乐治疗这一学科正式进入临床医学领域，并开拓一片崭新的天地。

参加本书翻译工作的有：

张晓颖，医学博士（毕业于首都医科大学），音乐治疗学硕士（毕业于中央音乐学院），中国康复研究中心心理科音乐治疗中心副研究员，中国音乐治疗师行业委员会督导师；

陈琛，音乐治疗学硕士（毕业于美国科罗拉多州立大学），星海音乐学院心理咨询中心讲师，美国注册音乐治疗师；

邵璇，音乐治疗学硕士（毕业于德国海德堡应用科技大学），德国布尔高康复医学中心音乐治疗师，德国注册音乐治疗师；

卢梦洋，音乐治疗学硕士（毕业于重庆大学），中国康复研究中心心理科音乐治疗中心音乐治疗师；

滕文佳，生物医学工程学硕士（毕业于中国科学院和河北大学），中国康复研究中心心理科音乐治疗中心音乐治疗师，中国音乐治疗师行业委员会注册音乐治疗师；

宋宜川，中国康复研究中心心理科音乐治疗中心音乐治疗师，毕业于中央民族大学；

李丹红，北京市隆福医院物理治疗师，毕业于湖南中医药大学；

马存英，北京市隆福医院物理治疗师，毕业于天津医科大学；

张晋茹，郑州大学第一附属医院中级心理治疗师，毕业于郑州师范大学。

其中，陈琛和邵璇还负责了部分主要章节的译文修订工作，张晓颖负责了全书的统稿和审校工作。此外，还要特别感谢为本书的翻译工作提供了无私帮助的三位老师，她们分别是：加拿大多伦多大学音乐治疗学博士李冰，北京师范大学临床心理学硕士、中国康复研究中心心理治疗师洪晔，以及日本国际医疗福祉大学物理医学博士、中国康复研究中心物理治疗科刘海娟。这三位老师都对本书中术语的翻译给予了非常专业的建议。其中，李冰和洪晔老师承担了部分章节较多的修订工作，为表敬意，在相应章节也将她们作为译者之一进行了署名。特别需要感谢的是，李建军教授作为中国康复医学领域的著名专家学者，为音乐治疗这一学科在临床医学、康复医学领域中的确立和发展做出了无私的支持和杰出的贡献，并对本书中文版的最终审订提出了重要意见，在此致以最诚挚的感谢和最崇高的敬意。在此，还要感谢音乐治疗学家、教育家高天教授，为本书的出版发行做出的无私贡献。本书由科技部课题基金2018YFF0301104《冬奥运动损伤康复诊疗体系建立及绿色通道示范》新技术项目支持。

张晓颖

首都医科大学

中国康复研究中心心理科音乐治疗中心

2021 年 10 月 28 日

目 录

第 9 章　模式化感觉增强 / 117

Corene P. Thaut

第 10 章　治疗性器乐演奏 / 129

Kathrin Mertel

第 11 章　旋律发音治疗 / 149

Michael H. Thaut，Corene P. Thaut，Kathleen McIntosh

第 12 章　音乐语言刺激 / 157

Corene P. Thaut

第 13 章　节奏性言语提示 / 163

Stefan Mainka，Grit Mallien

第 14 章 口腔运动呼吸训练 / 177

Kathrin Mertel

第 15 章 声音音调治疗 / 195

Corene P. Thaut

第 16 章 治疗性歌唱 / 201

Sarah B. Johnson

第 17 章 音乐发育性言语和语言训练 / 213

A. Blythe LaGasse

第 18 章　音乐象征性交流训练 / 235

Corene P. Thaut

第 19 章　音乐感觉定向训练 / 239

Audun Myskja

第 20 章　听觉感知训练 / 247

Kathrin Mertel

第 21 章　音乐注意力控制训练 / 275

Michael H. Thaut，James C. Gardiner

第 22 章　音乐忽略训练 / 289

Mutsumi Abiru

贡献作者

Mutsumi Abiru 　音乐学硕士、美国音乐治疗委员会认证治疗师、神经音乐治疗学高阶学者
日本京都大学人类健康科学系医学研究生部

Miek de Dreu 　哲学博士
荷兰阿姆斯特丹自由大学人类运动科学系

Shannon K. de l'Etoile 　哲学博士、美国音乐治疗委员会认证治疗师、神经音乐治疗学高阶学者
美国迈阿密大学弗罗斯特音乐学院

James C. Gardiner 　哲学博士
美国斯科韦尔心理咨询服务中心

Volker Hoemberg 　医学博士
德国 SRH^① 健康中心神经科主任

Sarah B. Johnson 　音乐学硕士、美国音乐

治疗委员会认证治疗师、神经音乐治疗学高阶学者
美国科罗拉多健康大学尘埃谷健康中心

Gert Kwakkel 　哲学博士
荷兰阿姆斯特丹自由大学医学中心康复医学科
荷兰学院医学中心康复医学科

A. Blythe LaGasse 　哲学博士、美国音乐治疗委员会认证治疗师
美国科罗拉多州立大学音乐学院音乐治疗专业协调指导

Gerald C. McIntosh 　医学博士
美国科罗拉多健康大学神经科学系

Kathleen McIntosh 　哲学博士
美国科罗拉多健康大学言语语言病理学系

Stefan Mainka 　音乐学硕士、神经音乐治疗

---

① 德语 Stiftung Rehabilitation Heidelberg 的缩写，意为海德堡康复基金会。——译者注

学高阶学者

德国帕金森病 / 运动障碍神经康复专科医院神经音乐治疗学科

Grit Mallien 科学硕士

德国帕金森病 / 运动障碍神经康复专科医院言语语言病理学科

Crystal Massie 哲学博士、注册职业治疗师

美国马里兰医学院"马里兰大学高级神经运动康复研究培训"项目博士后科研学者

Kathrin Mertel 音乐学硕士、神经音乐治疗学高阶学者

德国卡尔·古斯塔夫·卡鲁斯大学附属医院神经音乐治疗学科

Audun Myskja 医学博士、哲学博士

挪威诺尔兰 – 北特伦德拉格大学老年医学系

Ruth Rice 物理治疗博士

美国科罗拉多健康大学物理治疗系

Edward A. Roth 哲学博士、美国音乐治疗委员会认证治疗师、神经音乐治疗学高阶学者

美国西密歇根大学音乐学院音乐教授、大脑与神经科学交叉学科实验室主任

Corene P. Thaut 哲学博士、美国音乐治疗委员会认证治疗师、神经音乐治疗学高阶学者

美国科罗拉多州立大学生物医学与音乐研究中心研究员

Unkefer 神经音乐治疗学学术中心主任

Michael H. Thaut 哲学博士

美国科罗拉多州立大学生物医学与音乐研究中心主任、音乐学教授、神经学教授

Erwin van Wegen 哲学博士

荷兰阿姆斯特丹自由大学医学中心康复医学科

Barbara L. Wheeler 哲学博士、神经音乐治疗学高阶学者

美国蒙特克莱尔州立大学音乐学院荣誉教授

缩写词中英对照表

AAC	alternative and augmentative communication 替代辅助沟通	
ADD	attention deficit disorder 注意缺陷障碍	
ADHD	attention deficit hyperactivity disorder（ADHD） 注意缺陷／多动障碍	
ADL	activities of daily living 日常生活活动能力	
AMMT	associative mood and memory training 情绪记忆联合训练	
AMTA	American Music Therapy Association 美国音乐治疗协会	
AOS	apraxia of speech 言语失用症	
APT	auditory perception training 听觉感知训练	
ASD	autism spectrum disorder 自闭症谱系障碍	
BATRAC	bilateral arm training with rhythmic auditory cueing 节奏听觉引导双侧上肢训练	
BIAB	Band-in-a-Box 乐队盒子，（一种）音乐配器软件（的名称）	

bpm	beats per minute 每分钟心跳／搏动次数	
CBMT	Certification Board of Music Therapy （美国）音乐治疗师执业认证委员会	
CIMT	constraint-induced movement therapy 强制诱导运动治疗	
CIT	constraint-induced therapy 强制诱导治疗	
COPD	chronic obstructive pulmonary disease 慢性阻塞性肺病（慢阻肺）	
CPG	central pattern generator 中枢模式发生器	
CVA	cerebrovascular accident 脑血管意外（脑卒中）	
DAS	developmental apraxia of speech 发育性言语失用症	
DMD	Duchenne muscular dystrophy 杜氏肌营养不良症	
DSLM	developmental speech and language training through music 音乐发育性言语和语言训练	
EBM	evidence-based medicine 循证医学	
EEG	electroencephalography 脑电图	

EF	executive function 执行功能	MET	metabolic equivalent 代谢当量
EL	errorless learning 无差错学习	MIDI	musical instrument digital interface 音乐数字接口（数字音乐，MIDI 音乐）
EMG	electromyography 肌电图	MIT	melodic intonation therapy 旋律发音治疗
FFR	frequency following response 频率跟随反应	MMIP	musical mood induction procedures 音乐情绪引导程序
FMA	Fugl-Meyer Assessment 富格－梅尔评估	MMT	musical mnemonics training 音乐记忆法训练
FOG	freezing of gait 冻结步态	MNT	musical neglect training 音乐忽略训练
fMRI	functional magnetic resonance imaging 功能性磁共振成像（fMRI）	MPC	music in psychosocial training and counseling 音乐心理社会性训练与咨询
LITHAN	living in the here and now 活在当下	MPC-MIV	MPC mood induction and vectoring 音乐心理社会性训练与咨询的情绪诱导定向
MACT	musical attention control training 音乐注意力控制训练	MPC-SCT	MPC social competence training 音乐心理社会性训练与咨询的社会能力训练
MACT-SEL	MACT for selective attention skills 训练选择性注意技能的音乐注意力控制训练	MRI	magnetic resonance imaging 磁共振成像
MAL	Motor Activity Log 动作活动记录	MSOT	musical sensory orientation training 音乐感觉定向训练
MD	mean difference 平均差	MUSTIM	musical speech stimulation 音乐语言刺激
MEFT	musical executive function training 音乐执行功能训练	NMT	neurologic music therapy 神经音乐治疗学
MEG	magnetoencephalography 脑磁图	OMREX	oral motor and respiratory exercises 口腔运动呼吸训练
MEM	musical echoic memory training 音乐回声（余音）记忆训练		

PD	Parkinson's disease 帕金森病		RSMM	rational scientific mediating model 理性科学中介模型
PECS	Picture Exchange Communication System 图片交换沟通系统		SLI	specific language impairment 特发性语言障碍
PET	positron emission tomography 正电子发射断层扫描		SLICE	step-wise limit cycle entrainment 渐进式极限周期协同
PNF	proprioceptive neuromuscular facilitation 本体感觉神经肌肉促进法		SMD	standardized mean difference 标准化平均差
PROMPT	prompts for restructuring oral muscular phonetic targets 重塑口腔肌肉语音目标提示法		SPT	sound production treatment 发声治疗
PRS	perceptual representation system 知觉表征系统		SYCOM	symbolic communication training through music 音乐象征性交流训练
PSE	patterned sensory enhancement （音乐）模式化感觉增强		TBI	traumatic brain injury 脑外伤
QoL	quality of life 生活质量（量表）		TDM	transformational design model 转换设计模型
QUIL	quick incidental learning 快速无意学习		TIMP	therapeutical instrumental music performance 治疗性器乐演奏
RAS	rhythmic auditory stimulation 节奏听觉刺激		TME	therapeutic music exercise 治疗性音乐活动
RCT	randomized controlled trial 随机对照试验		TMI	therapeutic music intervention 治疗性音乐干预
RMPFC	rostral medial prefrontal cortex 喙内侧前额叶皮质		TS	therapeutic singing 治疗性歌唱
ROM	range of motion 关节活动度		TUG	Timed Up and Go (Test) 行走计时测试
RSC	rhythmic speech cueing 节奏性言语提示		UNS	Untersuchung Neurologisch bedingter Sprech-und Stimmstörungen 神经系统语言和语音障碍检查表

UPDRS-II	Unified Parkinson's Disease Rating Scale-II 统一帕金森病分级量表 – II	
VAM	vigilance and attention maintenance 警觉性和注意力保持	
VIT	vocal intonation therapy 声音音调治疗	

VMIP	Velten Mood Induction Procedure 费尔滕情绪引导程序
WMFT	Wolf Motor Function Test 沃尔夫运动功能测试

第 1 章
神经音乐治疗学：从社会科学到神经科学

Michael H. Thaut，Gerald C. McIntosh，Volker Hoemberg

1.1 引言

现代音乐治疗，起源于 20 世纪中叶，最初属于社会科学的概念。一般传统意义认为，音乐的治疗价值由人们在其个人生活中的情感和社会角色以及所处的社会文化环境决定。因此，音乐被赋予了情感表达的传统功能，在促进社会各群体建立联系、社会组织融合、代表共同的信仰和思想、支持教育目的等方面起着重要作用。

然而，自 20 世纪 90 年代初以来，在音乐与脑功能研究新视野的推动下，音乐在治疗中的作用发生了巨大的变化。特别是现代认知神经科学研究技术的出现，如脑成像和脑波记录等测量手段，使我们能够实时生动地观察并研究人脑的高级认知功能，从而出现了大脑生成音乐并感知音乐等高度复杂的信息加工场景。有关音乐的脑科学研究表明，通过在生理上对复杂认知功能、情感功能和感觉运动进行音乐化的刺激，大脑会受到显著的影响。此外，生物医学研究人员还发现，音乐不仅是一种高度结构化的听觉语言，涉及大脑中复杂的感知、认知和运动控制，这种听觉感知语言还可以有效地用于对受伤的大脑进行再训练和再教育。

这项音乐治疗的研究结果令人瞩目，因为它可以作为神经科学研究的新体系，显示出对音乐的有效利用，其具有针对性的治疗结果比"幸福感（well-being）"等一般概念所产生的效果更强且更具体。有研究证据表明，音乐在多种治疗应用领域的效果甚至超过了之前的假想或尝试。

音乐的转化生物医学研究使科学证据出现了"聚集式（clusters）"①发展，这些证据表明，特定的音乐干预具备有效性。在 20 世纪 90 年代末期，音乐治疗、神经科学和脑科学领域的

---

① clusters 直译为集群，原意为植物学中的计量单位。此处表示音乐治疗在生物医学不同领域中出现了一系列循证医学的研究证据。——译者注

研究人员与临床医师一起，开始将不同领域的证据集群（evidence clusters）①分类为具体的治疗技术体系，即现在的神经音乐治疗学。神经音乐治疗学体系在科学证据的支持下，其标准化的临床技术得到空前发展。目前，神经音乐治疗学临床方法的核心由 20 余种技术组成，本书依据以下原则对这些技术进行总结：（1）临床诊断和治疗目标；（2）音乐及其机制在音乐感知和音乐表现过程中的作用以及达到的治疗目标。本书将从临床医师的角度介绍这 20 余种技术，包括技术定义、诊断应用范围、研究背景，以及最重要的——使用每种技术进行治疗的临床应用病例。由于神经音乐治疗学是从文献数据库中总结而来的，因此它将随着新研究的涌现而不断发展。

这种理念的转变在音乐治疗与医学的发展历史中是非常关键的一步。神经音乐治疗学中治疗性的音乐活动练习（therapeutic music exercises，TMEs）并非仅被视为增强其他"核心"治疗的辅助和补充学科，而是在神经科学框架内非常有效的应用，主要在脑损伤的训练和重塑方面，如运动系统治疗、言语和语言康复以及认知训练等核心领域。在科研数据和音乐与脑功能新视角的推动下，人们对音乐治疗的传统观念发生了历史性的转变，从它是社会文化价值的载体，转变到影响认知和感觉运动功能的神经生理科学。我们现在可以假设，音乐可以作为连接大脑中运动控制、注意力控制、语言生成、学习及记忆的刺激通道，帮助重塑并恢复受到损伤或有疾病的脑功能。

下面有六项基本定义用以阐明神经音乐治疗学最重要的原则。

1. 神经音乐治疗学是使用音乐在人体神经系统疾病或损伤中对认知、情感、感觉、语言和运动功能障碍的治疗应用。

2. 神经音乐治疗学建立在音乐感知和音乐生成的神经科学模型基础上，观察未经过音乐学习的大脑及其行为在音乐刺激下的影响。

3. 治疗技术是在专业术语和应用上的标准化，主要应用于适合患者需求的、治疗性音乐活动。

4. 治疗技术是基于科研成果转化的数据结果总结，直接导向非音乐的治疗目标。

5. 除了进行音乐和神经音乐治疗学方面的学习，还需要对从业人员进行神经解剖学和生理学、病理学、医学专业术语以及认知、运动、言语和语言功能康复方面的教育。

6. 神经音乐治疗学是跨专业的学科。音乐治疗师可以为治疗团队做出有意义的贡献，使治

---

① evidence clusters 直译为证据群或证据组，此处表示在神经科学、脑科学等临床医学不同分支出现的音乐治疗研究证据，例如，神经系统疾病的音乐治疗文献证据和神经－运动系统类疾病中的音乐治疗研究证据等。——译者注

疗团队的工作更加高效。在其他相关临床医学领域工作，并接受过神经音乐治疗学培训的非音乐治疗师，可以有效地调整神经音乐治疗学的使用原则和素材，供本专业使用。

1.2　理性科学中介模型

音乐是人类大脑古老的、内在的生物学语言。审美上较为复杂的"现代"艺术品（例如，雕塑、雕刻、绘画、装饰品和实用乐器）约在 10 万年前随着现代人脑的出现而出现的，比人类有记载的书面语言及计算能力早了几万年。

现在有研究表明，音乐与大脑之间有着使人着迷的相互关系。音乐是人类大脑的产物。但是，大脑在参与音乐的时候已经被音乐改变。大脑因音乐学习和演奏而产生变化的例子不胜枚举。但音乐活动并不只是激活脑中负责音乐的区域[①]，对音乐活动的加工会以高度分布和分层的方式进行——从脊柱和皮质下的不同水平，到皮质区域的"多模态（multimodal）"脑区，来整体调节认知和感觉运动中枢。同时，也有强有力的证据表明，音乐与语言和言语功能共享一条中枢神经通路。可以肯定地说，音乐参与了广泛分布的神经网络，与"非音乐"的认知、运动和语言功能共属同一网络。因此，将音乐理解为治疗过程中的"中介（mediating）""过渡"式语言是较为合理的解释。大脑在加工音乐的时候并不限于音乐，而是可以参与、训练且重塑非音乐的大脑和行为功能。

这是音乐在治疗中非常重要的一点，因为这意味着该理论模型必须首先基于对音乐感知过程的理解，在讲授神经音乐治疗学之前进行治疗理念的转换。将音乐转换为治疗和康复中"中介"式的语言，是理论演进的新路径，由此，将理性科学中介模型（rational scientific mediating model，RSMM）概念化（Thaut，2005）。

在音乐治疗的文献中有建议认为，这种音乐治疗在音乐行为的心理、生理模式中的科学定位是由 Gaston（1968）、Sears（1968）以及 Unkeferand 和 Thaut（2002）等开拓者构想的音乐治疗未来的基础。神经音乐治疗学总结了这些早期先驱者的思想和探索的内容，旨在将它们构建为连贯的科学理论和临床系统。

理性科学中介模型是一种理论认识模型，说明了音乐与治疗之间产生联系的认识论方法。在这项认识论的应用中，理性科学中介模型的理念可以帮助我们了解如何去了解以及如何去研究（或学习以及如何学习）。理性科学中介模型没有预先确定音乐治疗作用机制的具体

[①]　原文为"music-specific"brain areas，直译为音乐专门脑区，意译为人脑中负责音乐加工的区域。实际上，该区域是指位于颞叶的听觉神经中枢，即集中加工声音、乐音的布罗德曼分区（Brodmann Area，BA）中的相应脑区，如 BA41、BA42、BA44、BA45 等区。——译者注

内容，而是表明通过连接适当的知识体系，需要哪些信息在逻辑上支持下一步的探索和发现，以逻辑、系统的结构找到它们，从而建立一个具有连贯性的理论。

　　理性科学中介模型的前提是，音乐治疗的科学基础可以在感知和生成音乐的神经、生理和心理基础中找到。在此基础上，理性科学中介模型的逻辑结构按照以下研究步骤进行。

　　1. **音乐反应模型**：根据认知和情感、言语 / 语言和运动控制的过程，研究音乐行为的神经、生理和心理基础。

　　非音乐反应的平行模型：研究在相似的认知、言语 / 语言和运动控制的过程中，音乐与非音乐的脑 / 行为功能之间重叠和共享的过程。

　　中介模型：研究音乐究竟在哪些重叠和共享的过程中影响非音乐的脑和行为功能。

　　2. **临床研究模型**：进行研究，在其中找到中介模型，以确定音乐是否会影响治疗和康复的训练和学习。

1.2.1　第 1 步：音乐反应模型

　　在这一步骤中，理性科学中介模型需要研究在认知、运动控制和言语 / 语言等领域音乐感知和表现背后的神经生物学和行为过程。

　　研究需要解决的相关问题包括：

- 音乐学习中的哪些过程可以建立有效的音乐记忆？
- 音乐中的哪些过程可以塑造并控制音乐注意力？
- 音乐的感知和表演如何与执行功能联系在一起？
- 音乐中的哪些过程会塑造并影响情绪和情感反应？
- 音乐学习如何塑造人声控制？
- 有效的音乐运动控制背后的过程是什么？

1.2.2　第 2 步：非音乐反应的平行模型

　　在这一步骤中，理性科学中介模型需要分两步进行研究，每个步骤在逻辑上都建立于另一个步骤的基础之上。第 1 步，研究基本的相关概念和机制，同时也是认知、运动控制和言语 / 语言功能中非音乐加工过程的结构和组织形式。第 2 步，将这些发现进行比较，以了解平行于音乐功能中的共享过程。

　　研究需要解决的相关问题包括：

- 非音乐和音乐注意力控制、记忆形成、执行操作、情感体验、运动控制以及感官执行之间是否存在共享的过程？
- 音乐中是否存在可以增强或优化平行非音乐功能的共享过程？

如果这个共享的过程是必要的存在，那么至少在理论上以音乐为主导增强或优化机制的过程中，理性科学中介模型将继续进行第 3 步，研究这种潜在的影响。

有三个例子可以说明这种对共享过程的探索。

- 充分利用时间因素对非音乐化和音乐化运动学习的影响非常重要。在音乐活动中，运动时机是由音乐听觉节奏的时间框架驱动的。因此，听觉节奏是否可以作为乐器学习的时序模板（temporal template）来促进运动学习，且在以非音乐为目标的训练中提高上下肢神经肌肉控制的精确运动和（再）训练中的运动规划呢？
- 音乐和语言，特别是在唱歌的过程中，与听觉、声响、即时效果、神经肌肉、神经中枢、交流和表达等方面，共享多重控制通路。因此，音乐是否可以通过参与这些共享通路来增强言语和语言的感知和产生（例如，通过代偿的语言路径，控制语言运动同时输出，提高呼吸和神经肌肉语言控制），增强对交流信号和语言学习的理解，或者塑造语音声学效果，例如，提高音高、调性、音色或音量？
- 时间加工（例如，关于时间顺序的加工）在诸如注意力、记忆形成和执行控制的认知功能中起着重要作用。音乐是一种抽象的听觉语言，它通过其固有的时间结构在很大程度上影响注意力、记忆力和执行控制。那么音乐结构能否增强音乐之外的认知过程，例如非音乐的注意力和记忆力？

1.2.3　第 3 步：中介模型

这一步骤的研究建立在第 2 步发现的假设之上。在此步骤中，音乐对非音乐行为和脑功能的影响会涉及对健康参与者或临床队列的研究，但就其机制或短期影响来说，可为未来临床研究的可行性提供证据。例如，第 3 步的研究观察了节奏音乐提示对运动控制（步态、上肢）的效果，或使用乐器来刺激上肢手功能精确运动康复的效果。有研究探讨了在节奏框架提示下，是否能够提高语言流畅度或清晰度。认知方面的研究探讨音乐情绪引导是否会改变健康参与者或患者的自我感觉状态，以及一首歌是否可以成为记忆非音乐信息的方法（《ABC歌》）。如果发现由于音乐引起的非音乐行为在临床上能产生有意义的变化，则理性科学中介模型将继续执行第 4 步。

1.2.4　第 4 步：临床研究模型

这一步骤沿用第 3 步的结论，并将其应用于临床和转化医学研究。第 4 步的研究从患者群体出发，着眼于音乐在重新训练大脑和行为功能中有意义的治疗效果。

第 4 步的研究阐述了干预或干预模型对长期学习和训练的影响。需要引起重视的是，神经音乐治疗学在大多数技术中都利用音乐结构的感知属性来发挥治疗或康复功能，或者使用代偿的途径来促进康复和发挥大脑的可塑性。只有在音乐心理社会性训练与咨询（music in psychosocial training and counseling，MPC）的技术中，才是利用音乐反应中的互动和情感表达功能进行治疗的。情绪记忆联合训练（associative mood and memory training，AMMT）技术建立在经典条件反射（Hilgard and Bower，1975）和联想网络理论机制（Bower，1981）的基础上，是连接了心境和记忆的联动机制[①]，可促进学习和记忆。

1.3　总结

遵照循证医学的科学规律，在以神经科学为导向的康复医学作为基础、以数据实证为基准的康复治疗原则的指导下，神经音乐治疗学已迅速在康复医学和治疗学的主流中占有一席之地。此外，神经音乐治疗学将音乐作为一种生物语言，它的结构元素、感觉属性和表达特性能使人脑更加全面而复杂地参与运行。在神经音乐治疗学中，音乐作为治疗工具并不起人文类、文化类作用，而是有着人脑的核心语言机制。在此情况下，音乐作为重新学习和训练受伤大脑的功能性工具，可以让临床医师、科学家和音乐家都充分理解并评估运用。神经音乐治疗学是先进的循证医学音乐治疗。音乐影响大脑的技术和机制基于脑和行为的神经生物学原理，因此神经音乐治疗学可以将音乐整合到康复医学的跨学科专业中。

参考文献

Bower G H (1981). Mood and memory. *American Psychologist*, 36, 129-148.

Gaston ET (1968). *Music in Therapy*. New York: Macmillan Company.

Hilgard E L and Bower G H (1975). *Theories of Learning*. Englewood Cliffs, NJ: Prentice Hall.

Sears W W (1968). Processes in music therapy. In: E T Gaston (ed.), *Music in Therapy*. New York: Macmillan Company.

[①]　在存储记忆的时候，不同的内容会被存储在大脑的不同区域。发生脑损伤以后，有意识的认知记忆提取过程被阻断，但通过其他非意识的通路，记忆仍可被激活，这就是心境和记忆联动的训练机制。——译者注

pp. 30-46.

Thaut M H (2005). *Rhythm, Music, and the Brain: scientific foundations and clinical applications*. New York: Routledge.

Unkefer R F and Thaut M H (2002). *Music Therapy in the Treatment of Adults with Mental Disorders*. St Louis, MO: MMB Music.

（张晓颖　译）

第 2 章
神经科学家视角中的神经音乐治疗学

Volker Hoemberg

任何康复都以改善患者生理及心理独立性为目的，通过提升患者的功能和能力来增加他们从事日常生活及活动的机会。使患者达到这一目的的最重要途径是帮助他们增强对语言指令广度和深度的理解力。在康复过程中非常重要的一点是，医师、护士、治疗师和护理人员与患者交谈并提供适当的感知觉刺激。从这方面来说，音乐作为一种非语言的即时听觉性"语言"与语言和语义有相似的结构，有助于改善患者的功能。因此，开发音乐类的治疗工具对神经康复是非常必要的。

节奏是音乐主要的特征。然而，有节奏的摆动在神经科学中也起着重要作用。脑电图（electroencephalography，EEG）和脑磁图（magnetoencephalography，MEG）所检测到的人类脑波就可以很好地证明这一点。高于 40 赫兹的高频 γ 波为我们了解知觉中的基本机制提供了线索（Engel et al.，1999；Gold，1999）。

位于脑干和脊髓的中枢模式发生器是脊椎动物运动能力的神经中枢（Duysens and van de Crommert，1998；Grillner and Wallen，1985）。

在此情况下引出了一些值得深究的问题：音乐，这种具有复杂频谱和时间声学结构的感觉刺激，是否能够形成固有的节律性频谱，成为认知、知觉和运动功能的基础（Crick and Koch，1990）。

在过去的 10 年中，人们对神经康复中运动疗法的研发、设计和效果评估的关注点发生了戏剧性的变化。这涉及三种模式的转变。第一，从告知化转变为专业化（越来越多地使用循证基础的方法，而不是遵循直觉且未经证实的理论假设）。第二，这种治疗方式已经从"手把手"的传统教学转变为"放手"的教学方式，这也顺应了科学发展的趋势，逐步成为循证医学的主流。这种治疗理念的改变也对治疗师的自我理解产生了显著影响。由此，治疗师在"医患"关系中的角色开始从"治疗师"转变为教师或教练。第三，这两种发展都伴随着从直观匹配的一对一治疗，转变为有据可依的、程式化的团体治疗。

在此期间，随着神经科学和行为科学的发展，已经涌现出大量可以重新定义统计及计量生物学的新型治疗方法，遵循了循证医学（evidence-based medicine，EBM）的框架。循证医学的一项突出研究特点是强调随机对照试验（randomized controlled trials，RCTs）的设计，该研究设计已被越来越多地用于评估神经康复方法的治疗效果（Hoemberg，2013）。

- 一些经典的物理治疗学派，譬如波巴斯（Bobath①）概念或本体感觉神经肌肉促进法（proprioceptive neuromuscular facilitation，PNF）等，在此基础上受到了不少挑战。他们声称，其依据的是完善的神经生理学原理，但遭到了许多批评。
- 反之，循证医学概念对治疗程序的选择产生了越来越大的影响，在运动神经康复方面尤为突出；对许多国家的神经康复协会起草并发布最佳临床指南产生了指导性的作用。
- 使用基于循证的概念有许多优点。特别是在避免假阳性结果（在统计学中称为 I 型错误）方面具有很高的医学生理学信度。此外，在此框架内，可以把来自多个随机对照试验的结果汇总为荟萃分析，这些结果可以帮助治疗师和临床医师在评估过程中更加客观。

然而，仅仅依靠随机对照试验也存在弊端，与在神经康复治疗中合理决策的观点背道而驰。随机对照试验的最初概念源于药物研究，通常涉及大量患者。由于这些研究一般非常昂贵，因此会由制药公司赞助。循证医学概念不适用于神经康复研究中经常使用的小样本量和异质人群。同时，在制定治疗决策时，依赖荟萃分析可能会导致其他误差和样本偏差。最后，个体治疗的反应性（例如，遗传易感性）不具备充分的说服力。

因此，当选择治疗方案时，应在多大程度上依赖循证医学的概念？是否还有其他方法可以解决临床实践中的这一难题？当然，随机对照试验研究和荟萃分析的结果必须经过非常仔细的阅读和解释，以避免出现 II 型统计错误（假阴性结果）。因此，研究人员应该更多地关注荟萃分析的阳性结果而不是阴性结果。

但是，我们也必须考虑到，临床医师制定基于循证的临床决策或治疗方法时，还可以使用其他重要的科学信息。大量的科学信息让我们能够深入了解源自神经科学和神经行为学研究的脑功能的基本规则和机制，即使在缺乏循证医学框架提供证据时，也对我们寻求合理治疗的形式有所帮助。例如，由于大多数运动康复方法都与运动学习有关，因此我们可以从神经科学和行为科学中获得有关运动学习的基本知识，为设计新的有效治疗策略提供线索。

---

① Bobath 技术又称神经发育疗法，由英国物理治疗师 Berta Bobath 及其丈夫 Karel Bobath 在前人的基础上经过多年康复治疗实践形成评定和治疗小儿脑瘫及成人偏瘫的方法。——译者注

　　专栏 2.1 列出了从运动学习研究中得出的基本规则，可用于设计或完善运动康复中的治疗策略。

专栏 2.1 　习得型运动疗法的基本规则
● 重复 ● 获得反馈（对结果的习得） ● 提示 ● 定向任务 ● 主动学习 ● 生态学效应 ● 可塑性（根据患者的能力调整任务难度） ● 动机性

　　运动学习中最重要的基本规则就是重复。为了优化运动轨迹，必须进行大量的重复。在一些高质量研究中，健康的受试者（Fitts and Posner，1967）及患者（Biitefisch et al.，1995；Sterr et al.，2002）共同证明了这一规则的效果。

　　下一个重要的基本规则就是获得反馈，即向学习者或患者告知其运动行为的质量以及准确性的进展。对于这一原理，一些优质的实验研究也提供了充分的证据（详情见 Mulder and Hulstijn，1985）。

　　外部提示是引导患者的另一重要原则，尤其是在缺乏足够内部提示来控制运动的情况下。提示可以为运动提供预测性和对运动的计划，这一点至关重要。比如，节奏性的时间提示可以起到决定性作用（Thaut et al.，1999a）。

　　另外，为了达到最佳的学习效果，应保证运动学习者有持续的学习动力。为此，我们必须根据学习者的能力来调整或"塑造（创造）"目标任务，以平衡学习者的能力和任务难度。教练应尽力避免使用过于简单的任务，引发学习者的无趣感；或使用过于困难的任务，引发学习者的挫败感。治疗师或教练的角色任务之一，就是选择合适的任务难度。

　　此外，所选的任务应针对实际情况，以便有效地转化为患者所需的日常行为。这意味着要避免任务过于"抽象"或"不切实际"，应选择与目标功能相关的任务。

　　神经音乐治疗学的技术和原理能够与基于运动学习基础的循证医学方法和运动康复的新概念很好地融合在一起。节奏听觉刺激（rhythmic auditory stimulation，RAS）技术科学性的发展，可以为运动障碍患者提供治疗，这是朝着神经生物学方向运用音乐的第一步，也是最重要的一步。

治疗原理和潜在的神经生理机制主要是由位于科罗拉多州立大学的 Michael H. Thaut 及其同事的实验室发展的。该概念背后的基本想法是，重复性节奏声学感觉信号可以带动并促进节奏性的运动。

研究表明，节奏听觉刺激有助于改善不同患者的运动功能障碍，例如，帕金森病（Thaut et al.，2001）、亨廷蹈病（Thaut et al.，1999b）和缺血性卒中（Thaut et al.，1993a，1993b，1997）。Michael H. Thaut 团队的发现已被其他科研团队广泛复制和推广，特别是在缺血性卒中和帕金森病领域。

最近的神经影像学研究明确表明，顶叶、额叶和小脑区域参与了节奏性的加工（Thaut et al.，2009）。通过将上肢动作或全身的协调组织成可以循环重复的模式序列，其所产生的动作也可由节奏提示。作为这种方法当中的一项案例，对使用听觉节奏性提示作为模式化感觉增强（patterned sensory enhancement，PSE）的干预研究显示，脑卒中后偏瘫患者的手臂伸展轨迹显著缩小（Thaut et al.，2002）。

促进运动组织和控制的根本机制是节奏性带动的原理，即声学的节奏会在大脑听觉和运动结构中引发神经反应，并且步态会与脑干和脊髓的中枢模式发声器连接到一起（Duysens and van de Crommert，1998）。

在过去的 10 年中，音乐和脑功能的转化性研究推动并且延伸了神经音乐治疗学涉及的范围，关注了在知觉、认知、语言学和情绪等非运动功能上的应用。音乐可以提供独特而丰富的层次以及时间结构性的听觉环境，为塑造听觉注意力提供有效的刺激，帮助克服半侧空间忽略，为意识障碍创造基础感觉刺激，为记忆训练提供助记的"支架"，训练和提取大脑中代替语言功能的部分，或者在执行功能训练中挑战和锻炼"创造性推理策略"。

可以肯定地说，神经音乐治疗学的研究证据、学习和训练原理至少与康复和治疗领域的其他姊妹学科一样，具有循证支持和合理性。音乐治疗师并不是可以独立诊断的专家或是特定认知和运动行为方面的专家。他们是为发育、行为和神经系统等一系列相关疾病提供技术和刺激的研究者，在此情境下，他们会成为以患者为中心的、高效的跨学科治疗团队中重要的"联合"核心成员。

参考文献

Bütefisch, C., Hummelsheim, H., Denzler, P., and Mauritz, K. H (1995). Repetitive training of isolated movements improves the outcome of motor rehabilitation of the centrally paretic hand. *Journal of the Neurological Sciences, 130,*

59-69.

Crick, F. and Koch, C. (1990). Towards a neurobiological theory of consciousness. *Seminars in the Neurosciences, 2,* 263-275.

Duysens, J. and van de Crommert, H. W. A. A. (1998). Neural control of locomotion; Part 1: The central pattern generator from cats to humans. *Gait and Posture, 7,* 131-141.

Engel, A. K. et al. (1999). Temporal binding, binocular rivalry, and consciousness. *Consciousness and Cognition, 8,* 128-151.

Fitts P and Posner M (1967) *Human Performance.* Belmont, CA: Brooks/Cole Publishing Co.

Gold, I. (1999). Does 40-Hz oscillation play a role in visual consciousness? *Consciousness and Cognition, 8,* 186-195.

Grillner, S. and Wallen, P. (1985). Central pattern generators for locomotion, with special reference to vertebrates. *Annual Review of Neuroscience, 8,* 233-261.

Hoemberg V. (2013). Neurorehabilitation approaches to facilitate motor recovery. In: M Barnes and D Good (eds), *Handbook of Clinical Neurology. Volume. 10.* New York: Elsevier. pp. 161-174.

Mulder, T. and Hulstijn, W. (1985). Sensory feedback in the learning of a novel motor task. *Journal of Motor Behavior, 17,* 110-128.

Sterr, A., Freivogel, S., and Voss, A. (2002). Exploring a repetitive training regime for upper limb hemiparesis in an in-patient setting: a report on there case studies. *Brain Injury, 16,* 1093-1107.

Thaut, M. H., McIntosh, G. C., Rice, R. R., and Prassas S. G. (1993b). The effect of auditory rhythmic curing on stride and EMG patterns in hemiparetic gait of stroke patients. *Journal of Neurologic Rehabilitation, 7,* 9-16.

Thaut, M. H., McIntosh, G. C., Rice, R. R. (1997). Rhythmic facilitation of gait training in hemiparetic stroke rehabilitation. *Journal of the Neurological Sciences, 151,* 207-212.

Thaut M H, Kenyon G, Schauer M L, and McIntosh G C (1999a). The connection between rhythmicity and brain function: implications for therapy of movement disorders. *IEEE Engineering in Medicine and Biology Magazine, 18,* 101-108.

Thaut, M. H et al. (1999b). Velocity modulation and rhythmic synchronization of gait in Huntington's disease. *Movement Disorders, 14,* 808-19.

Thaut, M. H., McIntosh, G. C., McIntosh, K. W., and Hoemberg, V (2001). Auditory rhythmicity enhances movement and speech motor control in patients with Parkinson's disease. *Functional Neurology, 16,* 163-172.

Thaut, M. H et al. (2002). Kinematic optimization of spatiotemporal patterns in paretic arm training with stroke patients. *Neuropsychologia, 40,* 1073-1081.

Thaut, M. H et al. (2009). Distinct cortico-cerebellar activations in rhythmic auditory motor synchronization. *Cortex, 45,* 44-53.

（陈琛　译）

第 3 章
神经音乐治疗学中的音乐技术

Edward A. Roth

3.1　引言

在过去的十几年中，电子音乐设备在复杂性、声学的准确性与易用性方面有了极大的提高，并且受到了越来越多使用者的青睐。然而相较于使用电子音乐设备，音乐治疗师在临床工作中往往更倾向于使用传统的原声乐器。这种现状是许多因素造成的。部分治疗师选择电子音乐设备，而另一部分对此持观望态度。部分研究者认为，这些技术可以为个体与团体治疗提供便利，达到更高的工作效率。在对患有严重功能性残障的患者进行临床治疗的过程中，治疗师可以通过这些高科技的设备，使患者通过细小的动作发出较大的音量。但与此矛盾的是，治疗师往往由于一些限制性原因，不愿意使用某种或所有电子音乐设备。比如成本的因素，尤其是（购买）设备本身的经济成本，以及其软硬件维护与更新的费用，都是需要考虑的现实因素之一。

Magee 等人曾指出，美国和英国的音乐治疗师基本认同电子音乐技术设备在健康医疗系统中的作用，即电子音乐技术设备可以为患者和治疗师提供更多的选择（Magee，2006，2011；Magee and Burland，2008）。如果更多的临床治疗师可以更好地了解如何根据各自的能力、患者群体、疾病应用以及治疗目标选择设备，那么这些电子设备可以更广泛地应用在临床上。本章由于篇幅所限无法尽述其详，但是希望通过这一章的讲解让入门研究者对电子音乐软硬件设备（乐器）的应用有宏观的了解。

3.2　音乐数字接口

在讨论所需软件与硬件之前，首先需要说明的是让软硬件实现交流的通信"语言"。如果读者对音乐设备有所了解，一定会听说过 MIDI，即音乐数字接口（musical instrument digital interface，MIDI）。这项技术在过去的 15~20 年中得到了迅猛发展，可以使不同背景的音乐工作者在演奏及音乐制作中满足自身的需求。MIDI 的产生可追溯到 20 世纪 80 年代，最初设计的目的是希望让不同厂商的音乐设备通过相同的电子编码互相连接以控制各类音符时值、音色（乐器）和踏板。MIDI 最开始是通过单一控制器将所有的乐器简单连接，然而在计算机出现后逐渐被取代。

3.2.1 基本原理

对于首次使用 MIDI 的用户来说，第一个、通常也是最艰巨的问题，是如何连接 MIDI 设备，包括乐器、计算机、接口以及声音输出 / 放大装置。所有 MIDI 乐器配置了一系列用于接收和发送来自其他乐器、控制器、声音模块和 / 或计算机信息的端口。这些乐器可以通过 MIDI IN（信号输入）、MIDI OUT（信号输出）和 MIDI THRU（转送口）这三个端口的数据线（如果需要也可以使用插孔或插座）互相连接。MIDI IN 为信号输入端口，MIDI OUT 为信号输出端口，MIDI THRU 为转送口，允许多个乐器采用"菊花链"①的方式互相连接。不论什么样的 MIDI 乐器、接口或其他设备，只要记住使用 MIDI IN 和 MIDI OUT 两个端口连接这个简单的法则就可以（参见图 3.1）。

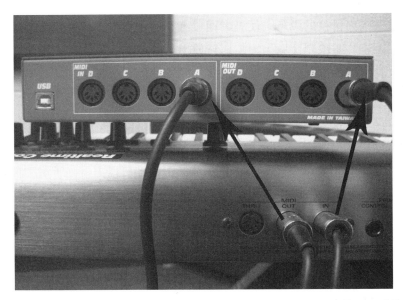

图 3.1 音源（MIDI 键盘在下面）和 MIDI 接口（在上面）之间的主要连接。

---

① 原文为"Daisy Chain"，源自计算机的基础网络名词"菊花链拓扑（Daisy Chain Topology）"。如同菊花的花瓣一样，通过多接口的连接方式，串联至每一台连接的计算机，直至达到目标终端为止。——译者注

　　在一般情况下，每个端口都可执行输出或者输入的功能——MIDI OUT 输入 MIDI IN。当然也有例外，比如计算机与音乐键盘这类单一设备相连的情况。在这种情况下，只需要一个转接线将计算机的 USB 接口与键盘上的 MIDI 或 USB 接口连接。更常见的是可以使用 MIDI 接口这样的中间设备来与更多的乐器（例如，MIDI 键盘、打击乐组、吉他和鼓槌类乐器等）相连。顺序是先从计算机的 USB 端口到 MIDI 接口的 USB 端口，再到一系列接口和不同乐器的连接（参见图 3.2）。

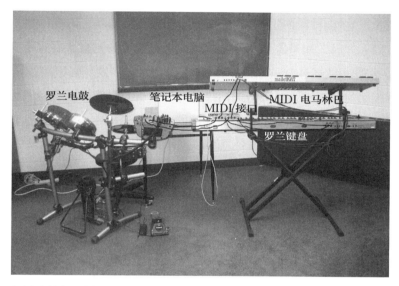

图 3.2　包括计算机、键盘、电子鼓和鼓槌类乐器的工作站，通过 MIDI 接口互相连接。

3.3　硬件设备

3.3.1　乐器与触发器

　　几乎所有以 MIDI 为基础的乐器都是以一类或其他形式作为触发器来发挥作用的，也就是说，演奏者通过击打、轻弹、按压乐器上的一系列传感元件发出声音。不论乐器的形状与外观如何，都会给一些声源（通常是键盘或计算机）传送一个类似的声音信号。无论是键盘乐器、弦乐、打击乐器还是管乐器，都会转换成不同的声音数字信号，代表所发声音不同的音色、力度、持续时间与振幅。这些信号会由演奏者或治疗师所选的乐器转化为对应的声音。取决于种类和品质的原因，乐器可以对不同力度的弹奏做出不同程度的反应，并可根据患者的临床需要来调整声音振幅所需的较强或较弱的弹奏力度。如前所述，这可以帮助运动受限的患者——由关节活动度或力度导致——只需轻触乐器即可获得较大音量。反之亦然，也可以通过调整乐器，让患者需用力才可弹奏，甚至需超出乐器本身的听觉效果——比如，在练习中以发出声音来发展力量。

3.3.1.1　键盘

在多数的 MIDI 工作站中，最主要的操作设备就是计算机和键盘。在功能设置下，很多时候，键盘可以作为用于音乐制作与治疗训练的单独单元或者中心单元，在购买选择上也有不同的功能和价位。在写作本书时，一台轻型的、音域为 2.5~4 个八度的便携式键盘的价格约为 100 美元。另一方面，如果需要一架全配重或者半配重的键盘，并且带有数百种音色库（包括乐器独奏、整支乐队或者管弦乐团伴奏音效、"自然"声效、剧场声效等），价格在几百到几千美元。考虑如何使用键盘可以帮助治疗师选择适合自己需求的设备：你是否需要穿梭在同一办公楼里的不同房间？患者是否会前往你的诊室、工作室或治疗室？你是否需要乘坐交通工具在各个工作地点穿梭？你或患者是否需要弹奏键盘，还是说键盘只是其中一类 MIDI 声源？如果患者需要弹奏键盘，治疗目标是什么？治疗目标是如治疗性器乐演奏（therapeutic instrumental music performance，TIMP）中对于肌力和灵敏度进行训练？还是如音乐注意力控制训练（musical attention control training，MACT）、音乐心理社会性训练与咨询或者音乐执行功能训练（musical executive function training，MEFT）中对认知、情感和/或社会功能进行训练？如果患者需要力量与协调性训练，配重或半配重键盘在康复训练中可以起到抗阻运动的效果。如果治疗师需要便携的键盘，或者主要作为带有少量音效的音色库，可直接选择没有配重的键盘（或者 MIDI 控制器），此类设备有少量琴键，更便携，装在包里就可以带走。相关品牌包括卡西欧（Casio）、卡瓦依（Kawai）、科音（Korg）、科兹威尔（Kurzweil）、美奥多（M-Audio）、罗兰（Roland）和雅马哈（Yamaha），皆有不同的键盘种类可供选择。

如果治疗师在诊所工作，预算充足且对便携性并无要求，那么雅马哈自动演奏钢琴系列在康复治疗里被公认是非常有效的。从某种意义上说，"自动演奏"的键盘作用非同寻常。例如，在治疗性器乐演奏和模式化感觉增强这两项技术中，音乐治疗师可以提前录下一系列用于这两项技术的音乐提示，自动演奏钢琴则可即时完整地播放治疗师所录的音乐示例，为治疗师实时地、在生物学上帮助患者提供了可能性。且由于自动演奏钢琴使用了数字存储方式，在治疗环节中，治疗师可以花费最少的精力与干扰对每一个患者的治疗方案进行调整。作为原声乐器，其精确度非常理想，并且具有 MIDI 键盘的功能，可以说是原声乐器和科技功效的完美结合。美中不足的是，其价位大概相当于许多治疗科室或私人工作室一整年的开支，或会超出其预算。

3.3.1.2　鼓与其他打击乐器

有多种数字打击乐器可供选择，包括架子鼓、鼓模块、手鼓以及鼓槌类乐器。

- **架子鼓**。市面上有很多品牌的架子鼓可供选择，比如爱丽希思（Alesis）、罗兰、西蒙斯（Simmons）和雅马哈，为架子鼓提供了不同性能的组合，价格在 400~3000 美元。性能的差别包括音色种类、机载录音、鼓与打击垫的数量、硬件质量、打击灵敏度是否可被校准，以及鼓面的材质，例如从软橡胶到软质仿尼龙的材料，或者带有正宗鼓皮和封头的高端型号架子鼓。这些打击乐器在治疗性器乐演奏训练中特别有用，因为其在空间上可以进行灵活组合，为上肢和下肢运动以及躯干控制训练提供灵活的角度。

- **手鼓**。罗兰有一款叫作 HandSonic^① 的电子手鼓，里面包括一系列在 V-drums^② 套鼓中用到的技术。它有 15 个独立的打击垫，可触发 15 种独立的音色。因此，既可以用来进行个体治疗，也可以在多至 15 人的团体（但 15 人不能同时演奏）治疗中使用。HandSonic15 产品涵盖了超过 300 种打击乐音色，还包括经典乐队和管弦乐团，及来自世界各地的传统乐器音色。其音乐的专业性十分出众，在与其他打击乐器同时弹奏时，根据扩声系统的质量，很难听辨 HandSonic 与真实原声乐器的区别。与 V-drums 套鼓（及其他数字套鼓）一样，这些打击垫的灵敏度很高，有更出色的表现力，可以在治疗性器乐演奏中按照患者康复需求进行校准。（如果患者极度虚弱，HandSonic 与其他 MIDI 打击乐器会有潜在的延迟问题，即患者弹奏后，声音会延迟出现。）HandSonic 有 MIDI 输入 / 输出接口，可以录制患者的弹奏，并可回放、分析以及接收从计算机和其他设备来的 MIDI 信号。在撰文时，其零售价约为 1200 美元。

- **鼓槌类乐器**。MalletKat^③ 是一个基于 MIDI 的鼓槌类乐器，并有着颤音琴原声乐器的外观。不同于木琴和马林巴的半音"黑键"布局（与钢琴一样），MalletKat 的黑键并不是垂直于主键上方的。其标配为 3 个八度，也有扩展到 4~5 个八度的选择。打击垫是软泡沫状材质，与马林巴或颤音琴木槌搭配。在运动康复中，其可以用于训练肩部、肘部和腕部的活动度。像其他 MIDI 触发器一样，MalletKat 有多种音源可供选择，为不同的治疗练习目标提供了最大便利。

---

① 罗兰牌电子手鼓系列产品名。——译者注
② 罗兰牌套鼓系列产品名。——译者注
③ 电马林巴。——译者注

3.3.1.3　吹奏乐器

基于 MIDI 的吹奏乐器控制器的工作原理与打击乐器类似，即通过演奏来产生音频信号，将信号发送给一个声源（通常是键盘或是计算机，尽管现在声音模块出现在大多数音色数据库里）并以音频模式输出。此类乐器与其他乐器的主要区别在于，不通过敲击键盘或打击垫来产生声音，而通过气流的压力传感刺激簧片来产生声音。这些乐器可以在治疗性器乐演奏（用于训练手指灵活度、肌力与协调性）以及口腔运动呼吸训练这两项技术中使用。多数吹奏乐器可以根据不同患者的需求设置不同的指法。与其他的 MIDI 触发器一样，其可以通过收集、分析和表达"演奏"数据作为量化指标，来说明患者的恢复情况。然而，这些演奏数据是以数字式音乐参数记录的，治疗师需要将其（例如，呼气的速度和持续时间）转化为临床数据。雅佳（Akai）和雅马哈品牌生产了多个模型，价格（在撰文时）在 300~700 美元。

3.3.2　运动传感器

3.3.2.1　声束

声束[①]（soundbeam）是一个运动传感系统，可以将物理运动信号转换为声音信号。其他系统使用基于视频的可听化系统（Lem and Paine，2011），而声束会跟踪设备所产生信号（或光束）的摄动，通过 MIDI 或可用声源，将其传送回传感器，以进行声音处理。同其他 MIDI 触发器一样，它会将数据发回自身的声音模块或计算机，以转换为音频输出。与其他 MIDI 乐器类似，所发声音是通过与其相连的模块、键盘或计算机决定的。当使用者在空间中做全身或单个部位的运动，或者移动鼓棒或者鼓槌类乐器时，传感器会捕获跟踪这些信号，并将空间数据转换为声音信号来发出声音。在速度上，运动信号与声音信号同步产生。距离与运动情况可以在整个声谱上进行校准，这样就可适应有运动障碍或者能够自由活动的来访者，几厘米或者数米的运动都可以在整个声谱上呈现。由此可见，在音乐感觉定向训练（musical sensory orientation training，MSOT）、模式化感觉增强和音乐心理社会性训练与咨询中，声束可能会作为一个有用的训练工具。

在音乐感觉定向训练中，在意识恢复后期阶段，患者可以通过运动获得听觉反馈，来将身体行为与外界联系起来。由于声音是通过电子设备产生的，因此可以将音量的大小调整为临床上的适用水平，并可以对和声结构进行电子校准，使其仅包含所需的音高组合或音序。

声束在治疗性器乐演奏训练中也是十分得力的工具，可以将传感器与治疗师和 / 或患者

---

①　从声源发出的声波称为声，一般它在一个较小的立体角内传播。声束的中心轴线被称为声轴，它代表超声在声源发生后的传播主方向。——译者注

所选乐器对准，使听觉和空间上的动作同时产生，并可通过音量调节来使最小运动产生最响音量。因此，治疗师需细心观察并调整，让患者可以切身感受仪器，但训练难度也应随之改变，避免在使用声束的过程中动作过于简单。

声束在模式化感觉增强中的应用并不局限于以下叙述，但以提供听觉提示序列为主。当声束连接计算机时，治疗师可以录制不同的运动序列，为之后的患者练习提供示例，例如，在坐—站训练中，声束的传感器会将运动的空间和时间特征捕获，以生成最佳听觉提示序列。声束的重要默认设定是其可以捕获和再现指定运动序列的力学特性。通过软件操作，肌肉收缩与放松序列的提示即可由声音动态进行准确传达。

声束在音乐心理社会性训练与咨询中也具有价值，可以让肢体运动受限的患者自主、"平等"且美观地参与即兴体验。

3.3.3　数字手持设备

数字手持设备大概是人群中运用最多、在治疗初期人们最熟悉的音乐设备（Nagler，2011）。

3.3.3.1　iPod① 或 iPad②

正如在本章节中很难对不同电子乐器和软件的特点与功能尽述其详，也很难完全介绍苹果公司的平板电脑和音乐播放器。二者在治疗性音乐干预（therapeutic music intervention，TMI）中，并不限于节奏听觉刺激、治疗性器乐演奏和情绪引导定向（MPC mood induction and vectoring，MPC-MIV）技术，它们作为便携性播放器具有很大优势。iPod 在步行训练中可作为一种实用的工具，用于听觉训练提示的歌曲可根据不同频率（例如，60bpm③、63bpm 和 66bpm）储存在播放列表中，并根据患者当前功能状态和康复水平呈现。如果环境需要，可选用耳机，或使用耳机分配器来让患者与治疗师同步听到音乐。尤其是当患者需要治疗师提供动作辅助时，治疗师可以提供现场音乐提示。

在 iPad 和 iPod 上，有很多音乐类应用程序，下载后可让二者作为电子音序器、产生 / 录音循环乐段（loop）、作曲辅助工具和触敏乐器。有些应用程序同时具备三种（或更多）功能，患者可以用它们进行和声创作，添加预置的或原声录制的循环乐段，通过点击乐器图案

---

① 苹果公司设计和销售的系列便携式多功能数字多媒体播放器。——译者注
② 苹果公司设计和销售的系列平板电脑。——译者注
③ 频率单位，表示每分钟心跳 / 搏动次数（beats per minute，bpm）。1bpm = 1/60 赫兹。——译者注

来即兴创作，再现合适的相关音色。此过程除了可以实现具体的治疗目标（比如，语言、认知和运动），还可以缓解患者在住院和长期治疗中的社交孤立感和社会退缩行为。

3.3.3.2 Kaossilator^① 电子合成器

科音公司生产的 Kaossilator 电子合成器，是一个通过操作触控面板来产生声音反馈的电子乐器。此乐器可以创造音乐性和纯粹节奏性的乐句：当"玩家"触摸触控面板时，低音、原声乐器、电子乐器、打击乐序列或鼓点会经转换发出声音。Kaossilator 电子合成器作为可触控合成器，也可用于录制循环乐段，并可输入 1、2、4、8 或 16 节拍的多个音轨，并且互相叠加产生丰富编排的"音乐混响（grooves）"、节拍和音效。此类使用方法可有效地用于音乐执行功能训练技术，帮助训练与发展决策和组织技能。与声束类似，Kaossilator 电子合成器也可用于肌力、灵敏度以及力量严重受限的患者，让患者可以用最细微的手指动作来有效地操控触控界面。基于对此类患者的激励性特质，Kaossilator 电子合成器可能在音乐心理社会性训练与咨询技术中的以情绪缓解为目标的作曲训练里尤其有效。在撰文时，Kaossilator 电子合成器的价格为 120~350 美元。

3.4　软件

3.4.1　库乐队

库乐队（GarageBand）是苹果公司 Mac^② 系统专用 iLife 套件中的音乐软件，在音乐康复治疗中具有多种运用方式。虽然其不同功能允许进行多种创新性应用，但是库乐队的核心是一个音序器软件，带有上百种数字化和预录制的循环乐段，同时也可作为现场混音器，为现场原声乐器录音。通过使用这些软件预置的或可购买的循环乐段，治疗师可以与患者创作一系列音轨，例如，在音乐执行功能训练技术中，可按照患者或治疗师提供的相关主题或场景进行作曲。从现有循环乐段（也包括一系列音效）中选取合适的音乐呈现来表达所选主题或场景，需要来访者同时训练抽象思维和决策能力。将不同的音轨和音色彼此叠加，可以练习排序和组织技能，因为患者在此过程中需要思考，并选择最合适的作曲特点来代表其所选音

---

① 日本科音电子乐器公司推出的一款用于移动终端的电子合成器，名为 Kaossilator。可以在 iOS（苹果公司开发的移动操作系统）或者安卓操作系统中下载应用。该应用程序可应用于平板电脑、手机等移动终端，使用触摸屏来任意创作音乐。——译者注

② 苹果公司生产的个人计算机。——译者注

乐主题。库乐队也可将原声乐器和人声的现场录音直接作为音轨添加到作曲中。以上仅是一个简单的示例，该软件以简单易学的风格为多种复杂功能提供了可能性，可用于录制、演奏和即兴创作。

3.4.2　乐队盒子

乐队盒子［也叫盒子里的乐队（Band-in-a-Box，BIAB）］是由 PG 音乐公司（PG Music Inc.）出品的音乐伴奏制作软件，可以在微软和苹果系统上进行作曲，并提供主奏谱表式的可视界面。用户只需输入爵士 / 流行 / 摇滚风格的和弦（例如，C、F7、Dm 和 G13b9），从数百种可用预设风格中选取一种，乐队盒子就会创建风格一致的配器，通常包括钢琴、贝斯、鼓、吉他以及弦乐 / 铜管乐。这些年，其配器质量显著提高，该软件目前也包括数字录音素材，以提高音频输出质量。通过简单的技术操作，软件就可为临床特定应用量身定制乐曲，比如在即兴演奏中 "使用四度（trade 4's）" 功能，实时更改节奏，以及根据个体定制的作曲图进行反复。这对弹奏和即兴创作很有用。该软件可使用计算机的预置音色，并且可与 MIDI 乐器兼容，因此其能够访问并使用 MIDI 键盘的音色。另一个有用的功能是其能够以 MIDI 格式（.mid）保存歌曲，并将其导出到另一个应用程序（比如库乐队）中，以进一步编辑、转换为 mp3 或 AAC 格式，并导出到便携音乐设备中。

3.4.3　Ableton Live^① 数字音频工作站

Ableton Live 是一款功能强大的数字音频工作站软件，除了有诸多作曲和即兴演奏功能，还允许用户导入并且编辑预录制的音乐。例如，当治疗师需要创作患者在节奏听觉刺激的步行训练使用的音乐时，既要使用患者喜好的音乐，同时需在不影响乐曲美感的条件下创作 MIDI 序列或现场版本的音乐作品，Ableton Live 数字音频工作站就可以对原始录音进行操作，使其在临床上更有使用价值。首先，治疗师需评估患者的音乐喜好并确定哪些歌曲与当前共振频率最接近，之后便可将歌曲导入 Ableton Live，并且在不影响音质的情况下编辑节奏（例如，减慢速度而不降低音高，加快速度而不升高音高等）。此功能可在多种情况下应用。然而，Ableton Live 数字音频工作站尤其突出的一点是，允许用户使用自选音色（例如，响棒、木质音块和牛铃等）在节拍上嵌入强拍，以提示足落地的动作。除此之外，Ableton Live 数字音频工作站还可以创建幅度调整模式（amplitude modulation patterns），从而使乐曲中的强拍更

---

① 　德国的一款数字音频工作站，支持 Windows 和 Mac OS 系统。Ableton Live 一般用于电子音乐的编曲与现场表演。——译者注

加突出。这是一个可扩展功能，让治疗师在与患者创作美感音乐的同时，也可为最佳运动同步提供必要的提示。

3.5　康复中的脑机音乐接口和音乐视频游戏

在过去的几年中，研究者一直在多次尝试并改善利用脑电图检测和分析大脑活动的范围，来研究创建音乐的过程。简化起见，最常见的方法是将脑电信号转换成音乐序列，将大脑活动的精确蓝图转化为预制的音乐模拟信号，作为听觉生物反馈的一种模式。此概念为，当患者获得控制某些功能或行为的能力（例如，眨眼、唤醒水平和意识状态）时，他们基本上就获得了对大脑活动和由此产生的音乐输出的控制。Miranda 等人（2011）在一份概念验证文章中说明了这种系统已成功用于脑卒中的成年患者。该患者能够迅速理解和使用此程序，以达到预期的行为和音乐输出。Miranda 和研究人员建议，对于因中枢神经系统损伤而引起严重运动缺陷的患者，可使用这种大脑—音乐接口系统，以在认知与情绪康复中参与主动创作音乐的形式，获得控制自身环境的能力。这些研究人员认为，该系统的应用可用于提高患者的社会化，并以团体同时使用多个单元的形式进行。

患有神经性损伤或疾病的患者通常表现出了情绪稳定性和自我感知的缺失。对于患有阿尔茨海默病并且受困于认知减退、社会隔离、自尊受损的患者，Benveniste 等人（2012）支持以视频游戏的形式利用音乐。在文章中，研究人员让轻度至中度的阿尔茨海默病患者使用任天堂 Wii① 平台，来提供音乐即兴和弹奏表演体验。在这两种形式中，患者在治疗师的帮助下，将手持遥控器指向电视或视频屏幕，即可控制一个置于 8 或 12 个预选音符上的白点。当患者点击遥控器时，该白点会在对应音符上发出乐音。创作者肯定的是，参与者需要较高水平的帮助介入，并强调了需要参与者的反馈，这表明，在音乐创作过程中，人际互动是非常愉快且具有获益性的。任务的参数、音频的输出和屏幕上的图像使参与者可以体验参加音乐活动的成就感，进而获得生动且全面的记忆，有效地鼓舞患者，感受社交中的互动关系。创作者设计并命名了"无失败玩法"，强调了游戏中所需和所用的音乐性互动。

随着临床治疗中音乐科技的可适用性以及应用性的极大发展，音乐科技也需要逐步优化，以避免在提供治疗性音乐干预措施时，让临床治疗逻辑或音乐审美受到影响。Ramsey（2011）提出在专门用于康复医学的音乐硬件和软件的开发中，发现了几个突出的问题。这些问题反映在对乐器和软件应用的说明中，这些应用不同于现有的 MIDI 和其他电子资源，因为它们

---

① 　日本任天堂公司推出的家用电视游戏机。——译者注

是为了运动康复治疗的特定目的而开发的。此类音乐科技还处于发展的雏形，但已有粗略的文献表明其获得满意效果的潜力。在这些软件和乐器商业化之前，音乐治疗师可能需要继续修改和转化 MIDI 硬件和软件应用程序，以便在进行音乐治疗时有针对性地使用。

虽然对音乐科技在治疗学和医学中的应用出现了两极分化的态度（Whitehead-Pleaux et al.，2011），但应将重心放在让科技以人为本的临床应用上，即在临床治疗中应遵循治疗的逻辑。正如其他人特别提示的那样（Magee et al.，2011），在设计辅助体验技术时，应将治疗过程放在首位，这会帮助音乐治疗师避免受到以科技为主的方法的诱惑，合理利用现有科技，发展以治疗目标为中心的人文关怀。

参考文献

Benveniste, S., Jouvelot, P., Pin, B., and Péquignot, R. (2012). The MINWii project: renarcissization of patients suffering from Alzheimer's disease through video game-based music therapy. *Entertainment Computing*, *3*, 111-120.

Lem, A. and Paine, G. (2011). Dynamic sonification as a free music improvisation tool for physically disabled adults. *Music and Medicine*, *3*, 182-188.

Magee, W. L. (2006). Electronic technologies in clinical music therapy: a survey of practice and attitudes. *Technology and Disability*, *18*, 139-146.

Magee, W. L. (2011). Music technology for health and well-being: the bridge between the arts and science. *Music and Medicine*, *3*, 131-133.

Magee, W. L. and Burland, K. (2008). An exploratory study of the use of electronic music technologies in clinical music therapy. *Nordic Journal of Music Therapy, 17*, 124-141.

Magee W L et al. (2011). Using music technology in music therapy with populations across the life span in medical and educational programs. *Music and Medicine*, *3*, 146-153.

Miranda E R et al. (2011). Brain-computer music interfacing (BCMI): from basic research to the real world of special needs. *Music and Medicine*, *3*, 134-140.

Nagler J C (2011). Music therapy methods with hand-held music devices in contemporary clinical practice: a commentary. *Music and Medicine*, *3*, 196-199.

Ramsey D W (2011). Designing musically assisted rehabilitation systems. *Music and Medicine*, *3*, 141-145.

Whitehead-Pleaux, A. M., Clark, S. L., and Spall, L. E. (2011). Indications and counterindications for electronic music technologies in a pediatric medical setting. *Music and Medicine, 3*, 154-162.

（滕文佳　译）

第 4 章
神经音乐治疗学中的临床即兴创作

Edward A. Roth

4.1　引言

即兴创作是音乐治疗师在临床中对大部分患者广泛使用的一种方法，并有很好的治疗效果。即兴创作在评估、治疗和再评估方面，或者在评估有各种神经、心理和生理疾病症状的患者方面，被广泛认可并且有效。在现有的文献资料中，在个人或团体训练中，即兴创作在认知、情感、感知觉运动和社交行为的发展等方面被普遍认为是有效的。特别是在自我表达、拓展或恢复适当的社会—情感功能方面，即兴创作是很好的媒介（Davis and Magee，2001；Gooding，2011；Hilliard，2007；McFerran，2010；Silverman，2007；Wigram，2004）。既往文献中有大量的理论、实践和论据支持即兴创作在治疗和医学中的应用，但 Hiller（2009）指出，尽管临床医师广泛使用即兴创作这个方法，但在美国，高校 / 同等学力水平的教学既不一致，也受学术培训项目的限制。没有足够的篇幅来在一章内对临床即兴创作进行全面回顾，然而，临床即兴创作在神经音乐治疗学中占有重要地位，并可作为多种治疗性音乐干预的治疗经验之一。

本章的主要目的是提供音乐素材，在神经音乐治疗学中列举一些临床即兴创作的基本例子；并提供一个基本的框架，讨论在临床治疗中，音乐可以起到的作用。

在利用器乐、声乐或其他媒介和动作模式的即兴创作过程中，治疗师和个体来访者或团体来访者为了评估、治疗或评价而相互接触。即兴创作训练通常是根据患者的需求和训练目标来进行的。在临床中，即兴创作的主要功能之一是为患者提供一个体验和练习非音乐功能和行为的环境。

参照转换设计模型（transformational design model，TDM；Thaut，2008），功能性的非音

乐行为和练习（需在评估和确定长期目标和短期目标之后）是临床即兴创作体验过程中一个非常重要的步骤。一旦这些问题得到解决，就有可能进入转换设计模型的第 4 步，即将功能性非音乐的刺激和体验转化为功能性治疗的音乐刺激和练习。在转换过程中，针对非音乐行为的各种特征，选择合适的音乐类型，可以直接影响治疗的效果和效率。当然，根据患者不同的诊断、临床特征、表现方式、长期目标、短期目标和年龄情况，这些特征会有很大的不同，在设计临床即兴创作的活动时应仔细考虑。例如，每当将社会互动经验转换到临床音乐活动中时，在设计适当的类似即兴创作的体验时，应考虑要体验的互动形式。其他考虑因素包括患者将在即兴创作中扮演什么样的非音乐角色，以及如何利用音乐的各种调性、音色、力度和节奏特征来设计音乐训练，以促进所期望的非音乐行为和 / 或体验。音乐训练与正在实践的非音乐体验和行为的整合性，是重要的考虑因素。即兴创作活动在结构和功能上与非音乐行为的相似程度可以决定即兴创作的有效性，也可以决定患者在治疗后的日常生活中泛化的程度。

4.2 音乐概念和素材

4.2.1 时间结构

即兴创作中与时间有关的元素有律动、节拍、节奏和速度。所有这些基本特征都是我们在音乐中定义和组织时间的方式，它有助于我们对音乐的整体感知，包括结构（短语）、情绪、强弱和动作参数，因此基本上可以将即兴创作在音乐上对一个群体或个人的"意义"传达给他们。

4.2.1.1 律动

在音乐里，时间结构的基础——或者更进一步，可以称为核心——是律动，通常被描述为"基本节拍"。有些人描述节拍为一个单一的声学事件，以此来区分"律动"和"节拍"的概念，当节拍多次重复，并且以相同的时间间隔出现时，会产生一种"感觉到的"而不是听到的"律动"感。这种最基本的时间框架基于稳定的周期循环振幅模式。律动通过每个声学事件之间的时间距离提供可预测性，而不是简单的感知事件（节拍）本身。由感觉到的律动组成的单个节拍在时间上提供了一致的参考点，但在某些情况下，稳定性、可预测性和舒适感可能来自对每个节拍之间等距间隔的感知。

4.2.1.2　节拍

根据振幅（或其他类型重音）的位置，由短周期重复产生的律动按一定比例划分，被称为"节拍"。当声音在基本节拍内通过可使用和可重复的振幅分成两组（二度音程）和三组（三度音程）时，就产生了音程感。重音（通常在一组的第一个节拍上）用来产生重复的2拍、4拍和3拍序列的感觉。这在西方音乐中比在非西方音乐中更为真实，在非西方音乐中，律动的组织主要由长节奏的乐句组成。有多个组合和序列存在并在律动内形成时间组织的第二层，在其中形成节奏模式。

4.2.1.3　节奏

节奏或节奏型是指在特定的歌曲或即兴创作中的节拍结构中更进一步的细分。它们是由每个事件或音符的持续时间、每个音符的间隔以及特定序列中重音的位置变化而产生的。节奏的复杂性（或简单性）存在于一个连续体中，可能是从律动的微小细分到不同程度细分的高度复杂的序列，还有重音模式和数字结构不属于节拍结构的节奏。节奏可能比律动和节拍更能创造即兴创作的"感觉"或"氛围"，并有助于感知节拍中的乐句。它们可以促进多种信息流的交流，从动作特征到文化特征（想想某些节奏，比如与拉丁美洲文化相关的节奏，例如，波萨诺瓦、曼波、梅伦格和伦巴）（见图4.1）。

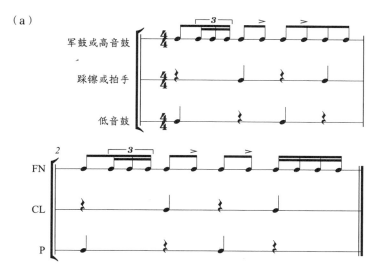

图 4.1　拉丁节奏：（a）波列罗节奏（伦巴风格）；（b）波萨诺瓦节奏（巴西）；（c）恰恰节奏（古巴）；（d）曼波舞节奏（古巴）；（e）梅伦格舞节奏（多米尼加共和国）；（f）新奥尔良节奏；（g）雷鬼节奏 one drop①（牙买加）；（h）桑巴节奏（巴西）；（i）桑巴第二种节奏（巴西）。

---

① 带单音底鼓基本节奏型。——译者注

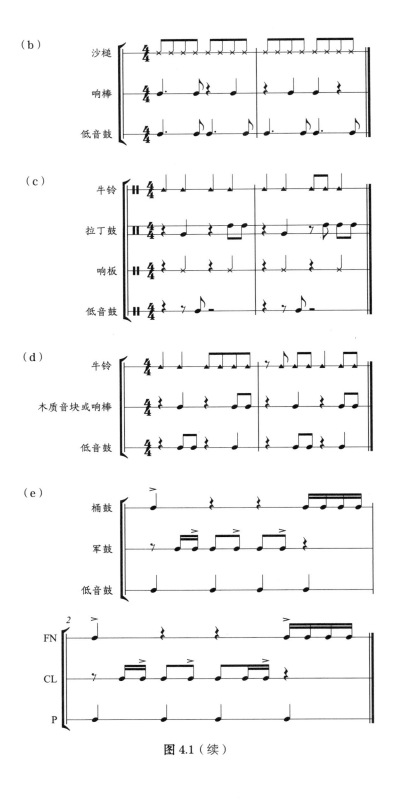

图 4.1（续）

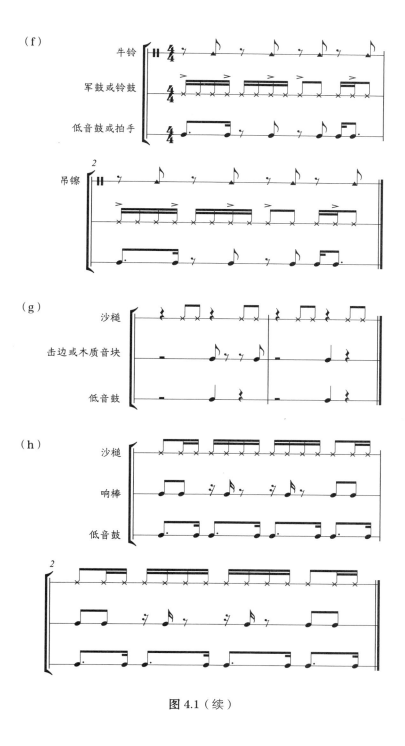

图 4.1（续）

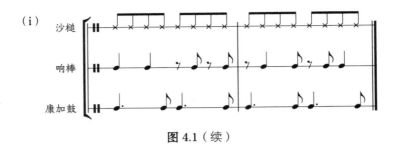

图 4.1（续）

4.2.1.4　速度

节奏几乎被普遍理解为音乐的"速率"或"速度"，由给定时间框架内的节拍重复频率决定。这通常表示为每分钟的节拍数（bpm），通常在 40~200bpm 的范围内。节奏变化影响着许多反应，从本能反应到音乐中的情感感知，再到唤醒和动机。加快的速度往往需要诱发肌肉收缩的增加，而较慢的速度往往与肌肉放松有关。速度也会影响音乐对情绪的感知，然而这种影响可能是由速度对唤醒的影响所调节的，而不是速度对情绪的线性效应。尽管速度似乎起着某种放大作用，在一定程度上影响着我们体验情绪状态的程度，但情绪似乎在更大程度上受到音乐调性的影响，特别是风格或音阶。

4.2.2　音乐结构[①]

各种音高的音的组合，包括纵向组合（同时演奏）和横向组合（顺序演奏），这些音高的组合创造了即兴作品中的音乐相关特征，包括旋律、和声、调式和调性。

4.2.2.1　调式

调式音阶（modal scales）和复调调式（modal polyphony）在构建临床即兴创作体验的调性特征时提供了一些机会和优势。

纵观历史，尽管人们一直试图对音乐施加一致性参考意义和推论而均未成功，尤其是针对各种音乐调性（Berlyne，1971；Meyer，1956），但是一些可观察的感知模式已经在接受了西方音乐结构的听众中发展起来了。与此相关的是，Brown 和 Jordania（2011）提供了一个音乐共性的列表和描述，其中列举了在跨文化音乐行为中假定的一组概率特征。尽管存在特殊的差异，目前公认音乐在本质上并不传达额外的音乐意义，但至少在受过训练的音乐家中，似乎在对各种调式、调性组合的感知和反应方面，可能存在一些相似之处。表 4.1 中的数据是

---

① 英文为 Tonal，直译指调性的，这里结合文中表述，意译为作为一个整体的音乐（调性）结构。——译者注

在 2009—2012 年的 8 个学期中，从参加作者临床即兴创作课程的本科生和同等学力的音乐治疗专业学生中收集的。学生们被要求单独地或对组地完成钢琴即兴练习，并简单地写下在即兴演奏中产生的任何想法、感觉或图像。虽然最初不是为了研究或出版，但这些资料似乎与本章的内容有关。

表 4.1　调式特性比较

多利亚调式	弗里几亚调式	利底亚调式	混合利底亚调式	爱奥尼亚调式	洛克里亚调式	伊奥尼亚调式
小调音阶，不祥的，质朴的，抑郁的，急迫的，感觉比小调的色彩更黯淡	高贵的，威严的，恐怖的，黑暗的，愤怒的，决心的，驱动的，强大的，病态的，神秘的，不祥的，焦虑的	快乐的，有生命力的，缓慢的，思索的，绝望的，孤独的，沉思的，明亮的	在旅程中的（转折点），向前看，积极向上的	空洞的，紧张的，黑暗的，旅途中的	扁平化的，无心的，未解决的，空洞的，没有基础的	火车穿过山丘，手推车，起伏的田野，日出，漫长蜿蜒的道路，蒲公英在风中飞舞
缓慢的，深思熟虑的，绝望的，孤独的，沉思冥想的，梦幻般的，哀伤的	强大的，像被推着向前，病态的，尖锐的，刺痛的，刺穿的，神秘的	甜美的，圆润的，轻快的，积极的，令人振奋，有点忧郁的感觉	坚持的，快步走的，轻快的，舞蹈的，不受打扰的，专注的，不断前进的，中立的	天方夜谭，追逐，黑暗的圣诞颂歌，旅途中的	空灵的，悲伤的，不安的，甚至空虚的	教堂，巴赫，平静的，空旷的，漫步，宽广的
忧郁的，深思熟虑的，坚定的，困惑的，感觉像小调，不祥的	病态的，走向刑场的，教堂吟唱一般的，寒冷的，冰冷的，痛苦的，心痛的，孤独的，无家可归的，绝望的	快乐的，有生命力的，自由的，有目标的，旅程，艰难的时光	宽恕的，新的开始，新鲜的，弥补挫败的，隐含坚持的希望，毫不畏惧的，不断前进的	空虚的感觉，在一个未知地方的孤独	宁静的（令人不安的），温暖的，平静的，忧郁的，苦乐参半的	轻松的，欢快的，跳跃的，玩耍的，教堂的钟声，浪漫约会的，轻松愉快的
不祥的，强烈的，黑暗中有片刻光明的，黑夜的，冰冷的，有动力的，严肃的	不安的，未解决的，忧郁的，渴望的，怀旧的，孤独的，奋进的时刻	更明亮的声音，听起来像一个小孩在跳来跳去	爱尔兰风格的，温暖的，光明的，无忧无虑的，在路上，充满希望的	不快乐也不沮丧，成熟的，独立的，但仍然有些哀伤，痛苦解脱的，可以忍受的痛苦	令人毛骨悚然的，恐怖电影；非常不舒服，但又不想放弃	快乐的，温暖的，平静的；想象一个绿色的花园，还有彩色的气球
混合的大 / 小调的感觉，兴奋和充满活力的时刻，醇美的感觉，不确定感 / 好奇	激动的，有侵略性的，烦恼的，在某些时候有消极的攻击性，战争的感觉	漂亮的，芭蕾舞般的，民歌风格的	旅途中的，梦幻般的，泡泡般的，在田野里散步（跳跃的）	严肃的，呼吸困难的，悲伤的，空虚的	混乱；焦虑且听起来很紧张，好像是在向某个方向发展；让人想起恐怖电影	平和的，平静的，听起来像是怀旧的音乐；宗教的

续表

多利亚调式	弗里几亚调式	利底亚调式	混合利底亚调式	爱奥尼亚调式	洛克里亚调式	伊奥尼亚调式
逃离，逃避，时间压力，有激情的，粗俗的，污垢的，忧郁的，喜怒无常的，放松的，沮丧的，停滞的，封闭的，棕色的，忧郁的	珠光闪闪的，神秘的，有能量的，黑暗的，美丽的，先知的，引人注意的，黑暗的色情意味	空间，不接地，高中乐队，漂浮，瞄准	在旅行途中的某个地方徒步远足或骑自行车，期待着"下一步"	当节奏感更强时：坚定的，宏伟的，史诗般的，重要的	黑暗的，威胁的，令人毛骨悚然的，带有一丝愤怒和攻击性的强烈情感	宗教的
压抑的，急迫的，变化感、拖拽感、将内容从满意的转变到不满的或相反	焦虑的，黑色的，疲倦的，沮丧的，遗弃/孤独的，呼救声，内心冲突的，可以生气的	灰色的，空虚的，冷漠，麻木，漫无目的，漂浮，没有灵魂，没有基础，好玩的，有趣的，启发的，自由的		当节奏感变慢时：悲伤的，悲剧性的，忧郁的，沮丧的，悲痛的	不祥的，鬼鬼祟祟的，粗暴的，好奇的，未解决的，有时邪恶的，鬼魅的，可怕的	开朗的，威严的，有时顽皮或孩子气，快乐的，满足的，集中的，可预测的
在缓慢的节奏中感到压抑，更加深思熟虑，稳定的低音线，雨天意象，可靠稳定的，绝望的，深深的孤独，有条不紊的	病态的，黑暗的，不祥的，强烈的，被驱使的，决心的，旋律的动机	兴趣，改变常规，有时不舒服，不确定的，积极的，全身运动，开放的，有趣的，在野外奔跑，安静的，宽敞的				听起来像是一首歌或是一些熟悉的东西，我想这与和弦的使用有关
未完成的，沉思的，潜在的乐观，空灵的，努力朝着有节奏的一致性前进	愤怒的，决心，发泄情绪，充满攻击性的能量，开车	德彪西风格，平和的，充满希望的，异想天开的，宽敞宁静的感觉，爵士乐风格				

Gardstrom（2007）提供了一个非常实用的表格，在表格中显示的调式和音阶都从 D 开始。她在逻辑上指出，以 D 调呈现调式/音阶包括了在大多数半音打击乐器上可用的各种音高。该表的修订表示如下，在 C 调中，标准的奥尔夫木琴与钢片琴常以 C 作为最低音或第一个音，并且可以购买额外的音砖来创建各种音阶和调式（见表 4.2 和图 4.2）。

表 4.2　C调的音阶和调式

半音阶体系	C	♯C/♭D	D	♯D/♭E	E	F	♯F/♭G	G	♯G/♭A	A	♯A/♭B	B	(C)
半音阶体系	C	♯C/♭D	D	♯D/♭E	E	F	♯F/♭G	G	♯G/♭A	A	♯A/♭B	B	(C)
伊奥尼亚调式	C		D		E	F		G		A		B	(C)
多利亚调式	C		D	♭E		F		G		A	♭B		(C)
弗里几亚调式	C	♭D		♭E		F		G	♭A		♭B		(C)
利底亚调式	C		D		E		♯F	G		A		B	(C)
混合利底亚调式	C		D		E	F		G		A	♭B		(C)
爱奥尼亚调式	C		D	♭E		F		G	♭A		♭B		(C)
洛克里亚调式	C	♭D		♭E		F	♭G		♭A		♭B		(C)
阿拉伯 / 吉卜赛	C	♭D			E	F		G	♭A			B	(C)
埃及	C		D				♯F	G	♭A			B	(C)
五声音阶 1	C		D		E			G		A			(C)
中国五声大调音阶（五声大调音阶）	C		D		E			G		A			(C)
五声音阶 2	C		D			F		G			♭B		(C)
五声音阶 3	C			♭E		F			♭A		♭B		(C)
五声音阶 4	C		D			F		G		A			(C)
中国五声音阶 2	C		D			F		G		A			(C)
五声音阶 5（五升小调音阶）	C			♭E		F		G			♭B		(C)
日本五声音阶	C	♭D				F		G	♭A				(C)
西班牙音阶	C	♭D		♭E	E	F		G	♭A		♭B		(C)
布鲁斯（小调）	C			♭E		F	♭G	G			♭B		(C)
布鲁斯（大调）	C		D	♭E	E			G		A			(C)
全音	C		D		E		♯F		♯G		♯A		(C)

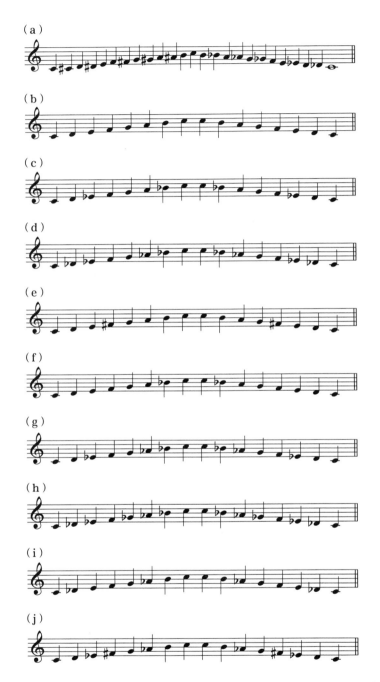

图 4.2 调式和音阶：（a）半音阶体系；（b）伊奥尼亚调式；（c）多利亚调式；（d）弗里几亚调式；（e）利底亚调式；（f）混合利底亚调式；（g）爱奥尼亚调式；（h）洛克里亚调式；（i）阿拉伯/吉卜赛；（j）埃及；（k）中国五声音阶1；（l）中国五声音阶2；（m）日本五声音阶；（n）西班牙音阶；（o）布鲁斯（小调）；（p）布鲁斯（大调）；（q）全音。

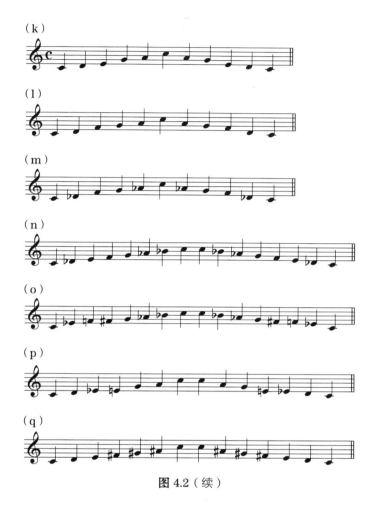

图 4.2（续）

　　或许，最明显的优势是充分利用任何即兴演奏的多种调式，以减少来访者即兴演奏的空白、错音或不协和音程。当然，这并不能保证来访者会对即兴创作体验的音乐品质做出积极反应，但是调式框架的使用提供了音乐的调性结构，在这种结构中，来访者表达的音乐可以很容易地以各种调式调性结构进行组织、引导、发展和诠释。由于没有和弦的影响，患者可以在一起进行各种声音组合的临时即兴创作，这可以让音乐在临床上既具有实用性，又有审美愉悦感。五声调式因为音符范围限制在五个音，因此非常有用。对于患者来说，难度系数较低的音乐可以给他们带来更便捷的参与方式。为了增加即兴演奏的复杂性，并在五声调式中保持即兴演奏的音乐美学吸引力，同时又简易，治疗师可以考虑使用每个调式中的正格和变格进行。术语"正格"和"变格"①涉及旋律的走向或范围，与调式音阶和主音有关。在一个正格结构中，音阶从主音到主音（我们通常将音阶概念化的方式）。在变格结构中，音阶走向从属音到属音（见表 4.3）。正格与变格进行同时结合可以提供更丰富的音乐质感，以及潜在的更多有意思的音符组合，将其引向更好的唤醒、注意力和整体认知刺激。

表 4.3　五声音阶的正格和变格结构

模式	主音	结构		结构	
1	C	正格	C D E G A C	变格	G A C D E G
2	D	正格	D E G A C D	变格	A C D E G A
3	E	正格	E G A C D E	无	
4	G	正格	G A C D E G	变格	D E G A C D
5	A	正格	A C D E G A	变格	E G A C D E

五声调式也是从全音阶中取的五个自然音音符：C—D—E—F—G，D—E—F—G—A，E—F—G—A—B，F—G—A—B—C，（G—A—B—C—D），（A—B—C—D—E），B—C—D—E—F。

实际上，只有五种独特的五声音阶，因为括号中的两组音阶音程与前两组相同（见表4.4）。与五声音阶中使用的正格与变格结构类似，五声音阶增加了复杂性和趣味性，可以保持在五音的范围，但不包括本章确定的五声音阶中存在的非级进音程关系。当使用固定琴键乐器（例如，钢琴、键盘和一些可调音的打击乐器）进行即兴演奏，并且患者的活动范围或运动受限使得他们无法进行超过单个琴键的运动时，这个调式可能很有用。

表 4.4　五声音阶

C	D	E	F	G
D	E	F	G	A
E	F	G	A	B
F	G	A	B	C
G	A	B	C	D
A	B	C	D	E
B	C	D	E	F

---

① 此处文中的"正格"和"变格"，与斯波索宾传统和声及西欧教堂和声中的正格进行和变格进行完全不同，不属于技术理论中传统和声的讨论范畴。表 4.3 也是如此。——译者注

4.2.3　曲式

可以说，与社会和人际行为最符合逻辑的音乐相关类比就是音乐作品的曲式结构这一复杂概念。在社会学范畴中，某些（事件的）过程发生在预期的时间段内，即兴演奏中呈现的音乐形式也可以被运用在不同的时间段中。人们可以考虑到即兴演奏的形式，因为它与单次体验有关，也与正在进行的治疗过程有相似和不同之处。Wigram（2004）讨论了奏鸣曲式，因为它有与进行中的即兴演奏、交朋友、治疗关系和整个治疗过程相似的结构。例如，在一个即兴演奏中，可以与奏鸣曲式有相似的象征性。早期的声音探索可以被看作类似于引子的过程，来访者在这里探索他们的嗓音或乐器所具有的各种声音能力。呈示部提供了治疗师和来访者之间早期对音乐性构思的表达平台。这些音乐性构思在展开部进一步发展，利用部分原始的动机同时探索新的方向，关注团体中的个体以某些方式找到愉悦的、有意义的或有价值的音乐。再现部使即兴演奏者回到原来的音乐思路中，而尾声被用来将即兴演奏带到一个有美学感觉的、愉悦的音乐结尾。

需要神经康复的人群会在之后遇到社会交往上的困难，这常被人们描述为"动摇的自我意识"，其中包括对被改变的个人身份的认同。如上所述，在构建临床即兴演奏的体验时，音乐曲式的使用，特别是与社交互动相关的音乐曲式的使用，是一个需要重要考虑的因素。在一个安全且可预测的顺序中，通过音乐来实践具有社会多种功能的事件，回旋曲式是一个很有用的曲式结构（ABACADAEAF……）。"A"代表群体即兴演奏，随后的字母序列代表对群体内个体的强调。回旋曲式常被用来给来访者提供在一个社会－情感支持结构中单独探索他们自己事件后（处理）能力的机会，这种结构可以不断退到安全的位置，同时进行集体音乐创作。

4.2.4　音色

在设计临床即兴演奏体验时，另一个重要的考虑因素是音色的使用，以及音色对运动、认知、情感和社会反应的影响。例如，在为帮助运动发育或康复而设计的即兴演奏体验中，可以利用从柔和到刺耳的音色变化来促进肌肉处于不同的收缩状态。

另一个例子是使用音色帮助建立听觉高—低音关系来模拟和练习选择性注意行为，例如，在训练选择性注意技能的音乐注意力控制训练（MACT for selective attention skills，MACT-SEL）中实现。一个或多个来访者提供一个潜在的稳定结构或声音基础，例如，通过一个大鼓或低音音砖与软木槌安静地演奏，而一个或多个其他来访者的功能作为"加花"，或音乐中的各色元素。在这种情况下，一种音色对比鲜明的乐器（如三角铁、高音木琴、卡林巴琴、阿戈戈铃）在一定程度上利用音色上的差异来创造与低音的区别，并提供听觉材料给团体其他成员来进行选择和回应。

4.2.5 音乐力度

音乐中的动态通常指声音强度或振幅的变化，术语中常使用"响度"和"柔和度"来表述。由于许多即兴演奏体验都是利用打击乐器（包括钢琴）进行的，因此力度范围是由施加在这些乐器上的力的变化产生的。施加的力越大或敲鼓、木琴或三角铁的力度越大，振幅就越大；反之亦然。力度可以随着时间的延长而改变，例如，可以出现在多小节的渐强和渐弱中，但也可以出现在从一个音符到下一个音符的瞬时变化中。力度可用于在多个领域引起所需的反应，包括肌肉激活（例如，振幅越大，肌肉收缩越大）和情绪反应（例如，当渐弱的音乐可能引起音量较高的即兴演奏时，体验到的强烈情绪感觉会逐步降低）。

利用基础的力度元素创造一个即兴演奏的结构是很有趣的方法，尤其是对于那些无法保持稳定衡拍的患者。通过使用由音色、节拍、音域、丰富的节奏、滑奏、音乐进入和退出的组合与变化创建的结构化音乐场景，多个演奏者可以在不需要"保持节拍"的情况下，以稳定的时间组织方式进行即兴演奏。第 4.3 节呈现了一个关于音乐执行功能训练的例子。

4.3 音乐执行功能训练

在音乐执行功能训练中使用即兴演奏的方法可以成功地应用在个体和团体中，以此训练与执行功能相关的技能，这些技能包括抽象思维、组织、推理、计划、使用工作记忆将过去的经验与现在的任务联系起来，以及解决问题。其他相关行为包括采取适当行动和禁止那些被认为不适当的行为、检查错误和中途纠正错误、使用新的反应而不是自发反应，以及其他需要克服习惯性反应的行为。

如前所述，这些行为和功能区域可以在力度变化的声音环境中得到练习。团体形式的一个应用程序包括让患者担任组长，并使用可用的乐器，和团体成员一道，要求其创建某个特定场景或随时间变化的环境声音模拟。例如，在海滩场景中，一些来访者可能会按照要求使用海洋鼓来模仿海浪的声音，其他一部分人则用风铃或搓手来模仿风的声音，而另一些团体成员则在奥尔夫木琴上用刮奏来进一步创造场景的气氛。随着场景的发展，一位来访者可能会被要求在雷鸣器或低音鼓上演奏以表示雷声，而另一位来访者则使用雨声筒来表现风暴进入海滩时的细雨声。通过指挥或使用身体姿势，可以提示团体和团体内的单个成员改变他们的演奏力度，来表现风暴来袭和离去的这一段时间中持续的变化。眼神交流和点头，也许还有类似于模仿演奏乐器的身体动作，可用于提示团体成员开始演奏；用手做出停止的姿势，可提示相应的来访者停止演奏。双手掌心朝上、双臂向上并向外打开的动作可以用来指示团体成员增大音量和演奏强度；手心朝下、双臂向下的动作可以用来提示团体成员减弱演奏音量和力度。以这种方式，团体成员在一个广泛变化的时间结构（可能和音乐曲式相似）中动态地即兴创作，而避免在任何节奏或调性框架内进行即兴演奏的要求。

相反，组织即兴演奏体验的另一种方法，是使用本章前面描述的音乐材料在连续的层次中构建即兴演奏体验。图 4.3 中的乐谱可用作即兴创作的框架，这是由多个部分的节奏和调式即兴发挥写成的，并由多个部分组成节奏和调式即兴创作，其中调式部分包括前五个音阶（从下到上复杂程度依次变化），节奏部分包括后七个音阶（从下到上复杂程度依次变化）。其中一种使用乐谱的方法是给有更多限制的来访者分配乐谱中节奏和低音的部分，而需要更大挑战的来访者可以依次分配到更复杂的乐谱部分。可以通过肢体提示引导来访者开始和停止演奏，也可以通过演示来传达部分内容。乐谱仅作为起始点，若有必要，治疗师可以根据需要修改流程以确定来访者可用的乐器、即兴演奏的次数，以及哪些音色、节奏、旋律和力度变化最适合他们的来访者。

4.4　音乐心理社会性训练与咨询

在音乐心理社会性训练与咨询干预的背景下使用即兴演奏体验，音乐被用来帮助稳定情绪、表达情绪、理清思路和调整适当的社会功能。应该指出的是，在提供这些经验时，应仔细规划和考虑个别来访者和来访者群体的需要与脆弱性。事实上，音乐在整个历史中都被认为对个人的情绪有着强大的影响。意识到这可以让一个人操纵另一个人的情绪，亚里士多德认为音乐是一个相当不光彩的专业领域。了解临床即兴演奏的治疗动力的本质及其机制原理，有助于临床医师对即兴演奏体验进行精心的规划和实施。尽管许多音乐家和音乐治疗师使用即兴演奏来表达思想、理念和感觉状态，但人们对于音乐即兴创作潜在的神经机制尚所知甚少。

Limb 和 Braun（2008）在对专业爵士钢琴家的研究中，描述了即兴创作所涉及的神经活动模式，而这不同于多年音乐学习者的表现。利用功能性磁共振成像（functional magnetic resonance imaging，fMRI），他们发现了一种明显的游离活动模式，即兴演奏使内侧前额叶皮质活跃，并使背外侧前额叶和眶外侧皮质的活跃度降低。与行为输出相关，Limb 将这一过程描述为大脑中被认为与自我表达有关的区域激活，这包括自传体信息的生成，而自我监控或抑制相关区域的活跃度降低。与其他人（Patel，2010）一样，Limb 和 Braun 还发现，当两位

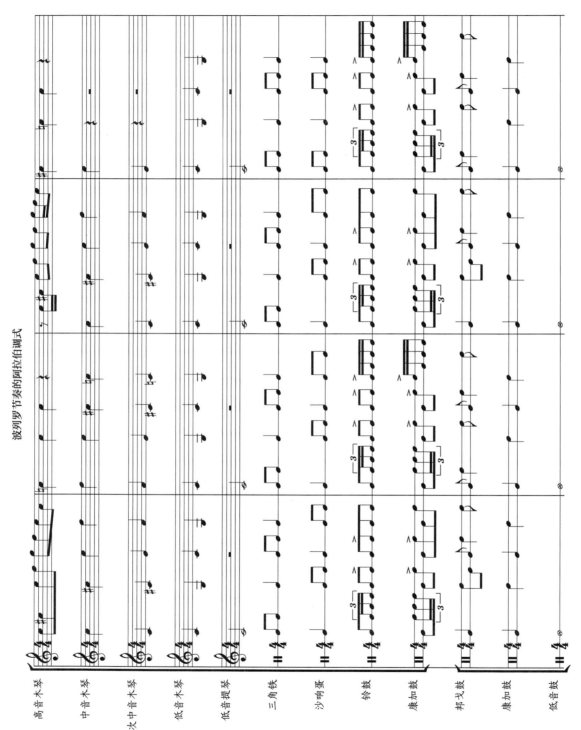

图 4.3　波列罗节奏的阿拉伯调式

图 4.3（续）

（b）

音乐家以爵士音乐家常用的"轮流演奏"的方式（也被称为轮奏）一起进行即兴演奏时，左侧额下回也被激活了。这似乎表明，这些参与者生产了一种参与社会交往的体验，因为这个区域也被称为"布洛卡区"，最常见的作用是参与语言的生成。

4.4.1 音乐心理社会性训练与咨询的社会能力训练

音乐心理社会性训练与咨询的社会能力训练（MPC social competence training，MPC-SCT）让来访者有机会将音乐作为一种帮助开发适当而有用的社交互动所需技能的方法（Gooding，2011）。音乐不是作为心理 – 社会功能的隐喻，而是通过音乐元素，让来访者在与他人互动时直接练习各种非音乐行为，如下所示：

一般目标领域：	社会性
具体技能：	发起与互动
结果行为：	每个成员将能够适当地发起和回应，并与另一个成员互动
材料 / 设备：	打击乐器，包括鼓（金杯鼓、土巴诺鼓、达布卡鼓 / 阿拉伯鼓等）和奥尔夫木琴 / 钢片琴
设置：	团体（2~10 人）
流程：	

1. 要求来访者考虑他们最有可能对其做出反应的问候语的特点。如有必要，可进一步提示他们考虑不同的具体方面（例如，响度、语音曲折变化的使用、长度、速度、断断续续或流畅的短语等）。

2. 确定音乐的平行或"类比"（例如，音量、音调 / 音符、持续时间、速度、节奏）。

3. 重复同样的过程，以识别愉快或满意的反应性短语和相关的音乐类比。

4. 使用已识别的非音乐特征以及与令人愉快的问候和回应相关的音乐元素，团体的每个成员演奏一段简短的音乐选段，团体以音乐方式回应。这样一直持续到每个成员都至少参与过一回合的音乐互动。

5. 使用临床的原则逻辑来确定一个好的终止，可以要求这一组成员辨认他们认为最有可能引起反应的音乐特征。根据音乐反应的特点和特征，第二个需要询问的问题是找出最令人满意的特征。

6. 在确定了最有效的问候和最满意的回应的音乐特征之后，开始第二轮即兴演奏。

7. 如果在体验之后，经讨论也认为是合适的，那么在非音乐互动的背景下，治疗师可以引导来访者将音乐体验与他们的近期目标联系起来。通过帮助来访者将临床即兴演奏体验与他们的长期目标和课后现实生活情景联系起来，大家可以进一步探索治疗性音乐体验和非音乐行为之间的联系。

4.4.2　音乐心理社会性训练与咨询的情绪诱导定向

表 4.1 所示的额外的音乐联想在创造临床即兴演奏体验时可能有一定的用处，这些体验可用于帮助社会和情感功能的发展，如情绪调节、人际交流和情感表达。这些信息的目的在于隐喻性的表达，更多地被用作提供一般指导的"模拟罗盘"，而不是作为传达精确方向的"全球数字定位系统"。下面就是这样一个例子：

一般目标领域：　　情绪、情感

具体技能：　　　　情绪调节

结果行为：　　　　每个成员都能够体验、识别和表达与放松状态相关的感觉。

材料 / 设备：　　　各种打击乐器，包括鼓、木琴、钢片琴、辅助效果乐器（如海洋鼓、雨声筒、风铃、雷鸣器、木鱼）

设置：　　　　　　团体（2~10 人）

流程：

1. 在弗里几亚或混合利底亚的调式下，把有音高的打击乐器在两个预先安排的顺序中展示给来访者。非音高乐器用来进一步促进情绪的诱导和表达。

2. 提前把选择了或者被分配了乐器的来访者安排在弗里几亚调式音阶中，这样他们就可以在这个音高序列中探索单独的声音和声音的组合。这既可以在规定的节奏环境中完成，也可以在即兴创作时发展出的节奏环境中完成，或者在完全脱离节奏组织的情况下完成。要求所有团体成员考虑并记录他们即兴演奏或聆听时可能出现的任何想法、情绪和 / 或意象。

3. 确定了上一个调式之后，同样可以分配乐器给另一部分来访者，并把混合利底亚调式的音阶提前准备好，之后提示他们开始安静地即兴演奏。在此过程中，探索在一系列旋律中如何将声音变得响亮，最终增加音量来匹配以弗里几亚调式进行即兴演奏的乐器。

4. 在即兴演奏中建立了两种调式后，要求在弗里几亚调式中进行即兴演奏的来访者在自己的乐器上探寻与混合利底亚调式乐器上一致或者悦耳的音调，并开始更大程度地运用这些音调。

4.5 总结

如前所述，本章的目的是提供音乐材料和在神经音乐治疗学的临床应用中进行简单的即兴演奏的例子。良好的临床逻辑和即兴练习与非音乐行为同时整合，可以指导临床工作者规划和执行治疗。

参考文献

Berlyne, D. E. (1971). Perception. In: *Aesthetics and Psychobiology*. New York: Meredith Corporation. pp. 96-114.

Brown, S. and Jordania, J. (2011). Universals in the world's musics. *Psychology of Music*, *41*, 229-248.

Davis, G. and Magee, W. L. (2001). Clinical improvisation within neurological disease: exploring the effect of structured clinical improvisation on the expressive and interactive responses of a patient with Huntington's disease. *British Journal of Music Therapy*, *18*, 78-79.

Gardstrom, S. C. (2007). *Music Therapy Improvisation for Groups: essential leadership competencies*. Barcelona: Gilsum (NH).

Gooding, L. F. (2011). The effect of a music therapy social skills training program on improving social competence in children and adolescents with social skills deficits. *Journal of Music Therapy*, *48*, 440-462.

Hiller, J. (2009). Use of and instruction in clinical improvisation. *Music Therapy Perspectives*, *27*, 25-32.

Hilliard, R. (2007). The effects of Orff-based music therapy and social work groups on childhood grief symptoms and behaviors. *Journal of Music Therapy*, *44*, 123-138.

Limb, C. J. and Braun, A. R. (2008). Neural substrates of spontaneous musical performance: an fMRI study of jazz improvisation. *PLoS One*, *3*, e1679.

McFerran, K. (2010). *Adolescents, Music and Music Therapy: methods and techniques for clinicians, educators and students*. London: Jessica Kingsley Publishers.

Meyer, L. (1956). *Emotion and Meaning in Music*. Chicago: University of Chicago Press.

Patel, A. (2010). *Music, Language, and the Brain*. New York: Oxford University

Silverman, M. J. (2007). Evaluating current trends in psychiatric music therapy: a descriptive analysis. *Journal of Music Therapy*, *44*, 388-414.

Thaut, M. H. (2008). *Rhythm, Music, and the Brain: scientific foundations and clinical applications*. New York: Routledge.

Wigram, T. (2004). *Improvisation: methods and techniques for music therapy clinicians, educators, and students*. London: Jessica Kingsley Publishers.

（卢梦洋　译）

第 5 章

模式化感觉增强技术和强制诱导治疗：从作业治疗到多学科上肢康复的展望

Crystal Massie

5.1 引言

过去几十年里的研究表明，脑血管病或脑外伤后的大脑结构具有改变和重组的能力（神经可塑性），这确立了神经康复治疗观念与方法的转变。但如果想促进神经功能的可塑性，就需要充分建立一个完整的行为机制来促进"使用依赖型可塑性（use-dependent plasticity）"，这也是上肢干预在脑卒中患者康复中发挥重要作用的途径。用以改善脑卒中后的上肢功能的神经康复活动通常需要结合运动再学习、运动控制和神经生理学原理，实施结构化的密集干预措施。临床医师和康复科学家应将干预措施和训练任务的结构纳入考量，因为这可能影响患者的治疗效果。比如，强制诱导治疗（constraint-induced therapy，CIT）作为一个被广泛研究的治疗方法，结合了许多基于功能的训练任务，主要通过限制健侧肢体并强迫使用患侧肢体，来达到增强患侧肢体的运动功能的目的。而神经音乐治疗学的概念依赖于听觉运动同步性和重复性所带来的优势特征。本章将详细介绍临床医师的注意事项，其中包括干预措施和对单次治疗的研究。这些研究强调了脑卒中患者在伸手够物的循环运动与有节奏听觉提示下的运动策略的差异。

5.2 强制诱导治疗

目前，脑卒中康复的观念侧重于密集的、结构化的干预措施，以此来促进使用依赖型可塑性。虽然干预措施的强度和结构可以有多种形式，但强制诱导治疗是其中一种被研究得最为广泛的干预措施（Wolf et al.，1989，2006）。强制诱导治疗是 Taub 及其同事进行了数年的行为神经科学研究的成果。他们的研究表明，习得性废用对运动的条件反射性抑制是一种严重的行为现象（Taub and Uswatte，2003）。但是，这种对运动的抑制可以通过强制使用患侧肢体的治疗方案来进行补救。在脑卒中患者身上同样可以观察到这种习得性废用，因而促进了强制诱导治疗技术的发展。尽管在实施方案时可以有许多变化，但标准的强制诱导治疗方案实施起来需要连续 10 个工作日、每天 6 小时的治疗（Page et al.，2008；Wu et al.，2007a）。强制诱导治疗中纳入了多项运动再学习原则，其主要原则可以概括如下。

1. **约束**。治疗师通常会用手夹板来限制患者健侧肢体的使用。许多治疗方案建议在患者高达 90% 的清醒时间里采用手夹板来限制健侧肢体的运动，但在有安全需要时，需要去除手夹板（例如，需要使用助行器或手杖时）。
2. **任务训练**。让患者在 15~20 分钟内完成需要重复练习的单个功能任务。
3. **重塑**。这需要随着患者功能水平的提高而逐步增加训练任务的难度（Uswatte et al.，2006a）。
4. **大量重复训练**。这一原则鼓励患者进行大量的重复训练，且仅在力竭时进行休息。

这些原则的实施应贯串整个训练过程，但需要根据每个患者运动功能的高低和目标来制定具体的治疗任务。表 5.1 呈现了一个典型的强制诱导治疗训练日的例子。患者所需的任务训练和重塑的强度因人而异，但在通常情况下，每个训练日都由二者组合而成。在进行强制诱导治疗任务训练时，患者面临的挑战之一是健侧被手夹板固定而受到限制，只能使用单侧患肢来完成任务。如果他们不能使用单侧患肢完成任务，则可对任务中的部分环节进行辅助，例如采用额外的辅助器械（如名片夹），或治疗师 / 训练者来充当第二只手。依据既往的经验，根据患者损伤的具体情况，研究者会尽可能设计一些实用的任务，并让患者完成。虽然几乎所有患者的腕关节和指关节的活动度都至少有 10°~20° 的伸展，但手指精细动作的损伤程度明显会影响训练的类型。我们会采用综合训练方式，包括粗大动作、精细动作以及两者的结合运动。在强制诱导治疗训练中，重塑是一个不可或缺的环节，因此训练任务的难度会随着肢体功能的恢复而逐步提升。这就需要临床医师集中精力制定能够随着时间变化而增加难度的任务，并为促进运动功能的恢复而提供适当的反馈意见。例如，如果制定的目标是将罐装食品放在橱柜中，那么可以将第一个训练任务设计成"将小罐头移动到放置于桌面的平台上"。随着第一个目标的实现，可以逐渐增加垂直方向上的距离。而随着患者功能的不断提升，也可以使用更大或更重的罐头。重点在于，临床医师所提供的挑战必须"恰到好处"：既要让患者感觉到挑战性，又不能让其感到受挫或无法成功。若想确实提高脑卒中患者的运动功能，临床医师需要负责确定其所需的精确强度和训练结构。不可低估了强制诱导治疗作为干预手段的复杂性。

表5.1　典型的强制诱导治疗训练日的日常活动示例

患者与治疗师一对一地工作，使用强制诱导治疗原则来完成这些活动。每项活动的时间设置在 15~20 分钟，这确保了每项活动内的每个动作都能有很高的重复率。

时间	活动
09:00—09:15	回顾家庭记事本和手夹板的使用守则
09:15—09:30	拍治疗球 / 用治疗球进行拉伸
09:30—10:00	使用多米诺骨牌，学习精细动作技能
10:00—10:20	把罐装食品放到壁橱里，或从中取出罐装食品
10:20—10:30	休息
10:30—11:00	使用手持工具完成园艺活动
11:00—11:20	使用名片整理盒
11:20—11:40	用手 / 手指将橡皮泥擀开
11:40—12:00	准备午餐
12:00—12:30	午餐
12:30—13:00	清理和擦拭柜台
13:00—13:20	重塑：用弹珠、小木块来完成对手中之物的控制训练
13:20—13:50	打地掷球
13:50—14:00	休息
14:00—14:30	玩纸牌游戏
14:30—14:50	将晾衣架和衣物挂起
14:50—15:00	总结

5.3　强制诱导治疗与运动控制

　　强制诱导治疗是为了克服习得性废用而发展出来的一种干预手段。研究表明，强制诱导治疗在改善偏瘫手臂的使用率方面是有效的，且研究者在长达一年多的时间里观察到了持续性改善（Wolf et al.，2006）。关于强制诱导治疗对运动策略和运动质量影响的研究相对较少。后来，有关"康复还是代偿"的争论也常被视为评估神经康复干预措施的一个重要方面（Levin et al.，2009）。在脑卒中患者完成密集干预时，运动动作分析（kinematic motion analysis）技术能够精确地量化他们在伸手够物时运动策略的变化。该技术可以量化临床医师可能无法凭肉眼观察到的那些运动改变。在过去几年中，在干预前后使用运动动作分析的研究项目有所增加（Malcolm et al.，2009；Massie et al.，2009；Michaelsen et al.，2006；

Woodbury et al., 2009; Wu et al., 2007b)。

在 2009 年发表的这项研究中，我们也使用了运动动作分析来确定强制诱导治疗对运动策略的影响（Massie et al., 2009）。我们尤为感兴趣的是描绘强制诱导治疗干预前后的代偿性运动策略的特征变化。我们要求参与者在一个旁矢状面上完成两个靶点之间的连续伸够任务，并用摄像机记录下他们的运动轨迹。之后，他们的运动被数字化，用于量化分析他们完成伸手够物动作时所需的代偿性躯干运动程度、肩关节前屈程度、肘关节伸展程度、运动时间以及伸展的速度。我们发现，强制诱导治疗并没有改善代偿性躯干运动。同时，在强制诱导治疗干预之后，肩部外展活动度有所增加，完成向前伸手够物任务时所需肩部前屈程度显著增加，但肘部伸展程度没有变化。强制诱导治疗干预前后的躯干、肘部和肩部的运动幅度变化如图 5.1 所示。除了运动动作分析外，我们还使用了一些常用的评估方法，包括运动活动记录（Motor Activity Log，MAL；Uswatte et al., 2006b）和沃尔夫运动功能测试（Wolf Motor Function Test，WMFT；Wolf et al., 2001），分别用于测量日常生活中的上肢使用情况和功能运动能力。运动活动记录是针对患者在日常生活活动中对其受卒中患侧感知觉的主观评估。沃尔夫运动功能测试提供了一种对功能性运动能力的测量方法。沃尔夫运动功能测试由许多难易不等的子任务组成，从将手放在桌子上，到拿起铅笔，再到折叠毛巾。我们的研究与此

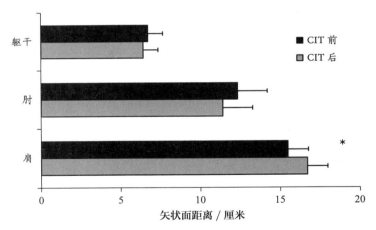

图 5.1 最上面的一组条形图代表躯干旋转，描述了躯干前移的量。躯干的代偿性位移量在干预之前（黑）和之后（灰）没有差异。中间的一组条形图描绘了肘部伸展所覆盖的前伸量。该值的计算方法取肘关节伸长率与肩关节屈曲率之比，并将其应用于减去躯干位移量之后的目标之间的距离。强制诱导治疗训练后（灰），肘关节伸直所产生的活动量略有减少，但并无统计学意义。底部的一组条形图描绘了肩关节屈曲所产生的活动量。可以清楚地看到，在强制诱导治疗干预之后，肩部屈曲所产生的活动量显著增加（用星号表示）。

来源：Massie et al., 2009.

前的其他研究结果一致，都说明强制诱导治疗对于患侧的使用量和功能是有所改善的，但我们的研究是最早阐述强制诱导治疗不能改善代偿性运动的研究之一。这些发现并不一定令人惊讶，因为最初设计强制诱导治疗的目的便是提高患侧肢体的使用量，而不是提高其使用质量。治疗师会鼓励患者大量完成训练，但对如何完成训练任务的关注度较为有限。强制诱导治疗改善了运动量，但不一定能够改善运动质量。这些结论促使我们思考，或许能够找到用于代替和 / 或补充强制诱导治疗的干预措施，从而可能对这两个方面都产生积极影响。虽然关于运动质量是否会限制功能恢复或对此有负面的长期影响等问题仍存在争议，但我们认为，脑卒中后的运动质量仍是一个需要纳入考量的重要方面。当然，这一观点也与综述文献中提倡的对干预措施进行更深入分析的观点相一致（Levin et al.，2009）。

5.4　模式化感觉增强和运动质量

在我们对强制诱导治疗进行了一些研究探索之后，我们希望研究一种可以提高运动质量的干预措施。于是，我们的研究方向转为了如何将神经音乐治疗学的元素与脑卒中患者的上肢神经康复相结合。神经音乐治疗学技术，如节奏听觉刺激，可以改善脑卒中后步态的质量，包括步伐的对称性和周期步长（Thaut et al.，1997）。这种技术利用了步态的节奏和循环特性。相比之下，由于日常生活活动中需要多种多样的运动，伸手够物这一动作是更为复杂的（伸手够物不完全是循环的动作）。当然，日常生活中许多需要用到伸手够物的活动都涉及一些循环往复的模式。比如擦桌子、刷牙和对锅内的食物进行搅拌等，这些都需要一定程度的循环运动。由于上肢运动的复杂性，模式化感觉增强更适用于上肢运动干预。由于模式化感觉增强训练中所固有的重复特性和所涉及的反馈元素，模式化感觉增强为上肢运动再学习提供了一个理想的机会。

在尝试将模式化感觉增强与对脑卒中患者的干预手段结合时，我们进行了几项研究。这些研究突出了节奏性听觉提示的积极影响，以及与离散式伸手够物相比，患者在进行循环式伸手够物过程中所采取的独特运动策略。我们的一个研究项目表明，在相同的自选速度下设置一个节奏性听觉提示时，与没有提示的情况相比，脑卒中患者的伸手够物运动轨迹会立即得到改善（Thaut et al.，2002）。在这项共 21 名参与者的实验当中，我们要求每位参与者在 30 秒内在位于同一矢状面的两个靶点之间进行连续、稳定的移动，并对他们进行了运动动作分析测验。一些关键的结果测量包括运动轨迹的易变性和肘关节活动度。结果显示，当参与者随着节拍器的听觉提示进行移动时，他们的手腕轨迹的易变性显著降低，且对肘关节伸展的运用也显著增加。这些意义重大的研究结果为我们提供了证据，即脑卒中患者可以将他们伸手够物时的运动与听觉提示进行同步，由此改善他们伸手够物时的运动特征。这些影响基本上是瞬间产生的。基于这些发现，我们认为模式化感觉增强可以被拓展为一种针对脑卒中患者上肢康复的有效干预手段。最近，我们还研究了脑卒中患者在进行离散式和循环式伸手够物时的差异，以确定伸手够物任务的基本结构是否会改变引发运动的方式（Massie et al., 2012）。我们要求 17 名脑卒中患者完成两项向前伸手够物的任务——在没有任何听觉节奏提示的情况下，完成 5 次循环式伸手够物和 5 次离散式伸手够物。我们在旁矢状面上设定了两个相距 35 厘米的靶点，然后要求参与者在这两个靶点之间尽可能快速、准确地进行移动。我们从这个实验项目中得到了一个有趣的发现：与离散式伸手够物相比，在循环式伸手够物时，患者的躯干旋转角度更大。这反映了患者在患侧上肢进行循环式伸手够物时所选择的运动策略，而且这看起来并不是一种负面的代偿作用，因为参与者使用健侧进行伸手够物时展现了非常接近的躯干旋转角度。关于这项研究的另一个有趣的发现是，参与者在进行循环式伸手够物时，在接触靶点的准确性方面没有表现出明显差异。这表明，尽管需要连续 5 次进行循环式伸手够物，且这项任务依赖实时的神经传入反馈和运动输出，但参与者的运动表现并没有受到影响。综上所述，这些研究突出了在要求脑卒中患者进行循环式伸手够物时所展现的截然不同的运动控制策略；与节奏性听觉提示的同步会给伸手够物的动作带来额外的优势。

在对有节奏提示和无提示的伸手够物进行比较的初步研究的基础上，我们开发了一个锻炼脑卒中患者伸手够物能力的模式化感觉增强训练计划。这个训练计划结合了有指导的康复训练和家庭训练项目。患者每周有 3 天在研究诊所里完成 1 小时的指导训练。在开始治疗的第一天，治疗师会向患者讲述项目概况，并帮助他们熟悉治疗方案。在随后的每次治疗中，患者在治疗师的指导下完成 1 小时的模式化感觉增强练习。治疗师会要求患者当天回家后，再完成 2 小时的练习，并在第二天完成 3 小时的练习（周二 / 周四）。治疗师会在参与者的非训练日里打电话给他们，检查他们的进展情况，并在必要时对家庭项目进行修改。在周末时，患者不需要进行训练。在为期 2 周的疗程中，每位患者需完成共 30 小时的训练。

本研究使用了一个目标矩阵（见图 5.2），研究者会让每位参与者将一个矩阵带回家。在这个矩阵中，28 个连续编号的靶点被安置在一个 91.44 厘米 ×45.72 厘米（36 英寸 ×18 英寸）的网格中，目标之间的距离为 15.24 厘米（6 英寸）。矩阵中心有一个箭头，指示患者该如何对着矩阵摆正自己的身体。矩阵需要被固定在一个标准高度的桌子上。治疗师告诉患者，在家里使用一个标准桌子来放置矩阵，然后把椅子正对着箭头放在前面。治疗师同时会使用节拍器来确定伸手够物的频率，并指导患者做到与节拍器同步。初始频率被设置为在没有节拍器的练习试验中观察到的自然速度。

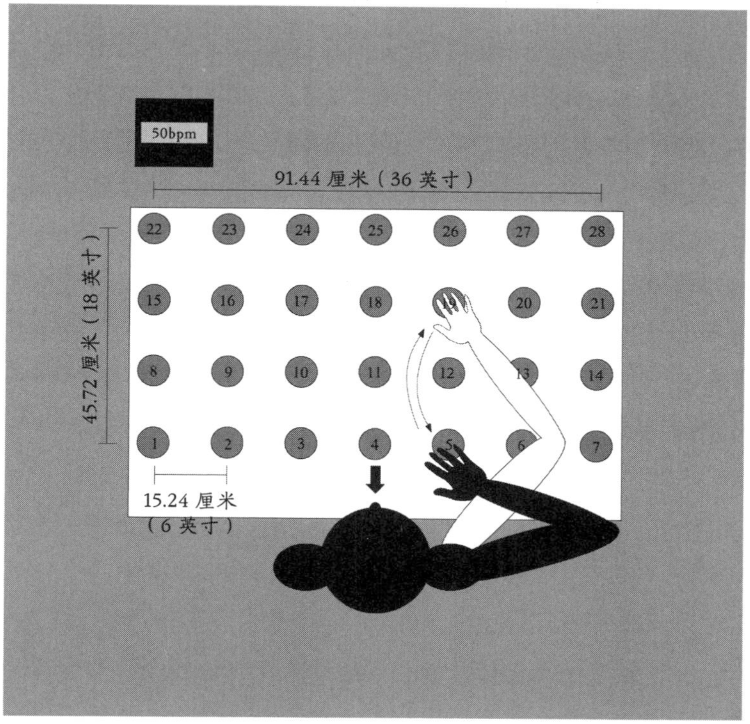

图 5.2　模式化感觉增强中使用的训练模板的原理示意图。治疗师将为每位患者分别确定成对的靶点，让他们练习对自己而言具有挑战性的特定动作。动作的频率也由治疗师设定，如表 5.2 所示。

　　在 1 小时的指导训练中，对于每一组特定靶点的阵列训练，患者都要完成 5~10 次，每次 30 秒。这样的设计保证了每个动作都得到充分的重复锻炼，这也是运动再学习的一个重要组成部分。为了确保大量的重复性练习，单组的训练之间会允许患者休息 15~20 秒（患者的训练时间比休息时间长）。在两组训练之间，允许患者休息 1~2 分钟。每组训练都包含一对特定靶点，且节拍器的速度可以改变。表 5.2 展示了一次治疗进程的例子。这项训练计划的独特之处在于，它能在时间和空间上改变伸手够物的任务。多组靶点的设计可确保患者在不同方向上进行伸手够物运动。例如，一对靶点可能分布在矢状面、额状面或对角线上。因此，我们可以重点训练那些较难完成或需要特定再训练的动作。除了改变方向之外，我们也可以调整伸手够物动作的距离，让患者在更长或更短的距离上进行训练。而通过调节节拍器的快慢，我们也可从时间层面上改变运动模式，让动作变得更快或更慢。根据患者的具体运动障碍，我们会针对个体情况进行参数的设定。但总的来说，我们的目标是让每个患者通过此治疗方案提高在每次任务中完成的距离和速度。

表 5.2　模式化感觉增强方案进程的例子

患者需要在目标对之间按指定的节拍器频率移动。随着患者在治疗方案中取得的进展，治疗师会逐渐增加距离或频率。

训练日	训练组	要求重复次数	完成重复次数	节拍器频率 /bpm	目标靶点
1	1	5	× × × × ×	45	3，10
	2	10		40	2，11
	3	10		40	4，10
	4	10		50	2，9
	5	—			
2	1	10		50	3，10
	2	5		40	2，11
	3	5		40	2，18
	4	5		45	4，10
	5	5		50	4，10
	6	—			

　　患者需要在开始训练计划之前进行评估，并在完成训练项目后立即接受再测。我们使用了富格 – 梅尔评估（Fugl-Meyer Assessment，FMA）来测量患者的损伤程度。富格 – 梅尔评估是一种感觉运动评估，它量化了反射活动、屈伸协同运动、精细动作功能和协调性（Fugl-Meyer et al.，1975）。我们发现，参与者普遍表现出富格 – 梅尔评估分数的提升，这表明了损伤程度的降低。我们还用沃尔夫运动功能测试测量了患者的功能状态，它能够量化一个人在上肢引发运动时的速度。我们发现，在训练项目过后，参与者能够更快地完成任务。

　　我们还通过运动动作分析技术来量化运动，以此测量参与者上肢的伸手够物能力（见图 5.3）。我们要求他们在没有任何听觉节奏提示的情况下，在旁矢状面上完成两个目标之间的连续循环的伸手够物任务。效果评估指标包括完成伸臂任务时躯干的代偿性运动量、肩部屈曲度、肘部伸展度、运动时间和伸臂速度。我们发现，在模式化感觉增强之后，参与者使用的躯干代偿运动明显减少，这是通过明显增加肩部屈曲来实现的。我们还发现，他们在训练后能以更快的速度完成动作。将这些结果与前面所述的有关循环式伸手够物的单次实验数据相结合后，可以发现：循环式伸手够物不同于分散式伸手够物；使用模式化感觉增强进行循环式伸手够物任务的训练可以改善患者的运动策略，帮助他们逐渐过渡到不使用模式化感觉增强便能完成伸手够物，并提高他们的功能状态。

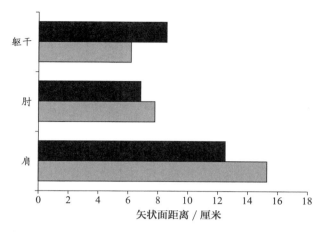

图 5.3　矢状面距离是由躯干前移、肘部伸展、肩部屈曲所产生的线性距离，与图 5.2 所示数据相似。顶部的一组条形图表示躯干在模式化感觉增强训练之前（黑）和之后（灰）达到近端和远端目标时向前屈曲的量。清晰可见的是，训练后躯干代偿性位移明显减少。这一发现与训练后肩部屈曲所产生的活动度（底部的一组条形图）的显著增加是平行的。肘部伸展程度也有轻微增加，但并未达到统计学意义上的显著性变化。躯干代偿性运动的改善被肩部屈曲活动度的改善抵消了。

来源：Malcolm et al.，2009.

　　我们的研究表明，模式化感觉增强除了能提高偏瘫侧手臂和手的功能状态之外，还可能减少躯干的代偿性运动（Malcolm et al.，2009）。这是这项研究的一个重要发现，因为我们并没有在训练中加入精细动作的环节。我们的研究只是模式化感觉增强有可能作为干预手段的一个例子，还有许多其他对于循环式上肢运动任务的研究也使用到了节拍器的提示（Beckelhimer et al.，2011；Richards et al.，2008；Senesac et al.，2010；Whitall et al.，2000）。Whitall 等人（2000）的初步研究采用的训练方案是重复的节奏听觉引导双侧上肢训练（bilateral arm training with rhythmic auditory cueing，BATRAC），以此对 14 名脑卒中慢性期患者进行了为期 6 周的干预。在此干预方案中，研究者将节拍器的速度设置在参与者偏好的运动速度，然后要求参与者随着节拍器的恒拍提示来滑动节奏听觉引导双侧上肢训练装置的把手。此方案要求参与者每周训练 3 次，每次 20 分钟。在干预后的随访期间，研究者发现，参与者的功能状态有所提高。随后，Richards 等人（2008）使用训练参数略有不同的节奏听觉引导双侧上肢训练装置进行了另一项研究，但参与者的改善程度并没有像最初的研究那样显著。Senesac 等人（2010）使用节奏听觉引导双侧上肢训练装置对 14 名处于慢性恢复期的脑卒中患者进行了干预，并对他们进行了运动学分析。这项训练计划需要参与者完成为期 2 周的训练，每周 4 次，每次 2.25 小时。当使用运动动作分析对结果进行测量时，发现伸手够物动作的峰值速度和平稳度均得到了改善，且伸手的轨迹也更直（Senesac et al.，2010）。这些作者认为，尽管节奏听觉引导双侧上肢训练装置只能让患者在有限的前伸范围内进行运动训练，但这种训练可以帮助那些刚刚恢复运动能力的脑卒中患者建立基础，从而逐步开始更复杂的运动。这一组使用节奏听觉引导双侧上肢训练系统的研究为我们示范了节奏性听觉提示是如何被应用于限制在滑行面固定轨道上的上肢运动的。还有一项研究使用了市面上能买到的产品来为 2 名脑卒中患者进行治疗，但该项研究几乎没有提供治疗方案的细节（Beckelhimer et al.，2011）。所有这些研究的特点都是将节奏听觉提示与循环式伸手够物相结合。在未来，这一类干预措施的实施范围可能会进一步扩大。

5.5　模式化感觉增强的临床应用

模式化感觉增强的一个优点是能够根据患者的个人需求对训练进行分级和调整。例如，如果一位患者保有部分粗大动作能力，但精细动作能力较差，那么在进行一些对手部灵活性要求更高的干预训练之前，就可以把模式化感觉增强训练当作第一步。我们设计并实施的模式化感觉增强训练方案完全适用于这一情况，因为我们更专注于改善近端的粗大动作能力。而当患者对近端粗大动作的控制力增强而可减少这部分的训练量时，随之而来的远端训练也将从中受益。如果肩部和肘部拥有了更大的运动潜力，也就应该能够为精细动作的训练部分提供更大的施展空间。

对习惯性使用代偿模式进行运动的脑卒中患者来说，模式化感觉增强或许能够提高他们的运动质量。这些可能很难在临床上进行纠正，但在模式化感觉增强中，通过将运动模式与听觉提示同步，再由治疗师根据专业知识来选择能够预防或限制代偿模式的运动，便应能够更好地改善运动质量。在实际操作中，治疗师可以选择一组不需要代偿性运动便能达到的靶点阵列，并且在患者拥有足够的运动能力之前，限制靶点间的距离，避免其利用躯干或肩关节外展的代偿来完成。例如，选择一对位于身体两侧对角线上的靶点阵列，将有助于患者锻炼肘部伸展、肩关节水平内收和肩关节屈曲。但需要注意的是，一开始，靶点间的距离应该足够小，小到不需要引发躯干弯曲的代偿运动便可以完成。当患者不引发代偿模式便可以完成更大的运动时，治疗师就可以逐级增加距离。模式化感觉增强的优势在于，训练的焦点是让动作与节拍器的提示同步，而不是只关注如何生成动作。这对临床医师来说是一个有趣的领域，因为通过改变任务中的注意焦点，似乎也可以改变伸手够物的运动状态。Fasoli 等人（2002）发现，相比于关注外界的刺激源，要求脑卒中患者将注意力集中于他们的手臂或集中于运动是如何产生的，反而会不利于整体运动表现。这一观点可能会扩大模式化感觉增强的优势，因为节奏听觉提示为患者提供了下意识的刺激，并让他们的运动系统与之同步。这让他们可以专注于任务本身，而不是关注动作如何产生。

随着患者病情的进展及其功能的改善，模式化感觉增强环境下的运动分级基本上是无限的。例如，治疗师可以设计更多平面上的运动。这可以通过使用垂直面中的靶点或使用更复杂的组合（多于两个靶点）来实现。虽然我们所有的靶点都位于横断面 / 水平面上，但在垂直面上使用并不困难。我们也将伸手够物的任务进行分级，让患者在两个以上的靶点之间做出连续的三角形或长方形运动。对精细动作控制功能的训练也可以纳入模式化感觉增强训练计划。在不需要任何额外设备的情况下，我们鼓励患者伸出手指与靶点接触，以此来实现更好的精细动作控制。我们也对精细动作的任务进行了分级，例如，在重复触碰同一靶点时使用不同的手指，或者在连续的接触中打开和捏拢手指。模式化感觉增强概念的拓展是完全可行的，而能够进行分级运动是对脑卒中患者实施此类训练的优势之一。

5.6　模式化感觉增强和强制诱导治疗的联合应用

模式化感觉增强训练可以进一步拓展，并囊括更加复杂的上肢任务。因此，模式化感觉增强和强制诱导治疗方案的概念可以很好地融合。当一项任务天然存在循环性时，比如擦拭柜台或搅拌动作，我们就可以轻易地将节奏性听觉提示与之融合。另一个例子是在来回滚动面团的时候使用节拍器进行提示。还有一些动作，尽管通常是以离散的形式完成的，但也有很多机会将它们调整为循环运动。例如，玩扑克牌或多米诺骨牌这一类活动通常是离散式的。但如果我们要求患者跟随听觉提示，将每张牌移动到设定好的目标位置，就将这个动作调整为循环式运动了。另一个例子是，要求患者随着节奏性听觉提示的播放，将罐子移动到橱柜里。治疗师可以指示患者跟着节拍器的节拍，同步拿起、运送、放下罐子。根据患者本身的功能水平，我们可能需要为抓取罐子的动作设定一个较慢的频率。同样的，我们也可以使用节拍器同步提示，让患者完成"把衣架挂在晾衣竿上"的任务。在使用听觉提示完成这些类型的任务时，我们不仅利用了模式化感觉增强在时间预判上的优势，同时结合了强制诱导治疗训练方案中任务训练和重塑的原则。

由于得到了基础 / 转化数据和干预型研究的支持，现在有越来越多的证据表明，模式化感觉增强可以作为对脑卒中患者进行上肢干预的临床方法。我们的数据表明，脑卒中患者在进行循环伸手够物时会使用一种独特的运动控制策略，且模式化感觉提示可以将这些运动进一步增强（Thaut et al., 2002）。我们的干预数据（Malcolm et al., 2009）和其他人的研究也说明了这种优势可以被进一步拓展到临床干预措施上。模式化感觉增强不仅是一种易于调整和实现的临床治疗方案，也可以用于结构化的家庭训练项目。模式化感觉增强的最大好处之一是成本的低廉，并不需要任何大型昂贵的复杂设备。我们唯一需要的就是一个节拍器或者是其他可以在不同频率下播放听觉节奏提示的设备。在模式化感觉增强训练中，虽然不一定要用到我们在实验中设置的靶点，但是在需要的时候，治疗师也可以很轻易地创建和调整它们。我们为参与者提供的是打印出来的模板，但也可以使用其他类型的靶点。例如，我们可以用彩纸或塑料做出两个小物体，将它们放在一个平面上充当靶点。当想要进行下一组练习时，只需移动或改变它们的位置。模式化感觉增强所具有的这种灵活性带来的主要优势是患者的动作并未受到限制，而是通过不断重复任务和改进运动模式来提升运动表现的。这些也是康复训练中重要的运动学习变量。对脑卒中患者来说，模式化感觉增强这项将运动与听觉同步且非常易于操作的技术，无论在临床训练项目、结构化的家庭训练项目还是两者（临床与家庭训练）相结合的训练方案中，都可以占有一席之地。

参考文献

Beckelhimer, S. C. et al. (2011). Computer-based rhythm and timing training in severe, stroke-induced arm hemiparesis. *American Journal of Occupational Therapy*, *65*, 96-100.

Fasoli, S. E., Trombly, C. A., Tickle-Degnen, L., and Verfaellie, M. H. (2002). Effect of instructions on functional reach in persons with and without cerebrovascular accident. *American Journal of Occupational Therapy*, *56*, 380-390.

Fugl-Meyer, A. R. et al. (1975). Post-stroke hemiplegic patient. 1. Method for evaluation of physical performance. *Scandinavian Journal of Rehabilitation Medicine*, *7*, 13-31.

Levin, M. F., Kleim, J. A., and Wolf, S. L. (2009). What do motor "recovery" and "compensation" mean in patients following stroke? *Neurorehabilitation and Neural Repaid*, *23*, 313-319.

Malcolm, M. P., Massie, C. and Thaut, M. (2009). Rhythmic auditory-motor entrainment improves hemiparetic arm kinematics during reaching movementsa pilot study. *Topics in Stroke Rehabilitation*, *16*, 69-79.

Massie, C., Malcolm, M. P., Greene, D., and Thaut, M. (2009). The effects of constraint-induced therapy on kinematic outcomes and compensatory movement patterns: an exploratory study. *Archives of Physical Medicine and Rehabilitation*, *90*, 571-579.

Massie, C., Malcolm, M. P., Greene, D. P., and Browning, R. C. (2012). Kinematic motion analysis and muscle activation patterns of continuous reaching in survivors of stroke. *Journal of Motor Behavior*, *44*, 213-222.

Michaelsen, S. M., Dannenbaum, R., and Levin, M. F. (2006). Task-specific training with trunk restraint on arm recovery in stroke: randomized control trial. *Stroke*, *37*, 186-192.

Page, S. J. et al., (2008). Modified constraint-induced therapy in chronic stroke: results of a single- blinded randomized controlled trial. *Physical Therapy*, *88*, 333-340.

Richards, L. G. et al. (2008). Bilateral arm training with rhythmic auditory cueing in chronic stroke: not always efficacious. *Neurorehabilitation and Neural Repair*, *22*, 180-184.

Senesac, C. R., Davis, S., and Richards, L. (2010). Generalization of a modified form of repetitive rhythmic bilateral training in stroke. *Human Movement Science, 29,* 137-148.

Taub, E. and Uswatte, G. (2003). Constraint-induced movement therapy: bridging from the primate laboratory to the stroke rehabilitation laboratory. *Journal of Rehabilitation Medicine, 35,* 34-40.

Thaut, M. H., McIntosh, G. C. and Rice, R. R. (1997). Rhythmic facilitation of gait training in hemiparetic stroke rehabilitation. *Journal of Neurological Sciences, 151,* 207-212.

Thaut, M. H. et al. (2002). Kinematic optimization of spatiotemporal patterns in paretic arm training with stroke patients. *Neuropsychologia, 40,* 1073-1081.

Uswatte, G. et al. (2006a). Contribution of the shaping and restraint components of Constraint-Induced Movement therapy to treatment outcome. *Neurorehabilitation, 21,* 147-156.

Uswatte, G. et al. (2006b). The Motor Activity Log-28: assessing daily use of the hemiparetic arm after stroke. *Neurology, 67,* 1189-1194.

Whitall, J., McCombe Waller, S., Silver, K. H., and Macko, R. F. (2000). Repetitive bilateral arm training with rhythmic auditory cueing improves motor function in chronic hemiparetic stroke. *Stroke, 31,* 2390-2395.

Wolf S L, Lecraw D E, Barton L A, and Jann B B (1989). Forced use of hemiplegic upper extremities to reserve the effect of learned nonuse among chronic stroke and head-injured patients. *Experimental Neurology, 104,* 125-132.

Wolf, S. L. et al. (2001). Assessing Wolf motor function test as outcome measure for research in patients after stroke. *Stroke, 32,* 1635-1639.

Wolf, S. L. et al. (2006). Effect of constraint-induced movement therapy on upper extremity function 3 to 9 months after stroke: the EXCITE randomized clinical trial. *Journal of the American Medical Association, 296,* 2095-2104.

Woodbury, M. L. et al. (2009). Effects of trunk restraint combined with intensive task practice on poststroke upper extremity reach and function: a pilot study. *Neurorehabilitation and Neural Repair, 23,* 78-91.

Wu, C. Y. et al. (2007a). A raomizendd controlled trial of modified constraint-induced movement therapy for elderly stroke survivors: changes in motor impairment, daily functioning, and quality of life. *Archives of Physical Medicine and Rehabilitation, 88,* 273-278.

Wu, C. Y. et al. (2007b). Effects of modified constraint-induced movement therapy on movement kinematics and daily function in patients with stroke: a kinematic study of motor control mechanisms. *Neurorehabilitation and Neural Repair, 21,* 460-466.

（李丹红　译）

第 6 章
评估和转换设计模型

Michael H. Thaut

6.1　评估原则

评估是循证治疗中的一个至关重要的环节。在评估所提供的框架和基础上，治疗师能够选择最理想的治疗方案，并根据患者的功能水平来追踪治疗进程。因此，评估是遵循最佳实践标准治疗方法的基点。根据最佳实践标准，为了得到最好的治疗结果，治疗方案的选择过程应基于可获取的对其疗效的所有研究证据或至少是初步证据。在这样的背景下，对两种不同的评估类型进行区分是非常重要的，即诊断评估和临床评估。

诊断评估通常由精通疾病诊断和病因学知识的专业人员执行，通过复杂的医疗程序或心理评估程序来确定诊断。

临床评估有两个功能。第一个功能是追踪患者在治疗过程中的功能水平。从初步评估开始，治疗师会在整个治疗期间持续进行定期评估更新，直到患者出院。治疗师应以这一功能为基础，尽可能客观地确定治疗进展并建立一个由数据驱动的治疗框架，以确保患者获得最佳治疗结果。第二个功能是关于最佳治疗方案的选择。通过对患者功能的评估和现有的研究数据，我们可以回答像"什么是最理想的治疗方案"这样的问题。例如，几项有关节奏性语言提示（rhythmic speech cuing，RSC）的研究表明（Pilon et al.，1998；Thaut et al.，2001），与中度或轻度的构音障碍相比，这一技术更加适用于那些有更严重的构音障碍的患者（构音清晰度为 60% 或更低）。因此，根据临床研究数据，治疗师能够通过构音清晰度评估来决定节奏性语言提示是否为适用于某位构音障碍患者的最佳治疗方案。

综上所述，临床评估让我们能够做到：（1）选择最佳治疗方案；（2）在整个治疗过程中监测患者的进展情况。对大多数治疗师来说，临床评估都是其日常工作中的一部分。因此，本章将着重阐述临床评估的原则，并提供一些相关资源。

为了将评估结果有意义地应用于临床实践，治疗方法必须满足两个标准。第一，治疗应用（临床技术）必须根据某种形式的一致性治疗方案进行定义和标准化；第二，必须有关于其临床应用有效性的研究数据。幸运的是，由于神经音乐治疗学的技术是随着研究数据的临床转换发展而来的，神经音乐治疗学满足了这两个条件，并且成功的评估可以被纳入并应用到日常的神经音乐治疗学工作中。

当一位患者从损伤中恢复并想要学习新的技能或重新学习以前的实用技能和行为时，有效的评估能为患者的状态和进度提供有意义的信息。因此，临床评估工具应该是标准化的，其信度和效度应该是经过了检验的，只有这样，它们才能依据特定的健康和能力标准，为我们提供有关患者常规功能水平的信息，而不仅仅是表明患者进行治疗练习时的成功程度。换句话说，评估应该为我们提供关于患者状况的基准。基于这些要求，大多数神经音乐治疗学技术的评估是与治疗性音乐训练分开进行的。在节奏听觉刺激中，步态评估被纳入临床训练方案，其功能表现数据也是从训练表现中提取的。然而，在目前使用的 20 种神经音乐治疗学技术中，节奏听觉刺激是一个例外。在其他技术中，我们有必要使用单独的评估去检测患者的表现。但即使在节奏听觉刺激中，治疗师也可能想要评估治疗方案之外的情况——例如，治疗师可能希望测试患者的常规下肢功能和步态适应能力，以便针对患者的行走能力获得更全面的图像。

幸运的是，在过去的 20 年里，我们在开发可靠有效的临床评估工具方面取得了很大的进展。这些工具相对容易应用，并且具有作为比较基准的标准分数。音乐治疗师应该谨记的是，这些评估工具大多不是基于音乐的。然而，这让音乐治疗师能够对患者的功能状态进行可归纳的评估。实际上，常用于神经学评估的一项测试就是基于音乐的，即西肖尔音乐能力测试（Seashore Tests of Musical Ability）中的节奏测试。它可以测量非言语听觉感知、听觉敏锐度、时间（节律）模式辨别和持续性听觉注意力（Reitan and Wolfson，2004）。与之前的观点相反，研究表明，这项西肖尔测试并不能区分左右侧颞叶损伤的患者（Boone and Rausch，1989）。这项西肖尔节奏测试（Seashore Rhythm Test）是用于霍尔斯特德 – 赖坦神经心理成套测试（Halstead-Reitan Neuropsychological Battery）中的。

需要注意的是，大多数评估工具不是个别专业学科所"独有"的。当执行者具有适当的教育、测量培训和临床背景，且评估工具用于适当的临床人群时，这些评估可以由更广范围的医疗卫生从业者来执行。在美国，评估权涵盖在音乐治疗师执业认证委员会（Certification Board of Music Therapy，CBMT）所给出的官方执业范围内，也符合美国音乐治疗协会（American Music Therapy Association，AMTA）所规定的实践标准。在有了适当知识的前提下，音乐治疗师可以而且应该在临床实践中进行评估；或与其他学科的专业人士合作，在各自的领域中进行患者评估（如运动、言语 / 语言和认知康复）。因此，在神经音乐治疗学教育体系中——无论是学术培训，还是专业继续教育，熟知临床评估工具都是不可或缺的重要环节。为了使治疗性音乐训练有效，评估患者的音乐偏好、对音乐的熟悉程度及其音乐背景和技能，可以非常有效地帮助我们选择恰当的音乐刺激。然而，这些评估数据并不能帮助我们监测治疗进展，或选择最佳治疗方案。

6.2 对转换设计模型的评估

在神经音乐治疗学实践中，评估在转换设计模型的两个步骤中起着关键作用。开发转换设计模型的目的是，帮助治疗师将从理性科学中介模型中得来的研究结果转化为功能性音乐治疗实践（Thaut，2005）。理性科学中介模型所提供的模型指导我们如何将神经学和行为科学领域中的基础音乐研究转换为可应用的临床音乐研究。而在理性科学中介模型的有效性的基础上，转换设计模型为治疗师指出了设计功能性音乐治疗应用的方法。同时，转换设计模型避免了传统音乐治疗干预方式中的两个潜在弱点：其一，在某些基于活动的治疗方式中，治疗目标被追溯式地纳入了通用的音乐活动；其二，许多音乐治疗技术以非常宽泛且笼统的方式处理治疗目标，而且这些治疗方法与功能性的治疗结果关联很弱。原转换设计模型（Thaut，2005）中的五个步骤在这里扩展为六个基本步骤。

1. 对患者进行诊断评估和功能 / 临床评估。
2. 制订总体和阶段性的治疗目标。
3. 设计功能性的、非音乐性的治疗训练结构与刺激。
4. 将第 3 步转换成功能性音乐治疗训练。
5. 对治疗结果进行再评估。
6. 将治疗性学习转换为 "日常生活活动能力（activities of daily living，ADL）" 的功能性应用。

转换设计模型中的第 1—3 步和第 5—6 步是所有治疗学科共有的基本过程。第 1 步需要了解患者的诊断和病因评估，并应用临床评估来选择最佳治疗方案，监测患者的进展。第 2 步包括制订适当的、可衡量的治疗目标。第 3 步包括对治疗练习、治疗结构或治疗刺激的设计，以实现临床目标和目的。

这个设计过程基于患者的功能行为，暂时不包括音乐方面的考量。这些治疗体验的规划近似于其他康复学科的规划过程，有时甚至是以其他学科的治疗计划为基础的。这种方法也确保了治疗方案以患者为中心，而不是以学科为中心。在以患者为中心的治疗方法中，所有学科使用尽可能多的协作和跨学科技术，从不同的角度共同支持相同的治疗目标。而在以学科为中心的治疗方法中，患者的时间表上排满了一个接一个的治疗日程，需要从许多不同的方面接受康复治疗，而其中很少涉及协作规划和治疗。

对音乐治疗师来说，最关键的临床过程是第 4 步。在第 4 步当中，他们独特的专业角色开始显露，即将功能性和治疗性的练习、元素和刺激转化为与非音乐训练计划"结构等效"的功能性音乐治疗训练（将所有的功能性练习元素转化为音乐元素）。

比如，社交互动练习可以被转换成音乐角色扮演，以团体即兴演奏的结构来模拟特定的人际互动和交流练习。情感交流练习被转换成富有音乐性且很可能无语言交流的团体动力即兴演奏练习，以此来表达情绪。在心理治疗和咨询中，治疗师可以通过引导式音乐聆听的方法引领来访者进入我们想要的情绪状态，从而促使患者进入积极的认知网络。

构音障碍患者的言语节奏训练可以通过音乐刺激中的节奏提示来完成。若进行分配性注意力训练，可以在团体即兴演奏时让两种不同的乐器同时给第三个演奏者不同的"行动"提示，从而训练其分配注意力的能力（例如，用木琴信号告诉"目标"患者是否演奏，同时用高低鼓声来代表高低音区）。

记忆训练可以通过基于音乐的助记手段（例如，歌曲、吟诵和韵文）来实现。进行改善活动范围和肢体协调的练习时，可以将其转化为以治疗性器乐演奏练习的结构来完成。音乐中结构化的节奏型和突出的重拍可以帮助调节功能性的伸手够物和抓握练习。而节奏共振和听觉—脊髓刺激可以促进步态训练。需要记住的关键点是，我们想要转化的并非治疗目标，而是将非音乐刺激物和功能性练习中的结构、过程和要素转换成音乐性应用。

转换或转换模式过程有以下三个指导原则。

1. **科学有效性**。转换过程必须与在理性科学中介模型中建立的科学信息一致。例如，当研究模型在音乐和非音乐方面的记忆形成之间建立了恰当的联系后，我们就能够开发基于音乐的记忆法，并将这一技术应用于认知再训练。如果在使用音乐进行记忆训练时，没有将有关音乐记忆的基础和临床研究的专业知识以及它与非音乐记忆过程的相似之处纳入考量，那么所形成的技术很可能是非功能性的，且仅仅是虚假有效的。

2. **音乐逻辑**。即使在最基本的层面，治疗中的音乐体验也必须符合美学和艺术原则，展现出良好的音乐形式。换句话说，无论我们应用的是主动活动式还是接受式音乐干预技巧（例如，聆听式训练、即兴演奏、排练演奏、音乐与运动），由创作和表演而来的音乐体验都必须符合审美。在治疗过程中，无论复杂程度如何，音乐对各方面（例如，构建和组织能力、感觉增强、学习、训练等）的有益影响只能在最佳音乐模式中展现。然而必须记住，某些音乐技巧（如即兴演奏）的应用本身并没有创造一个音乐治疗实践的理论模型。

3. **结构对等**。在治疗结构和功能上，治疗性音乐训练必须与非音乐功能设计同构。例如，要想用音乐来进行心理治疗练习，对音乐体验的构建应该模拟和展现团体动力结构，以此来真正促进和增强预期的治疗过程。再比如，一个旨在通过演奏乐器来提高手臂活动度的练习，必须包含非音乐治疗目标的功能动作，这样才能完成对患者有益的训练。因此，一个训练有素的音乐治疗师需要学习如何用适当的音乐来模拟非音乐的行为和刺激。在这里，功能性音乐技能的逻辑和创造性，以及将"非音乐转化为音乐"的思维和推理，构成了将功能性治疗塑造为功能音乐治疗的第三个必要前提。

在第 5 步中，音乐治疗师应使用与第 1 步中相同的临床评估工具，再次评估患者的进展，以便比较并检测治疗效果。进行第 5 步评估的时机可选择在每个单次治疗后，或在整个治疗过程的间歇进行，也可以仅在所有治疗结束后和随访时进行。进行评估的时间安排取决于临床环境、患者的需要和评估工具本身。有些评估工具非常敏感，可以在一个单次治疗或很短的时间内捕捉细微的变化。而其他一些评估工具只能捕捉到更大的变化，如要在短时间内多次使用，可能会由于患者产生"测试学习效应"而造成混淆。

第 6 步是将治疗训练中的练习转换到日常生活活动中。在此转换过程中，最重要的考量之一就是如何帮助患者做好继续练习和使用功能的准备。在以恢复功能或学习新功能为目的的治疗训练中，一个主要的基本原则是基于"神经可塑性"，即大脑有能力重组或"重新连接"自身，以建立新的神经连接；然而，大脑的可塑性是由经验驱动的，遵循着"用进废退"的原则。对患者来说，有效的转换准备也可能涉及对练习材料的准备，如电子音响设备、学习材料和乐器等。

神经音乐治疗学中的转换设计模型是一种实用的指导，它使治疗师能够基于功能推理过程，将评估、目标、学习和训练经验联系起来，从而构建以目标为导向的治疗性音乐体验。转换设计模型是理性科学中介模型这一科学理论模型的临床补充和实践扩展。从治疗体验到治疗性音乐体验的同构转换的有效性，应根据理性科学中介模型第 4 步中的科学证据来衡量。举例来说，尽管某个治疗性音乐训练可能满足了音乐逻辑和转换逻辑这两个条件（比如，通过阅读和演奏乐谱来锻炼阅读字母，看上去是一个结构良好且富有音乐创造力和激发性的练习），但因为没有证据表明音乐的治疗价值存在于这个特定的应用领域（阅读音乐符号并不能增强对字母的阅读能力），这其中的科学逻辑就是缺失的。因此，理性科学中介模型的功能是检验由转换设计模型系统开发的神经音乐治疗学技术的有效性。另一方面，音乐治疗师可以使用转换设计模型来检测与理性科学中介模型相关的研究证据，以获得适用的信息，从而优化治疗变量。使用理性科学中介模型还可以帮助治疗师辨别其知识体系中的薄弱领域，并可持续性地促进神经音乐治疗学中新的研究议程的动态发展。通过这种交流，临床工作者分享了基于数据的治疗方法中的三个基本原则，即怀疑主义、决定论和经验主义。与理性科学中介模型相关的现有科学证据使我们能够理解，为什么第 4 步——将功能性治疗转换为功能性音乐治疗——并不是治疗过程中不必要的迂回，而是一个提供"最佳实践"干预的促进和优化过程。

6.3　评估工具

本节将按照治疗领域列出一些常用的临床评估工具。此外，我们还将列出一些主要的评估数据库，但这不包括消费者在后续购买中可能选择的商业数据库。评估工具的开发是一个动态的、快速变化的领域，因此我们建议治疗师通过网络搜索和专业交流来持续更新个人的知识储备。以下所展示的并不是一个详尽彻底的资源列表，而是希望成为读者查找更多资源的开端。许多评估工具可以直接在数据库中或通过网络搜索到，还有一些是可以在发表的论文中找到索引的。另外也有一些评估工具需要直接从供应商处购买。除此之外，一些出版的手册中也包含评估量表。

6.3.1　生活质量量表

- 参见 McDowell 和 Newell（1996）的综述。

6.3.2　神经学评价量表

- 参见 Herndon（2006）的综述。

6.3.3　通用量表

- 阿什沃斯痉挛量表（Ashworth Scale for spasticity）及阿什沃斯痉挛量表改良版（Modified Ashworth Scale for spasticity）（运动方面）
- 行走交谈量表（Walking While Talking）（双重任务：注意力 / 运动方面）
- 行走计时测试（Timed Up and Go，TUG）（运动方面）
- 简易精神状态检查量表（Mini Mental State Examination）（认知方面）

- 巴特尔日常生活活动指数量表（Barthel Index of Activities of Daily Living）（日常生活活动方面）
- 瑞弗米德日常生活活动能力量表（Rivermead Activities of Daily Living）（日常生活活动方面）
- 功能活动量表（Functional Activity Scale，FAS）（日常生活活动方面）
- 功能独立性判定（Functional Independence Measure，FIM）（运动/认知方面）
- 画钟测试（Clock Drawing Test）（认知方面）

6.3.4 儿童发育量表

- 皮博迪图片词汇测验（Peabody Picture Vocabulary Test）
- 儿童残疾评定量表（Pediatric Evaluation of Disability Inventory，PEDI）
- Bruininks–Oseretsky 运动能力测试（Bruininks-Oseretsky Test of Motor Proficiency）
- 广泛记忆与学习评估测试（Wide Range Assessment of Memory and Learning）
- 粗大动作功能测验量表（Gross Motor Function Measure）（推荐用于脑瘫患者）
- 珀杜知觉动作调查表（Purdue Perceptual-Motor Survey）
- 心理教育评估量表（Psychoeducational Profile，PEP）（自闭症和沟通障碍）

6.3.5 运动功能量表

- 富格－梅尔脑卒中后感觉运动恢复量表（Fugl-Meyer Assessment of Motor Recovery after Stroke）
- 沃尔夫运动功能测试（Wolf Motor Function Test，WMFT）
- 手臂动作调查测试（Action Research Arm Test，ARAT）
- 瑞弗米德动作评估（Rivermead Motor Assessment，RMA）
- 瑞弗米德运动指数（Rivermead Mobility Index，RMI）
- 伯格平衡量表（Berg Balance Scale，BBS）
- 九孔插柱测试（Nine Hole Peg Test）（推荐用于帕金森病和多发性硬化症患者）
- 箱块测试（Box and Block Test，BBT）
- 10 米步行测试（10-Meter Walk Test）
- 动作活动记录（Motor Activity Log，MAL）
- 杰布森－泰勒手功能测试（Jebson-Taylor Hand Function Test）

6.3.6 认知量表

- 雷氏听觉词语学习测验（Rey Auditory Verbal Learning Test）（适用于情绪记忆训练）
- 连线测试（Trail Making Test，TMT）的 A 与 B 部分（适用于音乐执行功能训练）
- 数字广度测验（Digit Span Test）（前向和后向）（适用于情绪记忆训练）
- 西肖尔节奏测试（Seashore Rhythm Test）（适用于音乐注意力控制训练及智力测验）
- 同步听觉系列加法测验（Paced Auditory Serial Addition Test，PASAT）（适用于音乐注意力控制训练）
- 艾伯特跨线测验（Albert's Line Crossing Test）（适用于音乐忽略训练）
- 星形删除测验（Star Cancelation Test）（适用于音乐忽略训练）
- 线段等分测验（Line Bisection Test）（适用于音乐忽略训练）
- 蒙特利尔认知评估量表（Montreal Cognitive Assessment，MoCA）（适用于音乐注意力控制训练）
- 老年抑郁量表（Geriatric Depression Scale，GDS）（适用于音乐心理训练与咨询）
- 再认记忆测验（Recognition Memory Test）（适用于情绪及记忆训练）
- 多重情感形容词核对表（Multiple Affect Adjective Check List，MAACL）（适用于音乐心理训练与咨询）
- 状态—特质焦虑问卷（State-Trait Anxiety Inventory，STAI）（适用于音乐心理训练与咨询）

6.3.7 言语 / 语言量表

- 口吃严重度评估工具（Stuttering Severity Instrument）（适用于节奏性语言提示）
- 儿童口吃测验（Test of Childhood Stuttering）（适用于节奏性语言提示）
- 皮博迪图片词汇测验［适用于（通过）音乐发育性言语和语言训练（developmental speech and language training through music，DSLM）］
- 正确信息单元（Correct Information Unit，CIU）分析（适用于节奏语言刺激）
- 波士顿诊断性失语症检查（Boston Diagnostic Aphasia Examination）

参考文献

Boone K B and Rausch R (1989). Seashore Rhythm Test performance in patients with unilateral temporal lobe damage. *Journal of Clinnical Psychology*, *45*, 614-618.

Herndon R M (ed.) (2006). *Handbook of Neurologic Rating Scales*. New York: Demos Medical Publishing.

MeDowell l and Newell C (eds) (1996). *Measuring Health*. New York: Oxford University Press.

Pilon M A, McIntosh K H, and Thaut M H (1998). Auditory versus visual speech timing cues as. external rate control to enhance verbal intelligibility in mixed spastic-ataxic dysarthric speakers a pilot study. *Brain Injury*, *12*, 793-803.

Rcitan R Mand Wolfson D (2004), Theoretical, methodological, and validational bases for the Halstead-Reitan Neuropsvchological Test Battery. In: G Goldstein and S Beers (eds) *Comprchensive Handbook of Psychological Assessment, Volume 1. Intellectual and Neuropsychological Assesment*. Hoboken, NJ: John Wiley & Sons. pp. 105-108.

Thaut M H (2005). *Rhythm, Music, and the Brain: scientific foundations and clinical applications*. New York: Routledge.

Thaut M H, McIntosh GC, McIntosh K H, and Hoemberg V (2001). Auditory rhythmicity enhances movement and speech motor control in patients with Parkinson's disease. *Functional Neurology*, *16*, 163-172.

（宋宜川　李冰　译）

第 7 章
节奏听觉刺激对帕金森病患者步态康复的影响：研究视角

Miek de Dreu，Gert Kwakkel，Erwin van Wegen

7.1 引言

由节拍器或音乐提供的节奏听觉刺激可以对帕金森病（Parkinson's disease，PD）患者起到什么效果？帕金森病患者通常行走缓慢，步伐短且拖曳，并且经常由于平衡感减弱、急促前冲步伐和冻结步态（freezing of gait，FOG）而摔倒。由于步行对日常生活活动来说必不可少，因此以上步态问题会对患者的独立性和生活质量（quality of life，QoL）产生不利影响。

由节拍器提供的节奏听觉刺激可以说是一种相对简单但对改善帕金森病患者步态有效的技术。节奏听觉刺激也可包括带有节奏提示的音乐，且营造了一种有人文色彩和奖励性的氛围。

横断研究概括了节奏听觉刺激对步态即时效果的观察，总结了对其最佳应用的深刻理解。一项关于随机对照试验的荟萃分析对由节拍器支持的节奏听觉刺激进行了梳理，为节奏听觉刺激可改善步态速度和周期步长提供了有力的证据。第二项荟萃分析包括针对全身运动和舞蹈的比较研究，显示在平衡性、周期步长、6 分钟步行测试（Six Minute Walk Test，6MWT）、双重任务步行速度、行走计时测试及统一帕金森病分级量表 –Ⅱ（The Unified Parkinson's Disease Rating Scale-Ⅱ，UPDRS-Ⅱ）方面有所改善。尽管现有证据很有潜力，但我们仍需进一步研究，扩展节奏听觉刺激的应用范围，调整研究设计，阐明节奏听觉刺激潜在的工作机制。

7.2 背景

1942 年，Wilzenben 首次报道了感觉提示下的帕金森病患者步态研究（Von Wilzenben，

1942）。Martin（1963）对外部（视觉）提示下的步态影响进行了详细分析。几年后，"Trombly 注意到，一个在行走时会有严重'冻结'步态的患者在跳舞时不会僵硬。他设想了通过将声音传到耳朵使该患者持续保持功能的可能性（Ball，1967）。"随后，他在功能性康复项目中通过音乐及节拍器提供听觉提示，并与其他物理治疗技术相结合，对该项目进行了长期（1 年）随访（Gauthier et al.，1987）。Thaut（1996）和 Miller 等人（1996）对帕金森病步态训练中的听觉节奏提示进行了首次系统性研究，进行了一项为期 3 周的每日家庭节奏训练计划，并与自定步态锻炼和无特定步态锻炼进行效果对比。评估前后的测验没有提供节奏训练提示。随后，Thaut 等人（1996）引入了节奏听觉刺激的术语。在 20 世纪 90 年代和 21 世纪初，对听觉提示的科学关注持续不断，引出了一系列专门针对听觉提示评估的研究（比如，Cubo et al.，2004；Ebersbach et al.，1999；Enzensberger et al.，1997；Freedland et al.，2002；Howe et al.，2003；McIntosh et al.，1997）。但是，大多数研究的方法学质量相对较低（Lim et al.，2005）。基于此证据，改善帕金森病患者的步态和步态相关活动的指南建议，将提供节奏性节拍的节奏听觉刺激作为物理治疗干预的一部分（Keus et al.，2007）。但是，在当时还不清楚节奏听觉刺激步行过程中的改善是否可延伸到无提示的步行或日常生活中。

7.3　节奏听觉刺激的定义

　　节奏听觉刺激可定义为，通过提供时间作为运动的参照系，结合运动启动和持续步态运动及其相关活动的听觉节奏（时间上）刺激（Thaut et al.，1996；Keus et al.，2007；Lim et al.，2005）。在临床上，节奏听觉刺激被视为一种相对简单的技术，可改善帕金森病患者的步行功能。

　　节奏听觉刺激通常可以由节拍器提供节奏性拍子（Lim et al.，2005），或通过更复杂的音乐结构（de Bruin et al.，2010），或前两者的结合（如带有强节拍的音乐）（Thaut et al.，1996，1997），并在此过程中要求使用者让运动或步伐与节拍同步。虽然目前有关步态节拍量化调节的研究很少，但是其在临床步态康复中提高节奏听觉刺激功效方面具有一定潜力。节奏听觉刺激是外部节奏提示的几种类型之一，其他类型的提示包括体感提示（腕部振动脉冲）或视觉提示（特殊设计的眼镜闪烁）。当参与者可以在不同的提示方式之间进行选择时，被纳入研究的大多数帕金森病患者（$n = 103$）选择了节奏听觉刺激，51 名患者选择了体感提示，没有患者选择闪光灯视觉提示——尽管这种治疗形式在实验室环境中被证明是可行的（Nieuwboer et al.，2007；van Wegen et al.，2006b）。对节奏听觉刺激的偏好选择可能与许多因素有关，比如节奏听觉刺激的有效性和易用性（对患者以及研究者来说），并且患者可以单独使用它，而不会引起观察者注意。对比之下，听觉障碍患者更能从体感提示中受益（van Wegen et al.，2006a）。

节奏听觉刺激最主要的影响在于步频，但是它也可能间接影响其他步态参数，例如周期步长和行走速度（Lim et al.，2005）。最近，有研究成功地将节奏听觉刺激与用于影响单侧步长的指令相结合（"走路时，尝试迈大步"）（Baker et al.，2007）。另外，地板上标的横线也可有效地直接影响单侧步长（Martin，1963；Morris et al.，1996）。然而，尽管节奏听觉刺激几乎可以在任何环境中使用，但使用视觉提示时会受限于视觉提示是否在视野范围内，或者是否提前做好了准备。

7.4　理解节奏听觉刺激

帕金森病中节奏听觉刺激的潜在工作机制尚不清楚。然而，有研究提出，节奏听觉刺激或许可以作为外部计时器来支持受损的基底神经节被削弱的功能（Mcintosh et al.，1997；Rubinstein et al.，2002），这个过程会通过代偿的脑网络来实现（Thaut，2005）。这是一个较合理的解释，因为帕金森病患者运动的时序和 / 或幅度似乎受损（Mcintosh et al.，1997；Morris et al.，1994）。神经影像学研究会证实这一理论，因为相关研究显示，运动在节奏听觉刺激或其他形式的外部提示的支持下，大脑其他的代偿通路被激活。例如，Debaere 等人（2003）比较了闭着眼睛时周期性的手部动作（由内部产生协调）与其在计算机屏幕上收到增强视觉反馈（由外部协助协调）时的动作相同。在产生内部运动时，相比较其他区域，基底神经节、辅助运动区和扣带回运动皮质表现出了更高的参与度。而当运动从外部协调产生时，其他区域（例如，顶上小叶皮质和运动前皮质）显示出了更高的激活水平（Debaere et al.，2003）。Cunning 等人（2002）的研究指出，基底神经节只参与内部节奏的手指运动，不参与外部节奏的手指运动。一项有关下肢运动（模拟步行）内部和外部速度的研究也有类似的发现（Toyomura et al.，2012）。此外，当对比帕金森病患者和与其年龄匹配的对照组时，脑部血流量差异在内部协调任务中更明显，在有外部提示时差异减少（Jahanshahi et al.，1995）。

研究表明，使用节奏听觉刺激训练 3 周后，效果能保留到 3 周（Mcintosh et al.，1998；Rochester et al.，2010a），证明学习效果可能是由于大脑的可塑性，即内部计时和节奏形成过程（称为协同机制）的可塑性（Thaut，2005）。因此，节奏听觉刺激不仅可以作为一种补偿技术，还可以作为一种训练刺激手段来改善日常生活活动中无提示下的表现（Lim et al.，2010；Nieuwboer et al.，2007）。

7.5　节奏听觉刺激对步态及其相关功能的影响

7.5.1　横断研究综述

帕金森病患者的步态常有固定的特征，比如驼背俯身、步伐缓慢、短且快速更替的步伐、较窄的步宽、躯干反向旋转的减少以及手臂摆动减少（运动迟缓）等。此外，患者会有一些发作性特征，比如急促前冲步伐、冻结步态和姿势不稳（Morris，2006；Nieuwboer et al.，2008）。冻结步态是指患者阵发性地无法产生连续的有效踏步（Giladi and Nieuwboer，2008）。经历冻结步态时，患者无法启动或持续行走，感觉足好像被粘在地上。尽管冻结步态不太可预测，但患者在较窄的道路或转弯处通常会触发冻结步态（Nieuwboer and Giladi，2008）。

如前所述，节奏听觉刺激和 / 或视觉提示已被认为是改善帕金森病患者步态表现的有力工具（Lim et al.，2005；Rubinstein et al.，2002）。在实验室环境下的横断研究中，节奏听觉刺激对步态和步态相关任务的直接正面影响已经被大量研究证实（Lim et al.，2005）。表 7.1 对已发表的横断研究做了最新的系统性综述（Lim et al.，2005）。在大多数研究中，无提示时，以舒适速度行走的个性化平均步频作为节拍器的基线频率，来说明步频的个体差异（Arias and Cudeiro，2010；Baker et al.，2007；Hausdorff et al.，2007；Lee et al.，2012；Lohnes and Earhart，2011；Nieuwboer et al.，2009；Rochester et al.，2009；Willems et al.，2006，2007）。节拍器提供的不同频率被确定为基线频率的百分比（Howe et al.，2003；Lohnes and Earhart，2011；Willems et al.，2006）。步频通常随着节拍器的速度而变化（Howe et al.，2003；Lohnes and Earhart，2011；Willems et al.，2006），因此节奏听觉刺激可以影响帕金森病步态特有的短促而快速的步伐更替。但是，这一发现不能保证步伐与节奏听觉刺激的精确匹配度（Freeman et al.，1993）。与基线相比，步态速度通常会逐渐加快，在更高的刺激频率下会更快（Howe et al.，2003；Willems et al.，2007）。步态变异性以周期步伐、单侧步伐和双下肢摆动时间的变异系数来表示（周期步伐时间变异系数、单侧步伐时间变异系数和摆动时间变异系数），当以基线频率或提高 10% 的频率提供节奏听觉刺激时，步态变异性下降了（Arias and Cudeiro，2008；Hausdorff et al.，2007；Willems et al.，2007）。

但是节奏听觉刺激可能无法持续影响周期步长。经历冻结步态症状的实验参与者增加单侧步长的效率通常较低，而未患有冻结步态的参与者其单侧步长增长率较高（Lee et al.，2012；Willems et al.，2006）。因此，在一组更加具有特异性的患者中，节奏听觉刺激对周期步长的影响可能已减弱（Arias and Cudeiro，2010；Howe et al.，2003；Suteerawattananon et al.，2004；Westheimer，2008）。

7.5.2　节奏听觉刺激对冻结步态的影响

冻结步态是一种发作性步态障碍，其特征在于无法启动前行步伐（Giladi and Nieuwboer，2008）。由于难以预测，所以很难对此进行调查研究。除了周期步长（如前所述），节奏听觉刺激对冻结步态患者步态的影响与无冻结步态患者的情况相似（Lee et al.，2012；Willems et al.，2006）（见表 7.1）。

当药物不能正常发挥作用时（在停药期间或服药结束后），节奏听觉刺激对冻结步态发作的次数和冻结持续时间具有实质性帮助（Arias and Cudeiro，2010；Lee et al.，2012）。考虑到帕金森病患者的跌倒率很高，这个发现很重要，因为冻结步态和步行姿势不稳定具有相关性（Bloem et al.，2004）。Bloem 和同事发现，在患有帕金森病的老年患者中，有 50% 的人在 1 年内反复出现跌倒（Bloem et al.，2004），而在社区居住的老年患者只有 25% 的人反复跌倒（Milat et al.，2011；Pluijm et al.，2006）。当患者有跌倒的经历时，他们通常会在参与所有活动时都惧怕跌倒，因此可能会导致他们避免参与运动。由于步态是日常生活活动中必不可少的组成部分，这些障碍可能会对患者的日常功能、独立性（Covinsky et al.，2006）和生活质量产生重大影响（Ellis et al.，2011；Rahman et al.，2011）。但是，当药物治疗效果能够维持时，冻结步态并不常发，因此很难测试节奏听觉刺激的效果（Nieuwboer et al.，2009；Nieuwboer and Giladi，2008）。

目前业内对用于防止冻结步态的最佳刺激频率存在不同意见。研究表明，在冻结步态出现之前会有某些特征，比如周期步长减小，同时步态可变性增加（Giladi and Nieuwboer，2008）。另一些研究发现，只有周期步长会在刺激频率为 90% 时增加（Willems et al.，2006），而步态可变性会在刺激频率为 110% 时减少（Hausdorff et al.，2007）。在服药结束后，以刺激频率基线的 110% 执行节奏听觉刺激时，患者所经历的冻结步态发作明显减少（Arias and Cudeiro，2010）。另一实验研究了在不使用药物且无提示的条件下给患者提供 90% 的步态刺激频率，并对其效果进行了观察，但此研究并未直接得出有关冻结步态的明确结果（Lee et al.，2012）。

未来研究需要更多地关注注意力和提示之间的相互作用，了解运动控制受损后固有的冻结步态是如何经外部刺激达到最优干预效果的（Nieuwboer and Giladi，2008）。为了了解诸如最佳刺激频率的相关问题，可以评估精确的听觉—运动同步，作为对患者运动表现的测量。

7.5.3　节奏听觉刺激对步态正常化的影响

近期横断研究的结果表明，当刺激频率与无提示舒适步频一致或高出 10% 时，可部分

表 7.1 横断研究综述

文献	研究类型	参与者的一般资料（人口学特征）			启动或停止阶段	结果	主要结论
		参与者（n）	年龄/年 M±SD	H&Y 阶段 M±SD			
前行							
Hausdorff et al., 2007	无提示的偏好好步行与节奏听觉刺激步行行相比（PC 率为 100%）	PD = 29	PD = 67.2 ±9.1	PD = 2.4 ± 0.4	n.r.	GS↑(+) SL↑(+) StrT SwiT↑(+) CV StrT CV SwiT	110% 的节奏听觉刺激降低了行走的变异性，并且在无提示的试验中，这种影响在 2 分钟和 15 分钟后持续存在
	与无提示步行相比，使用节奏听觉刺激步行行（PC 率为 110%）	PD = 29	PD = 67.2 ± 9.1	PD = 2.4 ± 0.4	n.r.	GS↑(+) SL↑(+) StrT↓(+) SwiT↑ CV StrT↓(+) CV SwiT↓(+)	
Arias et al., 2008	节奏听觉刺激，视觉提示（闪光眼镜）；与严重帕金森病的 PW 干预相比的组合	SPD = 9	SPD = 71.33 ± 3.20	SPD = 3.11 ± 0.33	启动	GS StepL (A↑)(C↑)(+) Ca (A↓)(V↓)(C↓) CV StrT (A↓)(C↓)(+)CV (StepL)	听觉线索引导在帕金森病患者中似乎更有效
	在 FW 步频的 70%~110% 的范围内的节奏听觉刺激	SPD = 9	SPD = 71.33 ± 3.20	SPD = 3.11 ± 0.33	启动	GS (90~110↑)(+) StepL (80~110↑)(+) Ca (70~90↓，100~110↑) CV StrT (90 和 100↑)(-)CV(StepL)	较高的频率（FW 为 90%~110%）似乎可以最好地改善 SPD 患者的步态
冻结步态							
Willems et al., 2006	个体 PW 训练中频率提示降低 20%，基线，提升 10% 或 20%	PD + F = 10	PD + F = 68.4 ± 6.9	PD + F = 2.8± 0.6	启动	GS (↑-10) (↑B) (↑+20) (+) SL (↑+10) Ca (↑ 所有) DST	推荐节奏听觉刺激频率为 PD + F = RAS (90%)，PD - F = RAS (100%) 或 RAS (110%)
	与低频率相比，步频提示降低 20%，基线，提升 10% 或 20%	PD - F = 10	PD - F = 60.6 ± 6.2	PD - F = 2.7 ± 0.6	启动	GS(↑-10) (B↑) (+10) (+) SL (-10↑) (B↑) (+)Ca (所有 ↑) DST (-10↓) (+)	

续表

文献	研究类型	参与者的一般资料（人口学特征）				结果	主要结论
		参与者（n）	年龄/年 M±SD	H&Y 阶段 M±SD	启动或停止阶段		
前行							
Arias et al. 2010	与基线进行节奏听觉刺激步行试验的 PD+F	PD+F = 29	PD+F = 68.2 ±8.03	PD+F = n.r.	终止剂量	GS↑StepL Ca↑ 转弯时间↓ 无冻结步态↓ 冻结步态均值↓	节奏听觉刺激提高10%可防止在剂量结束时冻结，并应对环境带来挑战
Nieuwboer et al. 2009	要求患者拿起托盘，转身并向后走时的视觉、听觉和体感提示	PD−F = 65 PD+F = 68	PD−F = 66 ±8.1 PD+F = 67.3 ±6.9	PD−F = 2.5 ±0.6 PD+F = 2.7 ±0.7	启动 启动	无冻结步态转弯时间 (A↓)(S↓) 无冻结步态转弯时间 (V↑)(A↓)(S↓)	有节奏的提示在冻结和非冻结步态中更快实现功能转弯。节奏提示比视觉刺激提示有效
Lee et al. 2012	视觉提示（地板上的条纹）和听觉提示与基线行走相比	PD+F = 15 PD−F = 10	PD+F = 69.1 ±8.1 PD−F = 63.2 ±7.6	PD+F = 2.3 ±0.5 PD−F = 1.60 ±0.52	终止 终止	GS (V↑) SL (V↑)(A↑) Ca (V↓)(A↓) DST SST Tstep (V↓)(A↓) 时间 (V↓)(A↓) N FOG (V↓)(A↑) 骨盆倾斜 (V↑) HF KF(V↑) AD (V↑)(A↑) GS (V↓) SL Ca (V↓)(A↓) DST SST Tstep Ttime (V↑) 骨盆倾斜 (V↑) HF KF (V↓?) AD (V↑)(A↑)	节奏听觉刺激和视觉提示可对 PD+F 患者的步态产生积极影响。PD−F 患者仅建议使用节奏听觉刺激（无视觉提示）
双任务							
Baker et al. 2007	与基线相比，提示对 PD 中单个任务的影响 与基线相比，提示对 PD 双重任务的影响	PD = 14 PD = 14	PD = 69.3 ±3.4 PD = 69.3 ±3.4	PD = 2.7 ±0.4 PD = 2.7 ±0.4	启动 启动	GS (AT↑)(AA↑↑) CV StepT (AA↑↓) CV DLS (AT↓)(AA↓) GS (AT↑)(AA↑) CV StepT (AA↑↓) CV DLS	节奏听觉刺激（特别是结合说明"走路时尝试大步走"）可降低步态变异性，因此可降低走路的注意力成本

续表

续表

文献	研究类型	参与者的一般资料（人口学特征）			启动或停止阶段	结果	主要结论
		参与者 (n)	年龄/年 M±SD	H&Y 阶段 M±SD			
前行							
Lohnes et al. 2011	与无提示基线行走相比，具有注意提示的行走(At)，听觉(+10%)，听觉(−10%)，组合(+10%)和组合(−10%)	PD = 11	PD = 70.3± 6.8	PD = 2.2±0.3	启动	单任务：GS (At↑) (C+10↑) SL (At↑) (C−10↑)(C+10↑) Ca 双重任务：GS SL Ca	注意策略在单项任务中最有效；当前的双重任务策略对步态没有有效；提示策略对步态有影响
转弯							
Willems et al. 2007	听觉提示与无提示比较	PD = 19	PD + F = 68.1 ± 7.3 PD − F = 60.6 ± 6.2	PD + F = 2.8± 0.7 PD − F = 2.6 ± 0.7	启动	Turn StepL StepW StepD CV−StepD↓	提示下 CV 步伐减少，可能与摔倒及冻结步态降低有关
认知损伤							
Rochester et al. 2009	有时空指令的听觉线索相比于有时间指令的听觉线索和无线索	PDCI = 9	PDCI = 74.9 ±6.45	PDCI = 2.9±0.5	启动	GS↑ SL↑ CV StepT CV DLS Ca	参与者服从测试和向导。有"大步走"指导的节奏刺激明显改善三任务或双任务步行

PC = 病人的节奏；PD = 帕金森病；n = 样本量；SD = 标准差；n.r. = 无报告的控制组；n.a.: 无报告；AMC = 年龄对照组；GS = 步态速度；SL = 周期步长；RAS = 节奏听觉刺激；SWiT = 摆动时间；CV = 变异系数；FW = 快速行进；StepL = 单侧步长；StepW = 步宽；StepD = 步子持续时间；StepT = 单侧步伐时间；DST = 双足支撑时间；SST = 单足支撑时间；SPD = 严重帕金森病；PD − F = 无冻结表现的帕金森患者；B = 基线；FOG = 冻结步态；Ttime = 总时间；Tstep = 总步伐数；A = 听觉提示；At = 注意力提醒；AAt = 听觉注意力提醒；V = 视觉提醒；S = 身体感受提醒；HF = 胸屈；KF = 膝屈；AD = 踝关节屈曲；Turn = 转向（步伐、时间、长度、高度、宽度、长度）；↑ = 显著增加；↓ = 显著降低；+ = 状态改进但结果降低；-- = 步态参数降低。

改善帕金森病患者的步行特征，特别是在步行速度、步频和冻结步态方面。这些结果与 Lim 等人（2005）的系统综述一致。此外，尤其是针对冻结步态问题，这些研究为当前的知识体系做出了补充。在 Lim 等人（2005）进行综述研究时，只有两篇高质量的随机对照试验研究（Ellis et al., 2005；Thaut et al., 1996），且仅有一篇（Thaut et al., 1996）是专门对节奏听觉刺激进行评估的，大多数研究都是在实验室环境中进行的。因此，并没有足够的高质量随机对照试验来研究节奏听觉刺激是否可以作为一种干预措施在日常情况和环境中促进步行的长期改善。在此之后，已有越来越多严谨的研究，特别是在对节奏听觉刺激影响的评估方面，旨在研究节奏听觉刺激在实验室环境以外的长期影响（见表 7.2）（Elston et al., 2010；Lim et al., 2010；Morris et al., 2009；Nieuwboer et al., 2007；Rochester et al., 2010a）。在第 7.6 节中，我们总结了随机对照试验的结果，这些结果通过荟萃分析汇总研究了节奏听觉刺激对步态和步态相关活动的影响。

7.6 节奏听觉刺激对帕金森病步态影响的系统综述文献

7.6.1 节奏听觉刺激训练对帕金森病患者无提示步态特征、日常生活活动和生活质量的影响

7.6.1.1 文献检索

作者用以下医学关键词在 PubMed[①] 中进行了搜索：帕金森病、提示、音乐、音乐治疗、步态、步态障碍、神经性、步行、行动不便、运动能力、物理治疗、练习、运动练习治疗以及运动动作技术，并且对以下主题词进行了搜索：帕金森病、提示、听觉、感觉、外在、节奏性的和刺激（以及刺激的其他英语词形）。以英语和荷兰语等发表在 2004 年之后（Lim 等人于 2005 年发表的近年系统性综述文献）的文献被纳入搜索结果。此项系统性回顾（于 2012 年 3 月进行）共纳入 117 篇文献（纳入的文献由作者提供）。在这些引用文献中，有 81 项研究由于与题不符而被排除，20 项摘要未被纳入，10 项研究由于内容有差异也相应被排除。因此，总共有 6 篇文献参与分析（Elston et al., 2010；Lim et al., 2010；Morris et al., 2009；Nieuwboer et al., 2007；Rochester et al., 2010a；Thaut et al., 1996），其中，有 3 篇描述的是一项干预措施的单独结果（Lim et al., 2010；Nieuwboer et al., 2007；Rochester et al., 2010a）。这 3 篇文献分别呈现在表 7.2 中。但是这 3 篇研究最终被归类为荟萃分析研究。对

---

① 一个可免费搜寻的数据库，提供生物医学方面的论文搜寻以及摘要。——译者注

表7.2 随机对照研究综述

文献	实验类型	干预方式	个体特征				结果	质量（PEDro分值）
			强度（周/时/分）	样本（n）	年龄（岁）M±SD	H&Y阶段 M±SD		
Thaut et al., 1996	RCT 隐藏分配方式：无 基线比较：无 盲测：无 足够的随访：有 治疗意向分析：无	家庭环境下RAS行走项目包括普通、较快、快速RAS与同速无干预走路比较	3/7/30	37 E=15 NT=11 SPT=11	E=69±8 C=71±8 C=74±3	2.3±0.7	1. 步态速度 2. 倾斜步态速度 3. 步频 4. 周期步长 5. EMG（变异性/对称性/时间/开始及结束）	4/10
Marchese et al., 2000	RCT 隐藏分配方式：无 基线比较：有 盲测：有 足够的随访：无 治疗意向分析：无	物理治疗项目中使用RAS比较相似的无RAS项目	6/3/60	20 E=10 C=10	E=65.0±5.8[I] C=66.9±6.3[I]	E=2.35±0.58[I] C=2.3±0.48[I]	1. UPDRS-II 2. UPDRS-III	5/10
Ellis et al., 2005	RCT（横向） 隐藏分配方式：有 基线比较：有 盲测：有 足够的随访：有 治疗意向分析：无	药物治疗和物理治疗结合，包括用RAS进行15分钟步态训练与单独进行药物治疗进行比较	6/3/1.5	68 Ea=35 La=33	64±8.4 Ea=64±8.4 La=63±8.8	2.5±0.5 Ea=2.5±0.5 La=2.4±0.5	1. SIP-68（总数/灵活性）(+) 2. UPDRS-I 3. UPDRS-II ↓(+) 4. UPDRS-III 5. 步行速度↑	7/10

续表

文献	实验类型	干预方式	个体特征 强度（周/时/分）	样本（n）	年龄（岁）M±SD	H&Y 阶段 M±SD	结果	质量（PEDro分值）
Nieuwboer et al., 2007	RCT（横向） 隐藏分配方式：有 基线比较：有 盲测：有 足够的随访：有 治疗意向分析：无	与无干预比较，练习步态不同方面，使用自选提示（67%选RAS，33%选身体感受提示）	3/3/30	153 Ea=76 La=77	Ea=67.5²±7.8 La=69²±7.8	Ea=2.6²±0.7 La=2.7²±0.7	1. PG-score↓(+) 2. 10MWT(GS↑/SL↑/Ca↑) 3. FR 4. TSLS 与 TTS↓(+) 5. TUG 6. FOGQ 7. NEADL 8. FES↑ 9. PDQ-39 10. CSI	7/10
Morris et al., 2009	RCT 隐藏分配方式：有 基线比较：有 盲测：有 足够的随访：有 治疗意向分析：有	与改善功能的传统练习比较，行走、转弯，从椅子上站立、认知和策略的障碍物躲避、外源提示	(2/max16/max45)³ 干预中 M 的数量： E=14 C=13	28 E=14 C=13	E=68±n.r. C=66±n.r. 所有患者范围： 52—79 岁	n.r.	1. UPDRS-II 2. UPDRS-III 3. 10MWT 4. TUG 5. 2分钟行走测试 6. 肩膀拖拽测试 7. PDQ-39	8/10
Lim et al., 2010	RCT（横向） 隐藏分配方式：有 基线比较：有 盲测：有 足够的随访：有 治疗意向分析：无	与无干预比较，练习步态不同方面，使用自选提示（67%选择 RAS，33%选择身体感受提示）	3/3/30	153 Ea=76 La=77	Ea=67.5²±7.8 La=69²±7.8	Ea=2.6²±0.7 La=2.7²±0.7	时间花费比例： 1. 活动力性↑ 2. 静态活动↓↑ 3. 坐⁴ 4. 站立⁴ 5. 行走↑⁴ 6. N 行走 >5 秒/小时↑⁴ 7. N 行走 >10 秒/小时↑⁴	7/10

续表

文献	实验类型	干预方式	个体特征				结果	质量（PEDro分值）
			强度（周/时/分）	样本（n）	年龄（岁）$M\pm SD$	H&Y阶段 $M\pm SD$		
Rochester et al., 2010a	RCT（横向） 隐藏分配方式：有 基线比较：有 盲测：有 足够的随访：有 治疗意向分析：无	与无干预比较，练习步态不同方面，使用自选提示（67%选择 RAS，33%选择择身体感受提示）；	3/3/30	153 Ea=76 La=77	Ea=67.5[2]±7.8 La=69[2]±7.8	Ea=2.6[2]±0.7 La=2.7[2]±0.7	1. 单项任务无提示 SL/Ca↑ 2. 单项任务提示 V/A/S GS/SL↑ 3. 双项任务无提示 GS/SL↑ 4. 双项任务提示 V/A/S GS/SL↑	7/10
Elston et al., 2010	RCT（横向） 隐藏分配方式：有 基线比较：无 盲测：无 足够的随访：无 治疗意向分析：无	使用节拍器及舒适走路的固定频率，无进一步治疗	4/n.a./n.a.	42 Ea=21 La=20	Ea=71.5±11.3 La=70.4±8.7	Ea=2.1±0.3 La=2.3±0.5	1. PDQ-39 2. SF-36 3. 跌倒日志 4. 10MWT	4/10

n = 样本量；M = 均值；SD = 标准差；H&Y = Hoehn 和 Yahr；RCT = 随机对照试验；RAS = 节奏听觉刺激；E = 实验组；NT = 无训练；SPT = 自述进程训练；C = 控制组；EMG = 肌电图；UPDRS-II = 统一帕金森病分级量表 – 日常生活活动能力部分；UPDRS-III = 统一帕金森病分级量表 – 运动；Ea = 早组；La = 迟组；SIP = 影响侧书写测试，PG = 分值，步态分数，姿势，步态速度；10MWT = 10 米步行测试；FR = 功能伸展测试；TSLS 和 TTS = 结合单腿姿势计时及双腿姿势计时；TUG = 行走计时测试；FOGQ = 冻结步态问卷（Freezing of Gait Questionnaire）；NEADL = 日常生活活动能力延展测试；PDQ-39 = 帕金森病问卷 –39；CSI = 看护负担目录；n.r. = 无报告；max = 最大；n.a. = 无使用；SL = 周期步长；s = 秒；GS = 步速；Ca = 步频；SF-36 = 短表格 –36

[1] 无说明这是灵敏差或持标准误差的均值；

[2] 中间值而不是平均值；

[3] 治疗的频率和持续基于患者需求，由治疗师决定；

[4] 只有组内结果显示↑显著增加，↓显著降低，(+) 结果降低但状态改善。

其参考文献进行检索，又引出对另一项研究的分析（Marchese et al.，2000）。根据交叉设计研究的文献综述（Lim et al.，2010；Nieuwboer et al.，2007；Rochester et al.，2010a），我们仅评估了早期干预的效果，以避免滞后效应和学习效应的影响。此研究共分析了 8 篇文献，涉及 348 位患者。

7.6.1.2　方法学质量

表 7.2 展示了所纳入的 8 项研究的 PEDro 评分，评分范围为 4~8 分。如表 7.2 所示，8 项研究中有 6 项研究没有注明参与者的分配方式（Ellis et al.，2005；Elston et al.，2010；Lim et al.，2010；Morris et al.，2009；Nieuwboer et al.，2007；Rochester et al.，2010a），8 项研究中有 6 项研究注明了基线比较（Ellis et al.，2005；Lim et al.，2010；Marchese et al.，2000；Morris et al.，2009；Nieuwboer et al.，2007；Rochester et al.，2010a），8 项研究中有 6 项研究使用了评估者盲测（Ellis et al.，2005；Lim et al.，2010；Marchese et al.，2000；Morris et al.，2009；Nieuwboer et al.，2007；Rochester et al.，2010a），8 项中有 6 项研究提供了足够的随访数据（Ellis et al.，2005；Lim et al.，2010；Morris et al.，2009；Nieuwboer et al.，2007；Rochester et al.，2010a；Thaut et al.，1996）。之后这些研究使用了质量较高的实验方法。然而，他们中的大多数都没有进行治疗意向分析（Ellis et al.，2005；Elston et al.，2010；Lim et al.，2010；Nieuwboer et al.，2007；Rochester et al.，2010a；Thaut et al.，1996），只有一项研究除外（Morris et al.，2009）。

7.6.1.3　定量分析

节奏听觉刺激下的步态速度和周期步长的平均差（mean difference，MD）具有显著差异性：速度的平均差为 [MD（随机）：0.114，95%CI，0.028~0.200；$z = 2.591$；$p < 0.01$；$I^2 = 57\%$]，周期步长的平均差为 [MD（固定）：0.085，95%CI，0.022~0.148；$z = 2.654$；$p < 0.01$；$I^2 = 47\%$]（见图 7.1）。这些结果与基于治疗类型的敏感性分析是一致的，只有一项研究例外，该研究只有一小部分为节奏听觉刺激方案（Ellis et al.，2005）。基于治疗类型的敏感性分析（排除 Ellis 等人 2005 年的研究之后），结果显示生活质量的平均差具有显著差异性 [MD（固定）：3.400，95%CI，0.215~6.586；$z = 2.092$；$p = 0.04$；$I^2 = 40\%$]（未显示）。节奏听觉刺激干预对步频、行走计时测试和平衡能力没有显著影响。文献之间关于步频的差异可以通过所提供的刺激频率差异来解释。Thaut 等人（1996）的研究逐步增加了训练的刺激频率，而 Nieuwboer 等人（2007）的研究没有特别指出是否增加刺激频率。对统一帕金森病分级量表－Ⅱ 和统一帕金森病分级量表－Ⅲ 无法进行分析。

7.6.1.4 **解释**

即使干预时长较短（大多为 3 周或 4 周），但使用节奏听觉刺激治疗可能会影响无提示条件下的步态速度和周期步长。节奏听觉刺激对步态速度的影响具有重要意义，因其是日常生活质量表现（包括与步态有关及无关的日常活动，如洗澡和穿衣等）的重要预测指标（Verghese et al.，2011），包括生活范围的行动（Elbers et al.，2013）、生活质量（Ellis et al.，2011）和整体健康与生存（Studenski et al.，2011）。这些影响可能是通过健身、认知、情绪（Verghese et al.，2011）和步行的能量消耗（Studenski et al.，2011）来调节的。这些影响可能与帕金森病患者在进行家庭环境的提示训练后肢体活动（主要是步行）的时间百分比增加有关（Lim et al.，2010）。

在干预研究中，周期步长的增加是比较一致的，而在横断研究中却并非如此（见表 7.1 和表 7.2）。经过长时间的节奏听觉刺激训练，患者或许能够更好地增加周期步长。另外也可能是因为研究将节奏听觉刺激与未报告、针对单侧步长的特定指令结合使用。由于检测到帕金森病患者的步频通常高于健康对照组，因此周期步长和步态速度的增加以及步频的稳定将与步行方式的正常化相关联（Morris et al.，1994；Willems et al.，2007）。

当前的荟萃分析显示，节奏听觉刺激训练倾向于对人们生活质量具有积极的重要影响。然而，在理解这一点上还需谨慎，因为目前只有一项研究（Nieuwboer et al.，2007）结果表示有此效应（见图 7.1），而原始资料并未报告生活质量的显著提高（Nieuwboer et al.，2007）。但这还是具有可能性的，因为我们在分析中仅使用了早期干预的效果。此外，作为荟萃分析标准的计算平均差方法（不考虑干预前数值）也有助于观察到效果（见图 7.1）。

我们可以用所提供的刺激频率来解释每秒步频（在无提示条件下）不受影响的问题，即该刺激频率通常既不是无提示步行的优选频率（Elston et al.，2010；Nieuwboer et al.，2007），也不是某些指定频率（Ellis et al.，2005；Marchese et al.，2000；Morris et al.，2009）。然而，有一项研究在训练过程中系统地逐渐增加了刺激频率，随后记录了步频的增加（Thaut et al.，1996）。

具体来说，帕金森病患者的自主运动能力可能受损，因为患者在执行身体自主运动任务时通常会更多地使用大脑，并且倾向于从自动转换为主动执行，并进行控制（Mentis et al.，2003）。当患者将注意力特别集中在步态方面时，他们能够在行走过程中加大步幅（Baker et al.，2007）。而在日常生活中，我们经常需要将注意力分配在多个任务之间（例如，边走边说）。这对于帕金森病患者来说是一个重要的难题，因为当要求他们同时执行多项任务时，他们会出现步态障碍加重的情况（O'Shea et al.，2002）。

注意力策略和节奏听觉刺激（"大步向前"）的组合可能会降低该策略的注意力成本

文献名	结果	平均差	误差	方差	下限	上限	z值	p值
Thaut et al. 1996 (1)	步态速度/米·秒[-1]	0.400	0.115	0.013	0.175	0.625	3.484	0.000
Thaut et al. 1996 (2)	步态速度/米·秒[-1]	0.100	0.102	0.010	-0.099	0.299	0.985	0.325
Ellis et al. 2005	步态速度/米·秒[-1]	0.100	0.052	0.003	-0.002	0.202	1.915	0.055
Nieuwboer et al. 2007	步态速度/米·秒[-1]	0.110	0.035	0.001	0.042	0.178	3.164	0.002
Morris et al. 2009	步态速度/米·秒[-1]	0.000	0.064	0.004	-0.126	0.126	0.000	1.000
		0.114	0.044	0.002	0.028	0.200	2.591	0.010
Thaut et al. 1996 (1)	周期步长/米	0.300	0.125	0.016	0.055	0.545	2.404	0.016
Thaut et al. 1996 (2)	周期步长/米	0.000	0.095	0.009	-0.186	0.186	0.000	1.000
Nieuwboer et al. 2007	周期步长/米	0.080	0.036	0.001	0.010	0.150	2.249	0.025
		0.085	0.032	0.001	0.022	0.148	2.654	0.008
Thaut et al. 1996 (1)	节奏/步·分[-1]	9.100	4.844	23.462	-0.394	18.594	1.879	0.060
Thaut et al. 1996 (2)	节奏/步·分[-1]	13.500	4.680	21.902	4.327	22.673	2.885	0.004
Nieuwboer et al. 2007	节奏/步·分[-1]	-0.500	2.216	4.911	-4.843	3.843	-0.226	0.821
		6.640	4.752	22.580	-2.673	15.954	1.397	0.162
Nieuwboer et al. 2007	TUG/秒	0.400	0.528	0.279	-0.635	1.435	0.758	0.449
Morris et al. 2009	TUG/秒	0.500	1.023	1.046	-1.505	2.505	0.489	0.625
		0.421	0.469	0.220	-0.498	1.340	0.898	0.369
Ellis et al. 2005	SIP-86	-0.123	0.243	0.059	-0.599	0.353	-0.506	0.613
Nieuwboer et al. 2007	PDQ-39	0.448	0.164	0.027	0.127	0.769	2.739	0.006
Morris et al. 2009	PDQ-39	-0.012	0.378	0.143	-0.752	0.729	-0.031	0.975
Elston et al. 2010	PDQ-39	-0.009	0.345	0.119	-0.686	0.668	-0.025	0.980
		0.208	0.120	0.014	-0.027	0.443	1.737	0.082

图 7.1 节奏听觉刺激森林图

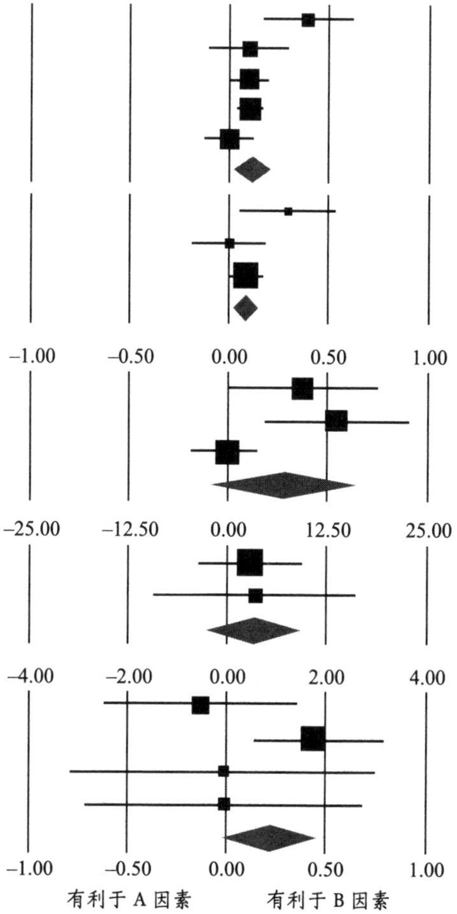

TUG = 行走计时测试；SIP = 影响侧写的疾病；PDQ-39 = 帕金森病问卷 -39。

（Baker et al.，2008）。在节奏听觉刺激步态中可以减少双重任务干扰的研究发现支持了此观点（Rochester et al.，2010b）。这些对表现的影响可能与更自动化有关，因此在节奏听觉刺激引导的步行中，对注意力的需求降低了（Rochester et al.，2010a）。

大多数个案研究报告认为，除了步行，其他训练领域较少或难以转换到日常生活活动或平衡中（Elston et al.，2010；Nieuwboer et al.，2007）。作为例外，Marchese 等人（2000）的研究指出了日常生活活动的改善。这些影响可能与治疗的持续时间及频率（6 周而不是 3 周，每周治疗 3 小时而不是 1.5 小时）和 / 或治疗内容（步态训练、不同位置的姿势控制和肢体灵活性）有关。其中未考虑干预的内容、强度、持续时间、频率和剂量对获取理想效果的重要性（Lopopolo et al.，2006）。经过研究的干预剂量（表示为每周治疗时间）为每周 1.5~3.5 小时。在健康的老年群体中，只有高剂量的治疗（定义为每周 3 小时或更长时间的治疗）才能有效地改善习惯性步态速度（Lopopolo et al.，2006）。根据 Lopopolo 等人（2006）的定义，有些研究（Ellis et al.，2005；Marchese et al.，2000；Thaut et al.，1996）认为可以增加剂量，但在荟萃分析中，这些研究的参与者仅占不到 50%（216 名患者中的 91 名）。值得一提的是，一项来自 Nieuwboer 等人（2007）的研究提到，尽管治疗强度很低（每周 1.5 小时），但有了显著的成果。该治疗的强度较低，但接近正常步行的强度（2.2~30 代谢当量[①]，速度不等）（Ainsworth et al.，2000）。但是，该研究在过程中未进行评估，因此需要进一步深入研究。

节奏听觉刺激作为一种基于家庭环境使用的方法，可有效地改善步态和步态相关的活动（Nieuwboer et al.，2007；Thaut et al.，1996）。节奏听觉刺激可以用作一种补偿性技术，如横断研究中所证明的，作用于步态速度、步频和冻结步态的及时性改善。如果在训练期间使用节奏听觉刺激，则可增加周期步长和步速，并延伸至无提示情况下的走步，即使获得的改善可能会在随访 6 周后消退（Nieuwboer et al.，2007），在相对较长的随访期内（短时间训练计划后最多 3 周），节奏听觉刺激所保持的效果也减退得较慢（Nieuwboer et al.，2007；Thaut et al.，1996）。

研究呈现的结果并不充分，并且暂不清楚最佳的治疗剂量和最合适的提示训练内容。因此，需要进一步观察涉及不同治疗强度所产生的影响的研究。此外，参与者与节奏听觉刺激运动同步的能力以及节奏听觉刺激在治疗中的功效尚未被充分研究。此类研究成果可以进一步优化对节奏听觉刺激的应用。

---

① 英文为 metabolic equivalent（MET），是维持静息代谢所需要的耗氧量。——译者注

7.7　节奏听觉刺激的新应用

7.7.1　音乐

目前，节奏性音乐可作为节奏听觉刺激的形式之一，与步态训练结合使用（de Bruin et al.，2010；Thaut et al.，1996）。通过节拍，音乐可以提供与节拍器类似的时间性节奏框架。节拍可以表述为标记时间中相等间隔的感知脉冲（Large and Palmer，2002）。节拍器通常使用单个普通音调来表示节奏，而在音乐中，除了规律的时间间隔，还可通过多方面因素（如响度、音高、音色、和声以及音符时值）在复杂的结构中表达节拍（Grahn，2009；Krumhansl，2000）。最近有研究表明，感知节拍需要基底神经节的作用（Grahn and Brett，2009；Teki et al.，2011）。但是，在音乐里可能并非如此，因为音乐中的节拍是由先前描述的多个方面来强调的（Grahn，2009）。因此，与单个节拍相比，音乐的复杂结构更能促进患者进行同步。

Thaut 等人（1997）举例说明了这一点。他们发现，与等时节拍器发出的节拍相比，音乐结构中的节奏听觉刺激可以显著降低手指跟随节拍敲击的不稳定性。这与我们一般认为的节奏性音乐功能是一致的，音乐节奏可以帮助我们协同与同步动作（Mcintosh et al.，1997；Madison et al.，2011）。当人的注意力不在音乐上时，他们可能会下意识地让动作对听觉节奏性刺激做出反应（Molinari et al.，2003）。人在节拍之间敲击比在节拍上敲击更难（Krumhansl，2000），这进一步说明节奏会使人做出节奏性动作。但是，人也可能难以听见某些节拍，导致运动与节拍无法同步（例如，在跳舞时）。因此，聆听音乐可能需要一些额外的注意力，并可能对步态表现产生不利影响（Brown et al.，2009，2010）。以音乐作为一种节奏听觉刺激形式的有效性可能取决于某些音乐结构的独特性，以增强节奏感。

在音乐中，音高和节奏相结合提供了特有的旋律模式（Krumhansl，2000），而节拍器仅提供了节奏。旋律通常是一小段音的组合，在整个音乐作品中会以各种形式重复出现（Krumhansl，2000）。Laukka（2006）研究发现，在被调查的老年人口中，大多数人（88%）在超过 33% 的聆听音乐的时间中会感知到情绪。当音乐是人们所熟悉的并且在文化上不冲突时，音乐中的情感可以得到最好的理解（Fritz et al.，2009）。然而，其实音乐中所表达的很多基本情绪是可以跨越文化背景的（Fritz et al.，2009）。有强烈愉悦感的音乐可能引起大脑中与奖赏和情感有关的生理愉悦感（Blood and Zatorre，2001；Boso et al.，2006）。这些感觉可能与听音乐时激活的大脑特定区域有关，例如，岛叶皮质、扣带回、下丘脑、海马体、杏仁核和前额叶皮质（Boso et al.，2006）。此外，几种生化介质，例如，内啡肽、内源性大麻素、多巴胺和一氧化氮，也可能在音乐体验中产生作用（Boso et al.，2006）。因此，音乐可能会改变情绪，尤其是考虑到帕金森病患者有抑郁症的风险（Chaudhuri et al.，2006），同时音乐也可能增加长期干预的治疗依从性。此外，音乐可以舒缓类似疲劳的负面感觉（Hayakawa et al.，2000；Lim et al.，2011）。

与接受相同运动方案但不使用节奏听觉刺激的患者相比，每天以音乐形式的节奏听觉刺激训练的帕金森病患者在步态上有明显且更持久的改善（Thaut et al.，1996）。节奏听觉刺激步态训练的有效元素实际上可能是节奏听觉刺激本身，而不是步态的训练，Ito 等人（2000）的研究表明，每天没有任何步态训练而只是聆听节奏听觉刺激音乐的患者 1 个月后在步行速度和单侧步长上也表现出了显著提高。

据我们所知，有两项随机对照研究观察了帕金森病患者使用节奏性音乐训练步态的方法（de Bruin et al.，2010；Thaut et al.，1996）。我们先前已经阐明，将这些研究结果汇总到荟萃分析时体现了周期步长和步速的显著增加（de Dreu et al.，2012），这与节奏听觉刺激 / 节拍器研究结果一致。

7.7.2　舞蹈

双人舞蹈中音乐的使用已有很长的历史。Westbrook 和 McKibben（1989）最早专门研究了舞蹈作为帕金森病患者干预手段的可能性。随后，Hackney 及其同事以发展帕金森病的干预为目的，调查了双人探戈舞蹈的不同方面（Earhart，2009）。双人舞和单人舞都可以被视为可供选择的疗法，可以促进不同情况下患者的身体机能（例如，步态速度、力量和平衡），比如对于患有心脏疾病（Belardinelli et al.，2008）、肥胖症（Shimamoto et al.，1998）和神经认知障碍的人群。此外，针对神经认知障碍患者的舞蹈课可以促进患者之间的社交互动（Palo-Bengtsson and Ekman，2002）。而且至少在心脏病患者群体中，舞蹈的强度足以有效地强身健体（Belardinelli et al.，2008）。

节奏性舞蹈课对于帕金森病患者可能是一种很有潜力的治疗干预措施，因为舞蹈可以自然地将技术提示、认知运动策略、平衡锻炼和体育锻炼（Keus et al. 2007）与团体氛围（包括社交互动、感同身受的交流、互相支持）相结合，同时着重于享受跟随音乐摆动带来的乐趣和美学，而不是受限于肢体本身（de Dreu et al.，2012）。但是，如果舞蹈练习需要对新技能（如舞步）进行学习，可能会给帕金森病的运动控制能力带来额外的挑战。

为了总结当前的文献，我们汇总了所有对在帕金森病治疗中使用音乐和舞蹈提示全身运动疗法的研究（de Dreu et al.，2012）。在这些研究中，有 2 项研究了音乐的步态训练（De Bruin，2010；Thaut，1996），有 1 项研究了音乐治疗（Pacchetti et al.，2000），有 3 项研究了帕金森病患者的"双人"舞蹈（Hackney and Earhart，2009a，2009b；Hackney et al.，2007）。

在该综述发表之后（de Dreu et al.，2012），又有一项新发表的随机对照试验研究（Duncan and Earhart，2012），该研究深入分析了 1 年制探戈舞课程的影响，我们将其结果纳入这里描述。

在使用音乐和舞蹈的节奏听觉刺激训练中（SMD[①]：0.894，95%CI，0.510~1.277；z = 4.566；$p<0.01$；I^2 = 0%），伯格平衡量表的标准化平均差显著。舞蹈中多次的停顿、开始、转弯以及倒退走、重心转移和多任务加工都可能影响平衡性能（de Dreu et al.，2012）。流行病学研究进一步支持了这一观点，其研究报告表示，生活中定期跳舞的健康人群比不定期跳舞的人群具有更好的平衡感（Kattenstroth et al.，2010；Verghese，2006；Zhang et al.，2008）。这一发现至关重要，因为大多数有平衡缺陷的帕金森病患者都对抗帕金森病药物（如多巴胺能药物）有抗药性（Grimbergen et al.，2004），实际跌倒以及对跌倒的恐惧会极大地影响个人，并对社会—经济产生较大的影响（Tinetti and Williams，1997）。

另外，我们发现周期步长的平均差显著 [MD（fixed）：0.113，95%CI，0.037~0.189；z = 2.918；$p <0.01$；I^2 = 9%]。与年龄匹配的健康对照组相比，考虑到患者单侧步长的缩短，这可能成为步行模式日常化的重点（Hausdorff et al.，2007；Willems et al.，2006）。此外，我们发现，步行速度有临床意义上的显著改善 [MD（fixed）：0.127，95%CI，0.013~0.241；z = 2.179；p = 0.03；I^2 = 48%]（Perera et al.，2006）。

双重任务步行速度显著提高 [MD（fixed）：0.171，95%CI，0.024~0.319；z = 2.218；p = 0.02；I^2 = 0%]，反映出步行的自动化程度有所提高（Rochester et al.，2010b）。这是一个重要发现，因为帕金森病患者自动化运动受损，而自动化程度的提高反映了其执行自动任务时大脑活动的增强（Mentis et al.，2003）。

患者在 6 分钟步行测试期间的性能显著提高 [MD（fixed）：46.306，95%CI，15.553~77.059；z = 2.951；$p <0.01$；I^2 = 0%]，这可以解释为在心血管系统和体力方面实质性的且有临床意义的提高（Perera et al.，2006）。

音乐和舞蹈节奏听觉刺激训练对患者行走计时测试 [MD（fixed）：2.221，95%CI，1.155~3.288；z = 4.083；$p <0.01$；I^2 = 0%] 和统一帕金森病分级量表 – Ⅱ [MD（random）：4.672，95%CI，0.570~8.774；z = 3.631；p = 0.03；I^2 = 57%] 的影响提示步态和日常生活活动能力的表现有所提高。考虑到康复治疗大多缺乏普遍性，这一发现是很有潜力的证据（Kwakkel et al.，2007）。如前所述，这可能与干预的持续时间和 / 或治疗内容有关。我们有必要进一步研究以确定其与日常生活活动有关的重要因素。这些研究成果可能会泛化到其他神经系统疾病的康复中。康复干预措施似乎并不影响基本的症状学（Olanow et al.，

---

① 　标准化平均差（standard mean difference）。——译者注

2009）。但是，定期锻炼可能会通过上调脑源性神经生长因子来提供神经保护作用（Ahlskog，2011）。统一帕金森病分级量表 – Ⅲ的重要趋势表明，如果提供更长训练持续时间（例如1年）（Duncan and Earhart，2012）的康复治疗，可能会减慢疾病的发展。

7.8 结论以及对未来研究的建议

许多文献研究了由节拍器提供节奏听觉刺激的技法，其方法论质量都很高。但是，许多研究的样本量较小，并且缺乏剂量匹配的控制干预。这些二期临床试验的汇总显示了有力的证据，说明节奏听觉刺激与步态训练结合使用可改善步行速度和单侧步长。考虑到典型的帕金森病患者通常表现为相对缓慢的步行速度、较小的步长和较快的步频，这可能提示了行走模式正常化的重要性。

未来的研究旨在更好地理解以下问题，比如如何缓解运动障碍、冻结、僵硬和运动迟缓等病理性运动症状的最佳提示策略，并更深入了解由训练引起的步态变化神经生理机制。并且可以通过评估步伐和各种形式（节拍器、音乐以及其他）的节奏听觉刺激之间的同步误差，来进一步实现优化。为了优化节奏听觉刺激的治疗应用，目前需要与步态训练、运动疗法或物理治疗相结合的剂量—反应研究（比如，节奏听觉刺激强度和持续时间方面的研究）。

传统的双人舞蹈课程可能会提供一个有趣的框架，带有激励性、参与感和愉悦感的团体互动可能会帮助患者产生同伴之间的支持感。扩展版的节奏听觉刺激治疗已被广泛应用，包括平衡的增强（由伯格平衡量表反映）、周期步长和双重任务行走速度的改善，以及在 6 分钟步行测试、行走计时测试和统一帕金森病分级量表 – Ⅱ上成绩的提高。我们观察到步行速度和统一帕金森病分级量表 – Ⅲ有变得更加重要的趋势。尽管这些研究具有较高的方法学质量（在 PEDro 量表上得分为 4~7 分），但其样本量小，并且普遍缺乏治疗意向分析 [Duncan 和 Earhart（2012）的研究除外] 和足够的随访 [Thaut 等人（1996）的研究除外]。只有一半研究隐藏了参与者分组（de Bruin et al.，2010；Duncan and Earhart，2012；Hackney and Earhart，2009a，2009b）。此外，与节奏听觉刺激一样，主要问题之一是缺乏剂量—匹配的控制干预。往后的高质量实验应旨在解决这些短板。迄今为止，尚不清楚节奏听觉刺激是否会通过使用适应性运动策略或可塑性—诱导的神经生理缺陷减少来影响运动表现。

我们对节奏听觉刺激后续影响的荟萃分析表明，训练结果可以正面迁移到日常生活活动方面，但到目前为止，还没有生活质量方面的研究。即使可以预期疗法的某些方面（例如，团体氛围和同伴支持）可促进生活质量的提高，但参与水平的影响尚待证明。因此，有必要对这方面进行进一步研究，包括双人舞蹈对看护员 / 伴侣可能造成的负面影响。

　　该研究综合表明，使用节拍器的节拍和 / 或音乐中自带的节拍可以为帕金森病患者提供节奏听觉刺激。音乐可能会有附加益处，例如，对情绪（暂时）的积极影响（Blood and Zatorre，2001）。此外，下一步研究方向可将重点放在与节拍器的节拍相比，音乐的哪些方面可以最佳优化同步性（Grahn，2009；Teki et al.，2011）。

致谢

　　这项工作一部分由国际帕金森病基金会（International Parkinson Fund）（grant nr. IPFVUmc-2010.1）资助。我们要感谢 A. S. D. van der Wilk 和 E. Poppe 在荟萃分析方面的帮助。

参考文献

Ahlskog, J. E. (2011). Does vigorous exercise have a neuroprotective effect in Parkinson disease? *Neurology*, *77*, 288-294.

Ainsworth, B. E. et al. (2000). Compendium of physical activities: an update of activity codes and MET intensities. *Medicine and Science in Sports and Exercise 32*(9 Suppl.), S498-504.

Arias, P. and Cudeiro, J. (2008). Effects of rhythmic sensory stimulation (auditory, visual) on gait in Parkinson's disease patients. *Experimental Brain Research*, *186*, 589-601.

Arias, P. and Cudeiro, J. (2010). Effect of rhythmic auditory stimulation on gait in Parkinsonian patients with and without freezing of gait. *PLoS ONE*, 5, e9675.

Baker, K., Rochester, L., and Nieuwboer, A. (2007). The immediate effect of attentional, auditory, and a combined cue strategy on gait during single and dual tasks in Parkinson's disease. *Archives of Physical Medicine and Rehabilitation*, *88*, 1593-1600.

Baker, K., Rochester, L., and Nieuwboer, A. (2008). The effect of cues on gait variability–reducing the attentional cost of walking in people with Parkinson's disease. *Parkinsonism & Related Disorders*, *14*, 314-320.

Ball, J. M. (1967). Demonstration of the traditional approach in the treatment of a patient with parkinsonism. *American Journal of Physical Medicine 46*, 1034-1036.

Belardinelli, R. et al. (2008). Waltz dancing in patients with chronic heart failure: new form of exercise training. *Circulation. Heart Failure*, *1*, 107-114.

Bloem, B., Hausdorff, J., Visser, J., and Giladi, N. (2004). Falls and freezing of gait in Parkinson's disease: a review of two interconnected, episodic phenomena. *Movement Disorders*, *19*, 871-884.

Blood, A. J. and Zatorre, R. J. (2001). Intensely pleasurable responses to music correlate with activity in brain regions implicated in reward and emotion. *Proceedings of the National Academy of Sciences of the USA*, *98*, 11818-11823.

Boso, M., Politi, P., Barale, F., and Enzo, E. (2006). Neurophysiology and neurobiology of the musical experience. *Functional Neurology*, *21*, 187-191.

Brown, L. A. et al. (2009). Novel challenges to gait in Parkinson's disease: the effect of concurrent music in single- and dual-task contexts. *Archives of Physical Medicine and Rehabilitation, 90*, 1578-1583.

Brown, L. A. et al. (2010). Obstacle crossing among people with Parkinson disease is influenced by concurrent music. *Journal of Rehabilitation Research and Development, 47*, 225-231.

Chaudhuri, K. R., Healy, D. G., and Schapira, A. H. V. (2006). Non-motor symptoms of Parkinson's disease: diagnosis and management. *Lancet Neurology, 5*, 235-245.

Covinsky, K. E., Hilton, J., Lindquist, K., and Dudley, R. A. (2006). Development and validation of an index to predict activity of daily living dependence in community-dwelling elders. *Medical Care, 44*, 149-157.

Cubo, E., Leurgans, S., and Goetz, C. G. (2004). Short-term and practice effects of metronome pacing in Parkinson's disease patients with gait freezing while in the 'on' state: randomized single blind evaluation. *Parkinsonism & Related Disorders, 10*, 507-510.

Cunnington, R., Windischberger, C., Deecke, L., and Moser, E. (2002). The preparation and execution of self-initiated and externally-triggered movement: a study of event-related fMRI. *Neuroimage, 15*, 373-385.

de Bruin, N. et al. (2010). Walking with music is a safe and viable tool for gait training in Parkinson's disease: the effect of a 13-weekfeasibility study on single and dual task walking. *Parkinson's Disease, 2010*, 1-9.

de Dreu, M. J. et al. (2012). Rehabilitation, exercise therapy and music in patients with Parkinson's disease: a meta-analysis of the effects of music-based movement therapy on walking ability, balance and quality of life. *Parkinsonism & Related Disorders, 18*, S114-S119.

Debaere, F. et al. (2003). Internal vs external generation of movements: differential neural pathways involved in bimanual coordination performed in the presence or absence of augmented visual feedback. *Neurolmage, 19*, 764-776.

Duncan, R. P. and Earhart, G. M. (2012). Randomized controlled trial of community-based dancing to modify disease progression in Parkinson disease. *Neurorehabilitation and Neural Repair, 26*, 132-143.

Earhart, G. M. (2009). Dance as therapy for individuals with Parkinson disease. *European Journal of Physical and Rehabilitation Medicine, 45*, 231-238.

Ebersbach, G. et al. (1999). Interference of rhythmic constraint on gait in healthy subjects and patients with early Parkinson's disease: evidence for impaired locomotor pattern generation in early Parkinson's disease. *Movement Disorders, 14*, 619-625.

Elbers, R. G., Van Wegen, E. E. H., Verhoef, J., and Kwakkel, G. (2013). Is gait speed a valid measure to predict community ambulation in patients with Parkinson's disease? *Journal of Rehabilitation Medicine, 45*, 370-375.

Ellis, T. et al. (2005). Efficacy of a physical therapy program in patients with Parkinson's disease: a randomized controlled trial. *Archives of Physical Medicine and Rehabilitation, 86*, 626-632.

Ellis, T. et al. (2011). Which measures of physical function and motor impairment best predict quality of life in Parkinson's disease? *Parkinsonism & Related Disorders, 17*, 693-697.

Elston, J. et al. (2010). Do metronomes improve the quality of life in people with Parkinson's disease? A pragmatic, single-blind, randomized cross-over trial. *Clinical Rehabilitation, 24*, 523-532.

Enzensberger, W., Oberlander, U., and Stecker, K. (1997). [Metronome therapy in patients with Parkinson disease] [article in German]. *Nervenarzt, 68*, 972-977.

Freedland, R. L. et al. (2002). The effects of pulsed auditory stimulation on various gait measurements in persons with Parkinson's disease. *NeuroRehabilitation, 17*, 81-87.

Freeman, J. S., Cody, F. W., and Schady, W. (1993). The influence of external timing cues upon the rhythm of voluntary movements in Parkinson's disease. *Journal of Neurology, Neurosurgery & Psychiatry, 56*, 1078-1084.

Fritz, T. et al. (2009). Universal recognition of three basic emotions in music. *Current Biology, 19*, 573-576.

Gauthier, L., Dalziel, S., and Gauthier, S. (1987). The benefits of group occupational therapy for patient: with Parkinson's disease. *American Journal of Occupational Therapy, 41*, 360-365.

Giladi, N. and Nieuwboer, A. (2008). Understanding and treating freezing of gait in parkinsonism, proposed working definition, and setting the stage. *Movement Disorders, 23*(Suppl. 2), S423-S425.

Grahn, J. A. (2009). The role of the basal ganglia in beat perception: neuroimaging and neuropsychological investigations. *Annals of the New York Academy of Sciences, 1169*, 35-45.

Grahn, J. A. and Brett, M. (2009). Impairment of beat-based rhythm discrimination in Parkinson's disease. *Cortex, 45*, 54-61.

Grimbergen, Y. A. M., Munneke, M., and Bloem, B. R. (2004). Falls in Parkinson's disease. *Current Opinion in Neurology, 17*, 405-415.

Hackney, M. E. and Earhart, G. M. (2009a). Effects of dance on movement control in Parkinson's disease: a comparison of Argentine tango and American ballroom. *Journal of Rehabilitation Medicine, 41*, 475-481.

Hackney, M. E. and Earhart, G. M. (2009b). Health-related quality of life and alternative forms of exercise in Parkinson disease. *Parkinsonism & Related Disorders, 15*, 644-648.

Hackney, M. E., Kantorovich, S., Levin, R., and Earhart, G. M. (2007). Effects of tango on functional mobility in Parkinson's disease: a preliminary study. *Journal of Neurologic Physical Therapy, 31*, 173-179.

Hausdorff, J. M. et al. (2007). Rhythmic auditory stimulation modulates gait variability in Parkinson's disease. *European Journal of Neuroscience, 26*, 2369-2375.

Hayakawa, Y., Miki, H., Takada, K., and Tanaka, K. (2000). Effects of music on mood during bench stepping exercise. *Perceptual and Motor Skills, 90*, 307-314.

Howe, T. et al. (2003). Auditory cues can modify the gait of persons with early-stage Parkinson's disease: a method for enhancing parkinsonian walking performance? *Clinical Rehabilitation, 17*, 363-367.

Ito, N. et al. (2000). *Music Therapy in Parkinson's Disease: improvement of parkinsonian gait and depression with rhythmic auditory stimulation.* New York: Elsevier Science.

Jahanshahi, M. et al. (1995). Self-initiated versus externally triggered movements. I. An investigation using measurement of regional cerebral blood flow with PET and movement-related potentials in normal and Parkinson's disease subjects. *Brain, 118*, 913-933.

Kattenstroth, J., Kolankowska, I., Kalisch, T., and Dinse, H. (2010). Superior sensory, motor, and cognitive performance in elderly individuals with multi-year dancing activities. *Frontiers in Aging Neuroscience, 2*, 31.

Keus, S. H. et al. (2007). Evidence-based analysis of physical therapy in Parkinson's disease with recommendations for practice and research. *Movement Disorders*, *22*, 451-460; quiz 600.

Krumhansl, C. L. (2000). Rhythm and pitch in music cognition. *Psychological Bulletin*, *126*, 159-179.

Kwakkel, G., de Goede, C. J., and van Wegen, E. E. (2007). Impact of physical therapy for Parkinson's disease: a critical review of the literature. *Parkinsonism & Related Disorders, 13(Suppl. 3)*, S478-S487.

Large, E. W. and Palmer, C. (2002). Perceiving temporal regularity in music. *Cognitive Science*, *26*, 1-37.

Laukka, P. (2006). Uses of music and psychological well-being among the elderly. *Journal of Happiness Studies*, *8*, 215-241.

Lee, S. J. et al. (2012). The effects of visual and auditory cues on freezing of gait in patients with Parkinson disease. *American Journal of Physical Medicine & Rehabilitation*, *91*, 2-11.

Lim, H. A., Miller, K., and Fabian, C. (2011). The effects of therapeutic instrumental music performance on endurance level, self-perceived fatigue level, and self-perceived exertion of inpatients in physical rehabilitation. *Journal of Music Therapy*, *48*, 124-148.

Lim, I. et al. (2005). Effects of external rhythmical cueing on gait in patients with Parkinson's disease: a systematic review. *Clinical Rehabilitation*, *19*, 695-713.

Lim, I. et al. (2010). Does cueing training improve physical activity in patients with Parkinson's disease? *Neurorehabilitation and Neural Repair*, *24*, 469-477.

Lohnes, C. A. and Earhart, G. M. (2011). The impact of attentional, auditory, and combined cues on walking during single and cognitive dual tasks in Parkinson disease. *Gait & Posture*, *33*, 478-483.

Lopopolo, R. B. et al. (2006). Effect of therapeutic exercise on gait speed in community-dwelling elderly people: a meta-analysis. *Physical Therapy*, *86*, 520-540.

McIntosh, G. M., Brown, S. H., and Rice, R. R. (1997). Rhythmic auditory-motor facilitation of gait patterns in patients with Parkinson's disease. *Journal of Neurology, Neurosurgery, & Psychiatry*, *62*, 22-26.

McIntosh, G. M., Rice, R. R., Hurt, C. P., and Thaut, M. H. (1998). Long-term training effects of rhythmic auditory stimulation on gait in patients with Parkinson's disease. *Movement Disorders, 13(Suppl. 2)*, 212.

Madison, G., Gouyon, F., Ullen, F., and Hornstrom, K. (2011). Modeling the tendency for music to induce movement in humans:first correlations with low-level audio descriptors across music genres. *Journal of Experimental Psychology. Human Perception and Performance*, *37*, 1578-1594.

Marchese, R. et al. (2000). The role of sensory cues in the rehabilitation of parkinsonian patients: a comparison of two physical therapy protocols. *Movement Disorders*, *15*, 879-883.

Martin, J. P. (1963). The basal ganglia and locomotion. *Annals of the Royal College of Surgeons of England*, *32*, 219-239.

Mentis, M. J. et al. (2003). Enhancement of brain activation during trial-and-error sequence learning in early PD. *Neurology*, *60*, 612-619.

Milat, A. J. et al. (2011). Prevalence, circumstances and consequences of falls among community dwelling older people: results of the 2009 NSW Falls Prevention Baseline Survey. *New South Wales Public Health Bulletin*, *22*, 43-48.

Miller, R. A., Thaut, M. H., McIntosh, G. C., and Rice, R. R. (1996). Components of EMG symmetry and variability in Parkinsonian and healthy elderly gait. *Electroencephalography and Clinical Neurophysiology*, *101*, 1-7.

Molinari, M. et al. (2003). Neurobiology of rhythmic motor entrainment. *Annals of the New York Academy of Sciences, 999,* 313-321.

Morris, M. E. (2006). Locomotor training in people with Parkinson disease. *Physical Therapy, 86,* 1426-1435.

Morris, M. E., Iansek, R., Matyas, T. A., and Summers, J. J. (1994). The pathogenesis of gait hypokinesia in Parkinson's disease. *Brain, 117,* 1169-1181.

Morris, M. E., Iansek, R., Matyas, T. A., and Summers, J. J. (1996). Stride length regulation in Parkinson's disease. Normalization strategies and underlying mechanisms. *Brain, 119,* 551-568.

Morris, M. E., Iansek, R., and Kirkwood, B. (2009). A randomized controlled trial of movement strategies compared with exercise for people with Parkinson's disease. *Movement Disorders, 24,* 64-71.

Nieuwboer, A. and Giladi, N. (2008). The challenge of evaluating freezing of gait in patients with Parkinson's disease. *British Journal of Neurosurgery, 22(Suppl. 1),* S16-S18.

Nieuwboer, A. et al. (2007). Cueing training in the home improves gait-related mobility in Parkinson's disease: the RESCUE trial. *Journal of Neurology, Neurosurgery, & Psychiatry, 78,* 134-140.

Nieuwboer, A., Rochester, L., and Jones, D. (2008). Cueing gait and gait-related mobility in patients with Parkinson's disease: developing a therapeutic method based on the international classification of functioning, disability, and health. *Topics in Geriatric Rehabilitation, 24,* 151-165.

Nieuwboer, A. et al. (2009). The short-term effects of different cueing modalities on turn speed in people with Parkinson's disease. *Neurorehabilitation and Neural Repair, 23,* 831-836.

Olanow, C. W., Stern, M. B., and Sethi, K. (2009). The scientific and clinical basis for the treatment of Parkinson disease (2009). *Neurology, 72(Suppl. 4),* 1-136.

O'Shea, S., Morris, M. E., and Iansek, R. (2002). Dual task interference during gait in people with Parkinson disease: effects of motor versus cognitive secondary tasks. *Physical Therapy, 82,* 888-897.

Pacchetti, C. et al. (2000) Active music therapy in Parkinson's disease: an integrative method for motor and emotional rehabilitation. *Psychosomatic Medicine, 62,* 386-393.

Palo-Bengtsson, L. and Ekman, S.-L. (2002). Emotional response to social dancing and walks in persons with dementia. *American Journal of Alzheimer's Disease and Other Dementias, 17,* 149-153.

Perera, S., Mody, S. H., Woodman, R. C., and Studenski, S. A. (2006). Meaningful change and responsiveness in common physical performance measures in older adults. *Journal of the American Geriatrics Society, 54,* 743-749.

Pluijm, S. et al. (2006). A risk profile for identifying community-dwelling elderly with a high risk of recurrent falling: results of a 3-year prospective study. *Osteoporosis International, 17,* 417-425.

Rahman, S., Griffin, H. J., Quinn, N. P., and Jahanshahi, M. (2011). On the nature of fear of falling in Parkinson's disease. *Behavioural Neurology, 24,* 219-228.

Rochester, L. et al. (2009). Does auditory rhythmical cueing improve gait in people with Parkinson's disease and cognitive impairment? A feasibility study. *Movement Disorders, 24,* 839-845.

Rochester, L. et al. (2010a). Evidence for motor learning in Parkinson's disease: acquisition, automaticity and retention of cued gait performance after training with external rhythmical cues. *Brain Research, 1319,* 103-111.

Rochester, L. et al. (2010b). The effect of cueing therapy on single and dual-task gait in a drug naive population of people with Parkinson's disease in northern Tanzania. *Movement Disorders*, *25*, 906-911.

Rubinstein, T. C., Giladi, N., and Hausdorff, J. M. (2002). The power of cueing to circumvent dopamine deficits: a review of physical therapy treatment of gait disturbances in Parkinson's disease. *Movement Disorders*, *17*, 1148-1160.

Shimamoto, H., Adachi, Y., Takahashi, M., and Tanaka, K. (1998). Low impact aerobic dance as a useful exercise mode for reducing body mass in mildly obese middle-aged women. *Applied Human Science*, *17*, 109-114.

Studenski, S. et al. (2011). Gait speed and survival in older adults. *Journal of the American Medical Association*, *305*, 50-58.

Suteerawattananon, M. et al. (2004). Effects of visual and auditory cues on gait in individuals with Parkinson's disease. *Journal of the Neurological Sciences*, *219*, 63-69.

Teki, S., Grube, M., Kumar, S., and Griffiths, T. D. (2011). Distinct neural substrates of duration-based and beat-based auditory timing. *Journal of Neuroscience*, *31*, 3805-3812.

Thaut, M. H. (2005). The future of music in therapy and medicine. *Annals of the New York Academy of Sciences*, *1060*, 303-308.

Thaut, M. H. et al. (1996). Rhythmic auditory stimulation in gait training for Parkinson's disease patients. *Movement Disorders*, *11*, 193-200.

Thaut, M. H., Rathbun, J. A., and Miller, R. A. (1997). Music versus metronome time keeper in a rhythmic motor task. *International Journal of Arts Medicine*, *5*, 4-12.

Tinetti, M. E. and Williams, C. S. (1997). Falls, injuries due to falls, and the risk of admission to a nursing home. *New England Journal of Medicine*, *337*, 1279-1284.

Toyomura, A., Shibata, M., and Kuriki, S. (2012). Self-paced and externally triggered rhythmical lower limb movements: a functional MRI study. *Neuroscience Letters*, *516*, 39-44.

van Wegen, E. et al. (2006a). The effect of rhythmic somatosensory cueing on gait in patients with Parkinson's disease. *Journal of the Neurological Sciences*, *248*, 210-214.

van Wegen, E. et al. (2006b). The effects of visual rhythms and optic flow on stride patterns of patients with Parkinson's disease. *Parkinsonism & Related Disorders*, *12*, 21-27.

Verghese, J. (2006). Cognitive and mobility profile of older social dancers. *Journal of the American Geriatrics Society*, *54*, 1241-1244.

Verghese, J., Wang, C., and Holtzer, R. (2011). Relationship of clinic-based gait speed measurement to limitations in community-basedactivities in older adults. *Archives of Physical Medicine and Rehabilitation*, *92*, 844-846.

Von Wilzenben, H. D. (1942). *Methods in the Treatment of Postencephalic Parkinson's*. New York: Grune and Stratten.

Westbrook, B. K. and McKibben, H. (1989). Dance/movement therapy with groups of outpatients with Parkinson's disease. *American Journal of Dance Therapy*, *11*, 27-38.

Westheimer, O. (2008). Why dance for Parkinson's disease. *Topics in Geriatric Rehabilitation*, *24*, 127-140.

Willems, A. M. et al. (2006). The use of rhythmic auditory cues to influence gait in patients with Parkinson's disease, the differential effect for freezers and non-freezers, an explorative study. *Disability and Rehabilitation*, *28*, 721-728.

Willems, A. M. et al. (2007). Turning in Parkinson's disease patients and controls: the effect of auditory cues. *Movement Disorders*, *22*, 1871-1878.

Zhang, J.-G. et al. (2008). Postural stability and physical performance in social dancers. *Gait & Posture*, *27*, 697-701.

（陈琛　译）

第 8 章
节奏听觉刺激

Corene P. Thaut，Ruth Rice

8.1　定义

节奏听觉刺激（rhythmic auditory stimulation，RAS）是一种神经学技术，用于促进康复、发展和维持具有生物节律性的运动，在这里主要是指步行以及与步行匹配的手臂摆动节奏。节奏听觉刺激利用听觉节奏对运动系统的生理作用，来帮助由于神经功能障碍而导致步态有严重缺陷的患者，稳定和适应步态康复中的运动控制（Thaut，2005）。研究表明，节奏听觉刺激具有两种不同的作用方式：一是作为一种在运动过程中提供节奏提示的即时训练听觉刺激；二是作为一种实现更多步态模式的训练。

8.2　目标群体

节奏听觉刺激技术可用于步态及相关动作有缺陷的各种群体，包括但不限于帕金森病、脑卒中、脑外伤、多发性硬化症、脑瘫和骨科疾病患者。

对于帕金森病患者，节奏听觉刺激是一种非常有效的技术，它可以改善运动性缺陷产生的效率和安全性。典型特征包括站立时弯腰驼背的姿势；关节活动范围（range of motion，ROM）的缩小，尤其是髋关节和膝关节；踝关节背屈的缩小；躯干和骨盆活动范围缩小；单侧步长和手臂摆动范围缩小；双足行走以及减少足跟着地；步态蹒跚；步行过慢或快速前冲；为避免前倾而难以启动行走；冻结步态；步态需要变化时难以转身或穿过门口；平衡能力低下，小步伐快节奏行走；随着周期步长减小而降低速度（O'Sullivan and Schmitz，2007）。

脑卒中患者也会表现出许多问题，可能会影响步态运动的安全性和程度。节奏听觉刺激可用于解决上肢及下肢的张力减退，肌肉紧张、强直，单侧上肢或下肢的轻瘫或无力，步伐抬起阶段的趾骨拖地，规律运动中的协调性降低，不良的平衡、姿势和躯干控制，挛缩和关节活动限制，左右周期步长不均匀，患侧负重减少，步频和周期步长减少，运动速度降低，手臂摆幅减小和仅单侧足跟着地（O'Sullivan and Schmitz，2007）。

脑外伤患者也表现出了许多与脑卒中患者相似的特征。但是，他们更多地涉及双侧肢体，并且有更严重的认知损伤。神经肌肉障碍包括语音异常、感觉障碍、运动控制能力低下、平衡障碍和轻瘫（de Dreu et al.，2012；Kadivar et al.，2011）。根据患者的具体问题，节奏听觉刺激可用于提高步态、平衡、速度、步频、周期步长、力量和耐力的质量。当然我们要认识到，过多提高速度可能会增加上肢和下肢的肌肉紧张度。

多发性硬化症是另一种常见的导致步态问题的疾病。节奏听觉刺激可以对以下情况有效果：单侧和双侧上肢和下肢无力、由于胫前肌无力而导致的足下垂、疲劳、平衡不佳、共济失调步态、痉挛、蹒跚、足落地不佳导致的不均匀步伐以及动作不协调（O'Sullivan and Schmitz，2007）。

骨科疾病（例如，全膝或髋关节置换术后的问题或其他关节问题）也可以从节奏听觉刺激中受益，以增加单侧或双侧下肢的负重能力，增加患处关节的活动范围，并改善患肢的强度。

8.3　研究总结

自 1991 年以来，Thaut 及其同事发表了一系列研究论文，可作为节奏对正常人和神经疾病患者上下肢运动控制的效果的研究基础，在运动康复中支持使用音乐的基础科研和临床研究证据继续迅速增加。最近的研究探讨了节奏听觉刺激对以下病症步态的影响：帕金森病（de Dreu et al.，2012；Kadivar et al.，2011）、脑外伤（Hurt et al.，1998）、多发性硬化症（Baram and Miller，2007；Conklyn et al.，2010）、脊髓损伤（de l'Etoile，2008）和痉挛性双肢瘫痪性脑瘫（Baram and Lenger，2012；Kim et al.，2011），并持续显示了良好姿势、更好的步速（步频）和周期步长，以及在步行过程中下肢更有效地激活对称的肌肉，对改进节奏步态的重要影响。在一项有关音乐治疗对脑外伤疗效分析的柯克兰系统性回顾（Cochrane review）中（Bradt et al.，2010），系统性分析关于节奏听觉刺激的文献研究结果后发现，节奏听觉刺激可能有助于改善脑卒中患者的步态参数，包括运动速度、步频、周期步长和步态对称性。

8.4　治疗机制

节奏听觉刺激基于四个神经学原理，即内外节律性同步（namely rhythmic entrainment）、动作启动（priming）、运动周期的提示（cueing of the movement period）和渐进式极限周期协同（stepwise limit cycle entrainment，SLICE）。

内外节律性同步是运动系统与听觉系统耦合并驱动运动方式的能力。中枢模式发生器（central pattern generators，CPG）是局部脊髓通路，有助于将传入的感觉信息连接到运动神经元，使运动得以进行。中枢模式发生器能够在没有大脑输入的情况下产生四肢的协调运动。因此，即使在无意识感知并且没有认知学习的情况下，这种磁效应也会发生，听觉节奏将同步并带起动作。当我们走在走廊上，有人穿着高跟鞋（发出咔嗒咔嗒的声响）从后面走来，和节拍器的声音相仿时，可以看作简单的节奏性协同的例子。即使我们进行有意识的控制，也很难不陷入与来者相同的步频。

启动是外部听觉在脊髓水平刺激运动神经元集合的能力，这会引起步行过程中下肢肌肉激活并与节奏协同。1991 年，Thaut 及其同事进行了一项研究，分析了以听觉节奏刺激作为参与者的计时工具时，患者在执行总体运动任务的开始、持续时间和变异性中，二头肌和三头肌运动在肌电图（electromyography，EMG）上的改变。结果表明，当出现听觉节奏时，在运动任务期间，肌肉活动的改变性降低，这体现了熟练动作中会更有效地聚集必要的运动神经元。这些结果表明，协同效应能使患者更有效地利用肌肉并保持更长的时间。1992 年，Thaut 等人研究了听觉节律对普通步行中步行周期时间参数和肌电图活动的影响。在节律状态下，参与者表现出了左右下肢之间的周期步行节奏的改善，腓肠肌活动的开始有延迟，持续时间较短，腓肠肌的综合振幅比增加。这些结果提供了证据，表明由于启动效应而出现有节奏的听觉提示时，推举过程中的肌肉活动更加集中和一致。在关于偏瘫步态和脑卒中患者的研究中，Thaut 等人（1993）也观察到了类似的结果。

1997 年，有关节律协同和运动同步机制的研究提出了另一个概念，即运动周期的提示。有证据表明，有节奏的运动同步，主要是由适应节奏的间隔或频率协同来驱动的，而不是由运动响应和节奏节拍之间的事件同步或阶段性协同的（Thaut et al.，1997）。当使用节奏作为运动提示时，在整个运动的持续时间和轨迹中，节奏性同步加强了整个时间点的稳定性，而不仅仅是在动作的终点恰巧与节奏重合。图 8.1 展示了两个目标之间有节奏或无节奏地敲击时，腕关节的速度变化。

极限周期（limit cycle）是使人的步态功能达到最佳状态的步频。极限周期可能由于神经系统疾病或损伤而改变，从而导致步态模式不良。渐进式极限周期协同是患者当下步态与极限周期协同的过程，逐渐在分步的进程中调整步频来接近患病前的运动频率。这个过程通过六个步骤构成了节奏听觉刺激步态训练的基础。

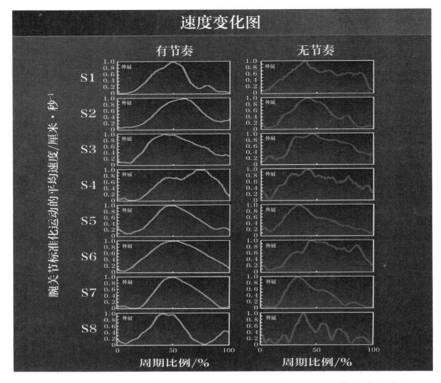

图 8.1 在两个目标之间有节奏或无节奏地敲击时，腕关节的速度变化

8.5 临床方案

8.5.1 步态运动学原理

为了了解如何在步态康复中使用节奏听觉刺激，首先必须对正常的步态运动学有基本的了解。人体的步态既简单，又很复杂。步行是我们最基本的独立活动功能之一。所以，我们一般不太会注意到它，直到出现了某些步态问题。失去了这种能力的人都希望恢复到之前的状态，但是提高和恢复自己的步行能力可能会经历非常复杂的过程。

步态的基本单位是"步行周期（gait cycle）"，也称为"周期步行（stride）"，可以在时间和距离上进行测量。步态周期是下肢在行走时反复经历的顺序（见图 8.2）。两个下肢都要经历交替的步行周期。在此周期中，单侧足踩在地面上（称为站立阶段），而对侧足在空中划过（称为摆动阶段）。在一个周期内，站立阶段约占 60%，摆动阶段约占 40%。

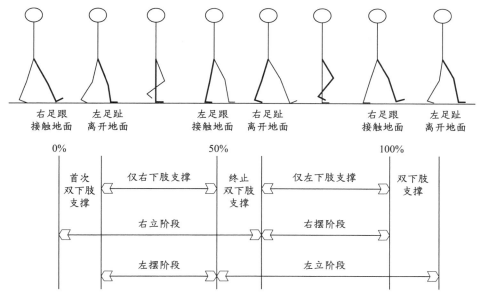

图 8.2　步行周期（周期步行）

　　周期步行或完整步行周期始于一侧足落在地面上，启动站立阶段，结束于步态和摆动阶段结束时，同一侧足再次落在地面上。在步态周期中，在两种情况下，双足都在地面上，这称为双下肢支撑时间。每两次动作的支撑时间约占步态周期的 10%，两者合计占 20%。这是步态周期中最稳定的部分，因此在任何异常步态模式下，通常会增加双下肢支撑时间，努力提高身体稳定性，并降低跌倒的风险。

　　步态的另一个组成部分是步伐。步伐是通过从单侧足踩到地面到对侧足踩到地面的时间段来进行测量的。我们在计算步行节奏时会计算步频，即每分钟步伐数（见图 8.3）。

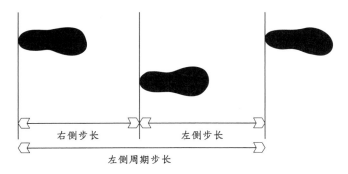

图 8.3　周期步长和单侧步长

我们通常使用两种不同的术语来描述步态的各个阶段，即传统术语和Ranchos Los Amigos研究与教育学院有限公司（Ranchos Los Amigos Research and Education Institute Inc.）的国际康复中心所定义的术语（Pathokinesiology Service and Physical Therapy Department，2001）。

承重阶段包括步态的初始接触和负重反应阶段。在此期间，重量会迅速施加到伸展的下肢上并发生减震现象。这是步态周期的第一段双下肢支撑时间，也就是双足都与地面接触。

初始接触（也称"足跟落地"）是指姿势的开始，即足跟或足的其他部分在步行动作改变时首先与地面接触。

负责反应（也称"足平放"）是指将重量转移到迈出的下肢上并将足放到地面上的阶段。这个阶段一直持续到对侧下肢抬起摆动。

单侧下肢支撑包括步态的中间姿势和终止姿势。在此期间，身体向前移动到单侧下肢上，一直持续到对侧足与地面接触为止。然后将重量转移到足跖上，而足跟落在地面上。

中间姿势，起始于另一只足抬起，一直持续到身体与下肢呈一条直线。

终止姿势（也称"足跟离开"）是指身体继续向前移动的姿势而重量支撑转移到前足的阶段。该阶段刚好在对侧足接触地面之前结束。

肢体摆动前进包括预摆动、初始摆动、中间摆动和终止摆动阶段。在此期间，足离开地面，重量转移到对侧。足从身体的后方移动到身体的前方，为下一次足跟着地做准备。

预摆动（也称为"足趾离开"）是指步行周期的最后阶段和第二段双下肢支撑时间。重量转移到对侧肢体，而后此阶段随着足趾离开地面，将足从地面抬起而结束。

初始摆动（也称为"加速"）是指随着足抬起，股骨开始前进，膝关节前进至最大60°屈曲，以帮助清除足附近障碍。当此阶段结束时，摆动的下肢与稳定姿势的下肢互相交替。

中间摆动始于足迈到与稳定姿势的下肢相对的位置。在这部分摆动过程中，股骨继续前进，足离开地面，并在胫骨垂直地面时结束。

终止摆动（也称为"减速"）始于小腿内侧胫骨垂直地面时，并在刚接触之前结束，在此阶段，膝关节伸展以准备足跟着地。

8.6　节奏听觉刺激的执行步骤

节奏听觉刺激的步态训练包括六个步骤。每个步骤花费的时间取决于受训者的功能高低，但是所有步骤都应按以下顺序考虑和执行。

1. 评估当前步态参数。

2. 共振频率协同和步态前训练。

3. 速率调整，增加为 5%~10%。

4. 提升步态练习。

5. 音乐刺激的逐渐淡出。

6. 步态参数的重新评估。

8.6.1　第 1 步：评估当前步态参数

节奏听觉刺激步态训练课程的第 1 步永远开始于对练习者的步态参数的全面评估。评估应包括 10 米步行测试，以计算当前步行节奏或步频（步数 / 分钟）、速度（米 / 分钟）和周期步长（米）。此外，治疗师应评估步态运动学信息，如对称、肌无力、躯干旋转、手臂摆动、姿势、足跟着地，足趾离开、单双侧下肢支撑时间和有效使用辅助装置的水平。

步行节奏与人在 1 分钟内行走的步数相关。可以简单地通过要求练习者步行 30 秒或 60 秒，同时记录他们使用的步数来计算。对于那些很快疲劳且无法步行的患者，可以要求他们步行 10 米，同时记录他们所用的时间和步数。然后，治疗师可以使用以下公式计算步行节奏：（步数 / 时间）× 60 秒。

步行速度是人体走路的速度，以米 / 分为单位，也可以使用在 10 米步行测试中收集的信息来计算速度：

$$步行速度 =（10 米 / 时间）× 60 秒$$

周期步长是指在从一侧足的足跟落地到下一次相同足跟着地的时间里，身体同一侧的步行迈步长度。周期步长的计算公式为：（步行速度 / 步行节奏）× 2。

除了 10 米步行测试和步态观察外，还可以进行一些标准化的步态评估，例如，伯格平衡量表（Berg et al.，1992）和行走计时测试（Podsiadlo and Richardson，1991），用于收集与步态偏差有关的其他信息。

8.6.1.1　足踝、膝关节和髋关节的常见偏差

8.6.1.1.1　足踝

在与踝关节相关的胫骨前肌无力方面，常见的运动偏差包括：足刚接触地面时，足跖甩到地板上，或足扁平置于地面上；在摆动阶段拖曳足趾，可能会导致代偿，例如，增加髋关节和膝关节的弯曲，以及使髋上提、回旋以抬起足。

与腓肠肌和比目鱼肌无力相关的运动偏差包括：站立姿势期间背屈增加和胫骨前移不受控制；进入摆动阶段时无推力；摆动阶段全足举起，足跟或足趾没有离地动作。

另外，由于踝关节的活动范围有限（小于 10° 背屈和 15° 足趾屈），或者如果踝部肌肉过度紧张（O'Sullivan and Schmitz，2007），也会出现其他偏差。

8.6.1.1.2　膝关节

由于股四头肌无力而导致的常见膝关节偏差可能包括：刚开始中间姿势时，膝关节过度屈曲。代偿可能包括因髋关节屈曲增加而导致的屈膝，躯干前倾，以及踝关节的足底屈曲／跖屈。股四头肌无力还会导致开始终止摆动时，膝关节伸展不足。

腘绳肌无力可能导致膝关节屈伸不足，从而导致摆动阶段的足趾拖拉。代偿方式包括增加髋关节屈曲度，髋关节上提、回旋，以及对侧拱顶（O'Sullivan and Schmitz，2007）。

8.6.1.1.3　臀

臀大肌和腘绳肌无力导致的髋关节常见的偏差包括：在站立阶段髋关节过度屈曲，躯干后倾过度代偿，以防止进一步的髋关节屈曲；在摆动阶段，准备以足跟着地，这种无力导致下肢放置困难。臀中肌无力可能导致特伦德伦堡步态模式（Trendelenburg gait pattern），如骨盆朝相反侧下降。代偿模式包括躯干倾斜或向虚弱一侧转移。髋屈肌的弱点主要是髂腰肌、内长收肌、股薄肌和缝匠肌，在进入摆动阶段时可能会导致髋关节屈曲难以启动，致使髋关节上提及环行，以在摆动阶段尝试前行和提足（O'Sullivan and Schmitz，2007）。

8.6.2　第 2 步：共振频率协同和步态前锻炼

节奏听觉刺激步态训练的第 2 步包括通过节拍器或 2/4 拍的音乐增加节奏的听觉提示，并在评估过程中将其设置为与练习者内部步频相符的。在进行节奏听觉刺激时，治疗师应使用节拍器，以确保始终有节奏提示来推动动作，并且治疗师不能针对患者的速度给音乐反应。节拍器不必让患者听见，但治疗师必须听见。最初，治疗师可能需要提供言语提示以帮助患者进行协同，但随后，他们应淡化言语提示，并让节奏听觉刺激进行驱动。治疗师应观察到节奏可能对步态运动产生的直接影响，例如，单侧步长增加、对称性增加或单侧下肢和双侧下肢支撑时间的改变。

除了共振频率协同外，第 2 步中还需要包括步态前锻炼，来解决特定的运动能力偏差以及与肌肉无力相关的代偿方式。这些练习是依靠模式化感觉增强来设计的，旨在解决平衡、力量和耐力、神经肌肉的再发展以及发展正常运动模式方面的步态问题。

典型的步态锻炼可以包括在端坐位和站立位进行的各种运动，例如体重转移、踏步、向前和向后迈步、躯干旋转和定位手臂摇摆运动、从足跟到足尖转换重心的摇摆、腘绳肌牵张练习以及下肢肌肉外展 / 内收。在此步骤上花费的时间取决于患者的损伤程度和耐力水平。对于很快就疲劳的患者，治疗师可能会花费大部分节奏听觉刺激步态训练的时间来进行步态前锻炼，而让患者实际行走的时间却很少。对于功能较高的患者，可以将更多的注意力放在高级适应性步态锻炼上。

8.6.3　第 3 步：以 5%~10% 的增量进行速率调整

随着治疗师在第 2 步通过步态前锻炼继续塑造患者的步态模式，极限周期（或自然步频）通常会开始增加。患者开始恢复自然步态，因此他们能够更快地行走。在第 3 步（速率调整）中，治疗师开始以 5%~10% 的幅度加快节奏听觉提示，以便观察在尝试让患者的极限周期达到更正常的范围时，他是否能够保持练习的步态模式。

在某些情况下，治疗师可能需要放慢患者的步频，以增加安全性并发起更规范的动作。帕金森病患者的周期步长和速度降低时，常表现出正常或较快步频的情况。

8.6.4　第 4 步：进阶步态练习

节奏听觉刺激步态训练中的第 1—3 步针对的是在受控条件下步态和活动能力的最基本情况。但是，日常生活中的行走可能会带来更多挑战，例如，方向改变、加速和减速、在不平坦的地面上行走、停止和开始行走、在障碍物周围行走、走上楼梯以及在有 / 无辅助设备的情况下行走。第 4 步进一步使用节奏听觉刺激，以练习我们在日常生活中遇到的进阶步态的情况。

示例包括以下内容。

1. 用节奏听觉刺激练习有物体障碍时和在不同地面上的路线。

2. 音乐开始播放时向前走，音乐停止播放时停下来。

3. 有节奏提示时倒退走。

4. 使用波动节奏的音乐训练。

5. 走 8 字，练习转弯。

6. 在不同的地面（例如，草地、坡道、人行道）上练习。

8.6.5　第 5 步：音乐刺激淡出

节奏听觉刺激步态训练的第 5 步旨在开始逐渐消除节奏听觉刺激，并查看患者是否可以在没有音乐的情况下保持步态的进步。这可以通过在患者行走时逐渐使音乐和节拍淡入淡出来完成。如果患者有困难，治疗师可能需要提供额外的语言提示，或者在患者走路时间隔性地提供节奏提示。

8.6.6　第 6 步：重新评估步态参数

节奏听觉刺激步态训练的最后一步是使用第 1 步中的评估工具来重新评估患者的步态参数。

8.7　对各种人群实施节奏听觉刺激的建议

8.7.1　脑卒中

1. 指导患者使用双下肢均匀用力，注意每一侧步长的均匀性，并强调足跟落地时要踩在拍子上。
2. 强调足跟先落地，以改善从足跟过渡到足趾的用力方式。
3. 鼓励患者在双下肢负重过程中尽量保持用力，使两侧都跟从节奏。要求患者努力减少双侧步态偏差。
4. 进行手臂摆动和躯干旋转练习。
5. 步行时尽量保持姿势，注意躯干、上半身以及髋 / 腰骶区。
6. 增加速度时，不要以步态质量为代价；避免强化不良习惯或增加紧张度。
7. 慢慢增加持续时间，以增加功能性耐力。

8.7.2　帕金森病

1. 指导患者增加周期步长，迈开更大的步幅。
2. 强调足跟落地，以改善压力从足跟过渡到足趾的用力方式，有助于减少用足趾走路。
3. 适当增加步频。把重点更多地放在单侧步长上。
4. 指导患者改善姿势，但不以牺牲平衡为代价；许多患者还需要进行平衡训练，以提高稳定性并降低跌倒风险。

5."停和走"的语音节奏提示可用于启动和协调。

6.在进行步态训练的同时，进行手臂摆动和躯干旋转练习。

7.延长计划持续时间，以提高功能耐力。

8.使用节奏听觉刺激训练来提高患者通过门等障碍物的能力，同时保证跟随节拍。

9.鼓励其保持跟随节拍，并在必要时进行踏步训练，以改善转弯能力。

8.7.3　多发性硬化症

1.步行时间不宜过长，以免使患者劳累；更多地关注步态的质量，取决于患者具体的步态偏差。

2.练习步频、周期步长以及均匀的单侧步长。

3.目标应该是提高患者步态的效率和质量，并根据需要改善平衡。

8.7.4　脑外伤

1.根据患者的具体问题，通常有必要检查步态的质量、平衡能力、运动速度（包括步频、周期步长）和耐力。

2.在患者进行训练前，要考虑到提速太快可能会增加上肢或下肢的紧张度。

3.这些患者与脑卒中患者的需求具有许多相似之处，包括强调足跟落地和从足跟过渡到足趾的步态模式，考虑双侧负重、姿势矫正、手臂摆动、躯干旋转以及改善对行走方式的控制。

参考文献

Baram, Y. and Miller, A. (2007). Auditory feedback control for improvement of gait in patients with multiple sclerosis. *Neurological Sciences, 254*, 90-94.

Baram, Y. and Lenger, R. (2012). Gait improvement in patients with cerebral palsy by visual and auditory feedback. *Neuromodulation, 15*, 48-52.

Berg, K. O., Wood-Dauphinee, S. L., Williams, J. I., and Maki, B. (1992). Measuring balance in the elderly: validation of an instrument. *Canadian Journal of Public Health, 83*(Suppl. 2), S7-Sll.

Bradt, J. et al. (2010). Music therapy for acquired brain injury. *Cochrane Database of Systematic Reviews, 7*, CD006787.

Conklyn, D. et al. (2010). A home-based walking program using rhythmic auditory stimulation improves gait performance in patients with multiple sclerosis: a pilot study. *Neurorehabilitation and Neural Repair, 24*, 835-842.

de Dreu, M. J. et al. (2012). Rehabilitation, exercise therapy and music in patients with Parkinson's disease: a meta-analysis of the effects of music-based movement therapy on walking ability, balance and quality of life. *Parkinsonism & Related Disorders, 18*(*Suppl. 1*), S114-S119.

de l'Etoile, S. K. (2008). The effect of rhythmic auditory stimulation on the gait parameters of patients with incomplete spinal cord injury: an exploratory pilot study. *International Journal of Rehabilitation Research, 31,* 155-157.

Hurt, C. P., Rice, R. R., Mcintosh, G. C., and Thaut, M. H. (1998). Rhythmic auditory stimulation in gait training for patients with traumatic brain injury. *Journal of Music Therapy, 35,* 228-241.

Kadivar, Z., Corcos, D. M., Foto, J., and Hondzinski, J. M. (2011). Effect of step training and rhythmic auditory stimulation on functional performance in Parkinson patients. *Neurorehabilitation and Neural Repair, 25,* 626-635.

Kim, S. J. et al. (2011). Changes in gait patterns with rhythmic auditory stimulation in adults with cerebral palsy. *NeuroRehabilitation, 29,* 233-241.

O'Sullivan, S. B. and Schmitz, T. J. (2007). *Physical Rehabilitation*, 5th edition. Philadelphia, PA: F. A. Davis Company.

Pathokinesiology Service and Physical Therapy Department (2001). *Observational Gait Analysis*, 4th edn. Downey, CA: Los Amigos Research and Education Institute, Inc, Rancho Los Amigos Rehabilitation Center.

Podsiadlo, D. and Richardson, S. (1991). The timed "Up & Go": a test of basic functional mobility for frail elderly persons. *Journal of the American Geriatrics Society, 39,* 142-148.

Thaut, M. H. (2005). *Rhythm, Music, and the Brain: scientific foundations and clinical applications*. New York: Routledge.

Thaut, M. H., Schleiffers, S., and Davis, W. B. (1991). Analysis of EMG activity in biceps and triceps muscle in a gross motor task under the influence of auditory rhythm. *Journal of Music Therapy, 28,* 64-88.

Thaut, M. H, Mcintosh, G. C., Prassas, S. G., and Rice, R. R. (1992). Effects of auditory rhythmic pacing on normal gait and gait in stroke, cerebellar disorder, and transverse myelitis. In: M. Woollacott and F. Horak (eds) *Posture and Gait: control mechanisms. Volume 2.* Eugene, OR: University of Oregon Books. pp. 437-440.

Thaut, M. H., Rice, R. R., Mcintosh, G. C., and Prassas, S. G. (1993) . The effect of auditory rhythmic cuing on stride and EMG patterns in hemiparetic gait of stroke patients. *Physical Therapy, 73,* 107.

Thaut, M. H, Rice, R. R, and Mcintosh, G. C. (1997). Rhythmic facilitation of gait training in hemiparetic stroke rehabilitation. *Journal of Neurological Sciences, 151,* 207-212.

（陈琛　译）

第 9 章
模式化感觉增强

Corene P. Thaut

9.1 定义

模式化感觉增强（patterned sensory enhancement，PSE）是一种利用音乐的节奏、旋律、和声与动态声学等音乐元素的技术，来为运动提供时间上、空间上与力量的提示，以此反映日常生活活动的功能性运动，或反映这些活动的基本运动模式。模式化感觉增强适用于本身无节奏的运动（例如，大多数手臂和手部运动；功能性运动的组合，如穿衣或从坐到站）。模式化感觉增强使用音乐组合将单个离散的运动动作（例如，伸手动作和抓握动作的手臂和手部运动）组合为功能性的顺序运动。在模式化感觉增强锻炼过程中，可以通过不同音乐形态的样式来训练动作的时序、空间和肌肉动态，以增强和调节动作姿势的性能。模式化感觉增强通常以实现增加体力和耐力、改善平衡和姿势，以及增加上肢功能性运动技能为目标（Thaut，2005）。

模式化感觉增强可以通过两种方式进行治疗。首先，它可用于促进简单的重复性练习，针对各种人群，以实现更广泛的目标（见表 9.1）。在简单的模式化感觉增强练习中，设定的音乐模式将重复支持运动动作的空间、时序和力量需求，以便随着时间的推移，使锻炼能够反复塑造和促进运动。

模式化感觉增强也可用于促进动作的序列模式形成，即此动作模式序列由具有不同的空间、时序和肌肉动态特性的几个离散运动组成。一个动作序列可包括：伸手、抓住和提起物体，使用手柄打开门，或从仰卧位置移至站立位置。这些示例中的每个示例都组合了几个较小的动作序列，变成较大的动作序列。在使用模式化感觉增强进行动作序列练习时，需要注意的是有一个持续推动动作时序的提示。

表 9.1　上下肢常见动作活动范围锻炼的示例

锻炼部位	锻炼动作	动作描述
肩膀外旋	肩胛提高	将肩膀由前或向后画圈
肩膀提升	肩胛提高	耸肩再放下
挤压肩膀	肩胛内转	在不耸肩的情况下，让肩胛骨向中间夹紧
手臂提升	肩膀屈曲	手指向上直臂举起超过头部
手臂旋转	肩膀外展	平举手臂至肩膀位置，手臂顺时针画圈
手臂侧面提升	肩膀外展	手心向上，从身侧直臂举起，注意身体不要倾斜
二头肌卷曲	肘部收放	伸直及弯曲肘部
端坐位双下肢交替上抬	髋关节屈曲	通过弯曲膝关节来抬起腿及放下
足跟滑步	膝部收放	滑动足向前并收回
腘绳肌牵张练习	膝部延伸	保持坐姿，抬起腿并向外延伸
足跟足趾转换	背屈 / 跖屈	交替提高及放下足跟和足尖
侧步	髋外展 / 内旋	抬起足并侧面移动，保持膝关节向前
动作校准	盆骨倾斜 / 躯体伸展 / 颈椎伸展	保持坐姿，向前倒再回到正坐姿势

9.2　目标群体

　　模式化感觉增强可用于神经内科和骨科等有运动神经损伤的患者，适用范围从儿童到老年人不等，以解决四肢与躯体的力量和耐力、平衡和姿势、活动范围以及其他和运动功能有关的训练目标。

9.3　研究总结

　　目前已有广泛的支持使用节奏来提示、促进和组织上下肢运动表现的研究。Thaut 等人（1991）早期的研究表明，在粗大动作任务中，使用有节奏的提示，进行肱二头肌和肱三头肌的练习，可以有效地改变肌电图模式，包括起始、持续时间和变异性，从而支持启动和促进听觉 – 脊髓运动效果。同时也有证据表明，在听觉节奏的外部促动下，帕金森病患者有节奏的手 / 手臂动作有明显改善（Freeman et al., 1993；Georgiou et al., 1993）。在 Peng 等人（2011）的研究中，当用模式化感觉增强进行端坐位训练时，脑瘫患儿表现出了增强的膝关节伸肌力量，表现为更平稳、更快的动作。毫无疑问，音乐能暂时调节运动结构和模式，使其成为运动康复中学习和训练功能性运动锻炼的有效工具（Brown et al., 1993；Buetefish et al.,

1995；Effenberg and Mechling，1998；Goldshtrom et al.，2010；Luft et al.，2004；Pacchetti et al.，1998；Thaut et al.，2002；Whitall et al.，2000；Williams，1993）。

9.4　治疗机制

尽管节奏听觉刺激是一种针对生物节律运动的技术，并且开发出了模式化感觉增强用于复健、发展和维持非固有节奏的复杂动作，但节奏听觉刺激的神经机制也适用于模式化感觉增强。模式化感觉增强在启动和定时过程中会利用感觉运动区域的感觉运动整合原理（Paltsev and Elner，1967；Rossignol and Melvill Jones，1976），在大脑中进行加工时，与节奏听觉刺激相比，模式化感觉增强需要更多、更复杂的感觉运动整合过程。除了使用节奏和时间点来提示动作外，如同节奏听觉刺激，模式化感觉增强在音乐中使用高度模式化的结构来刺激和促进模式化信息加工，从而调节和增强复杂动作的特定空间、力度和节奏内容。

尽管使用模式化感觉增强练习的自然情况不是特定节奏性的，但重要的是，通过有节奏的带动，有节奏的持续重复仍然会促进运动系统与听觉系统的整合，从而驱动动作模式。出于这个原因，治疗师在模式化感觉增强期间使用节拍器就变得很重要，可确保节奏始终在推动运动动作前进，音乐治疗师也就不仅仅是对患者的运动动作做出直接的反应。

9.5　临床方案

在实施模式化感觉增强时，重要的是不要将音乐视为动作的伴奏，而应将其视为运动的推动力。这个概念在研究中被称为超声处理，涉及使用声音的不同成分代替或更改患者对声音的感知，也就是改变患者对所描绘的基础铺垫信息的感知。然而在绝大多数时候，音乐治疗师在吉他或键盘上伴奏、为歌曲或动作序列提供令人愉悦的背景音乐，如此便错过了利用音乐中的各种元素来创造空间、节奏和力量等固有的音乐提示以及在音乐中创造运动的机会。当恰当地使用音乐提示来促进运动动作，而不只是伴随运动动作时，患者可以更好地组织和响应对运动的要求。

由于有较大的音高范围以及巨大的和声可能性与音乐多样性，可以推荐键盘和自鸣筝作为在临床环境中执行模式化感觉增强的最有效乐器。键盘的音高范围和多样性对于练习复杂的、功能性的模式化感觉增强序列特别有效。

9.5.1　提示类型

9.5.1.1　空间提示

在模式化感觉增强的动作提示中，关注动作的空间因素是非常重要的方面。音乐中有四个关键元素可以影响运动动作的大小和方向，即音高、动力、声音持续时间以及和声。

9.5.1.1.1　音高

当动作位于垂直平面上时，音高是音乐中显而易见的指示动作前进方向的元素。当音高上升时，做上升运动；而当音高下降时，做下降运动。以如图 9.1 所示的肩部屈曲练习中上下摆动手臂为例。

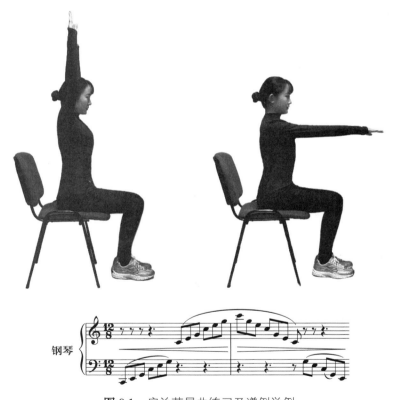

图 9.1　肩关节屈曲练习及谱例举例

其他示例有：坐姿踏步（见图 9.2）、腘绳肌牵张练习（见图 9.3）和肱二头肌屈曲（见图 9.4）；其中，音高可以指示上下运动。

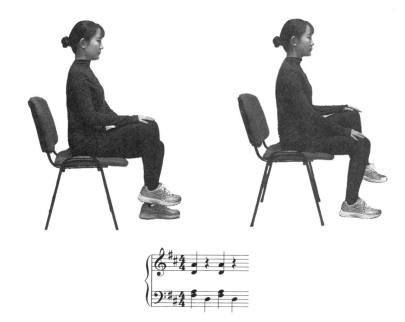

图 9.2　端坐位双下肢交替上抬及谱例举例

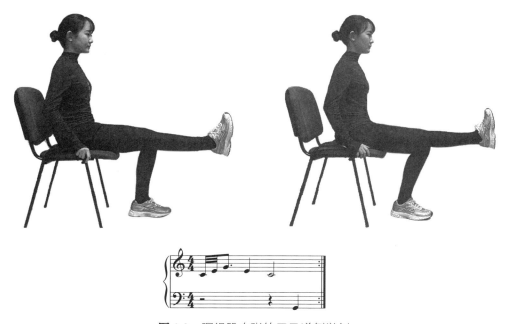

图 9.3　腘绳肌牵张练习及谱例举例

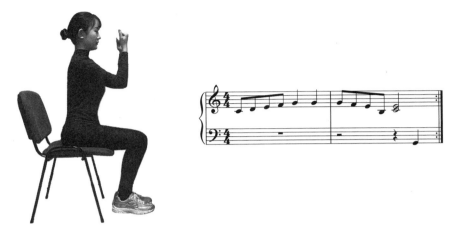

图 9.4 双上肢肱二头肌屈曲运动及谱例举例

9.5.1.1.2 多样性 / 动力

在某些动作中，音高无法准确提示方向，但是音乐动力可以让执行空间方面的动作更有效。在图 9.5 中演示了上臂从外展到内收的运动。

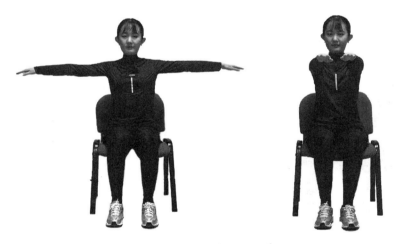

图 9.5 上臂从外展到内收

9.5.1.1.3 声音持续时间

除了音高和动力之外，声音的持续时间也可能对动作的空间方面产生影响。如果治疗师想引导流畅的动作，使用连奏音符将是最有效的方法，而跳音可能会更好地提示抽动或僵硬的动作。

9.5.1.1.4　和声

和声是一种附加的、可以对动作的空间质量产生影响的音乐元素。紧缩的和声会给人一种空间上更接近的感觉，而更开放的动作会因更开放的和声得到更好的提示。图 9.6 中的示例可提示从内收到外展的运动。

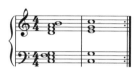

图 9.6　从内收到外展的运动的谱例举例

9.5.1.2　时间提示

在实施模式化感觉增强时，需要考虑的最重要的是时间上的提示。如果音乐与动作的时间结构不匹配，则让人很难使用音乐的任何其他方面来促进动作。运动的时间结构可以包括四个不同的方面，即节奏（或时间）、节拍、节奏模式和曲式结构。

9.5.1.2.1　速度

对于治疗师而言，在将音乐添加到任何动作中之前，要做的第一件事，也是最重要的一件事，就是与患者一起检查动作，并确定最有效的节奏。这也要求治疗师进行口头提示，以使患者理解运动本身及其关键之处。简单的用词（如"上下""左右"或"内外"）可以定义动作中的要点，并有助于构造时间框架。对于治疗师来说，除了视觉和语言提示外，使用节拍器也很重要，以便确定音乐的起拍节奏。最简单的方法是使用带有自动节拍击打功能的节拍器。

9.5.1.2.2　节拍

每个运动在时间结构内都能找到对应的拍号。有些动作，如蹦跳和转换重心，通常为 6/8 拍；而其他运动，如前进或步行，则可能为 2/4 拍。对于患者来说，节拍通常会根据运动目标的速度而变化。

9.5.1.2.3　节奏模式

当给出运动提示时，不必在每拍上都提供音乐提示，但是在同一拍号下可能会有某种特定的节奏模式能够最匹配地强调动作的重点（例如，重心转换、方向改变或达到目标）。如

图 9.7 所示的重心转换可以证明这一点。尽管运动为 6/8 拍，但节奏模式仅在第 1 拍和第 4 拍上提供了提示；动作中的重心从身体的一侧转移到另一侧是在第 3 拍及第 6 拍上。

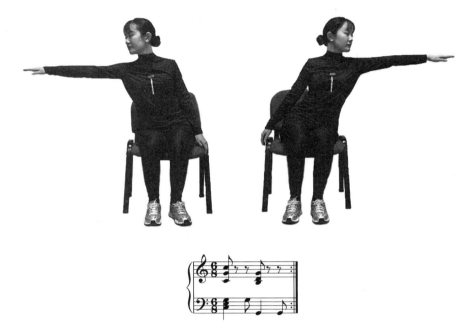

图 9.7 重心转移运动及谱例举例

9.5.1.2.4 曲式结构

使用模式化感觉增强时，必须牢记的最后一个与时间结构相关的内容是曲式结构。这里的曲式结构是指用于提示运动的整个时间模式的总体结构。某些动作，特别是在功能性模式化感觉增强序列练习中，可能具有需要不同节奏结构的多个组成项。例如，在行进踏步练习时，抬高腿占用 4 拍，而放下腿占用 2 拍，然后提供 2 拍的休息。

曲式结构也可以指乐曲中更大的结构。治疗师如需将两种不同的动作融入 ABA 形式的歌曲中，可让患者在听到形式 1 的主歌时，提示他们进行二头肌屈曲，而当患者在副歌中听到伴奏 2 的提示时，他们会切换为手掌旋后 / 旋前练习。

9.5.1.3 **肌肉动力 / 力量**

治疗师尝试通过模式化感觉增强提示运动的最后一部分内容涉及肌肉动力。请考虑以下问题：患者在执行特定动作时，他们主要在哪方面努力？音乐的几个方面，包括节奏、动力性以及和声，会影响动作背后的力量。

9.5.1.3.1　速度

节拍可能会对运动的肌肉动态以及支持运动的力量产生很大影响，重要的是能权衡以快或慢节奏进行运动的潜在优势和风险。如果治疗师试图使患者从坐姿转换为站姿，则快速强力的拍速可能对提示肌肉最为有效，而当提示患者再次坐下时，缓慢有控制的节奏则更安全。

9.5.1.3.2　动力

增加动力感对于支持在运动中产生和增加力量感是非常有效的方法。渐强可以传达肌肉力量增加的感觉；而持续大音量的音乐可以无须额外力气地保持当前状态。另一方面，渐弱可能会形成肌肉力量减少的感觉，持续的安静音乐可以传达静止姿势的感觉。

9.5.1.3.3　和声

通过和弦或未解决的和声在运动中制造肌肉紧张是一种非常有效的方法。当和弦在和声中产生某种张力时，它可以提示肌肉继续工作，直到和声消失，然后解决的和弦张力提示肌肉放松。

图 9.8 和图 9.9 中的音乐片段提供了两个患者进行腿部伸展运动的示例。第一个示例提及一位正在从双膝置换中恢复的患者（见图 9.8），运动的目的是增加膝关节的活动范围，因此其运动的最重要的内容是下肢伸展。在这种情况下，患者需要练习的是双下肢交替上抬，这也就是音乐中需要强调力度提示的地方。第二个例子是用于脑卒中后下肢康复的音乐模式（见图 9.9），在这种情况下的目标是在膝关节伸展和屈曲期，增加肌肉的力量和控制力。因此，提示不仅包括在下肢上抬时的强音，也包括在落回地面时的控制性提示。

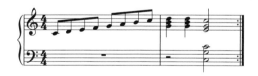

图 9.8　双膝关节置换患者谱例举例

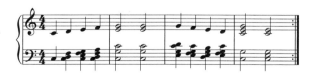

图 9.9　脑卒中患者谱例举例

9.6 促进练习和实施模式化感觉增强的提示

模式化感觉增强是一项非常复杂的技术，需要治疗师考虑音乐结构的许多层面，以及音乐的各个方面是如何影响运动的。但是模式化感觉增强不需要复杂过程就可以成功。以下是建议的执行步骤。

1. 与患者一起做运动并检查动作，使用节拍器并跟拍以了解他们的最佳速度。

2. 使用节拍器来有节奏地引导，并使用简单的言语提示，例如，"上下""并排"和"前后"。

3. 保持言语提示，同时缓慢引入音乐。首先以简单的方式，然后逐渐分层以提供空间、时间和力度提示。

4. 淡化言语提示，让音乐主导运动。

参考文献

Brown, S. H., Thaut, M. H., Benjamin, J., and Cooke, J. D. (1993). Effects of rhythmic auditory cueing on temporal sequencing of complex arm movements. In: *Proceedings of the Society for Neuroscience, 227.2* (abstract). Washington, DC: Society for Neuroscience.

Buetefish, C., Hummelsheim, H., Denzler, P., and Mauritz, K. H. (1995). Repetitive training of isolated movements improves the outcome of motor rehabilitation of the centrally paretic hand. *Journal of Neurological Sciences, 130*, 59-68.

Effenberg, A. O. and Mechling, H. (1998). Bewegung horbar machen-Warum? Zur Zukunftsperspektive einer systematischen Umsetzung von Bewegung in Klaenge [abstract in English]. *Psychologic und Sport, 5*, 28-38.

Freeman, J. S., Cody, F. W., and Schady, W. (1993). The influence of external timing cues upon the rhythm of voluntary movements in Parkinsons disease. *Journal of Neurology, Neurosurgery, & Psychiatry, 56*, 1078-1084.

Georgiou, N. et al. (1993). An evaluation of the role of internal cues in the pathogenesis of Parkinsonian hypokinesia. *Brain, 116*, 1575-87.

Goldshtrom Y, Knorr G, and Goldshtrom I (2010). Rhythmic exercises in rehabilitation of TBI patients: a case report. *Journal of Bodywork and Movement Therapies, 14*, 336-345.

Luft, A. R. et al. (2004). Repetitive bilateral arm training and motor cortex activation in chronic stroke: a randomized controlled trial. *Journal of the American Medical Association, 292*, 1853-1861.

Pacchetti, C. et al. (1998). Active music therapy and Parkinsons disease: methods. *Functional Neurology, 13*, 57-67.

Paltsev, Y. I. and Einer, A. M. (1967). Change in the functional state of the segmental apparatus of the spinal cord under the influence of sound stimuli and its role in voluntary movement. *Biophysics, 12*, 1219-1226.

Peng, Y.-C. et al. (2011). Immediate effects of therapeutic music on loaded sit-to-stand movement in children with spastic diplegia. *Gait Posture, 33,* 274-278.

Rossignol S. and Melvill Jones G. M. (1976). Audio-spinal influence in man studied by the H-reflex and its possible role on rhythmic movements synchronized to sound. *Electroencephalography and Clinical Neurophysiology, 41,* 83-92.

Thaut, M. H. (2005). *Rhythm, Music and the Brain: scientific foundations and clinical applications.* New York: Routledge.

Thaut, M. H., Schleiffers, S., and Davis, W. B. (1991). Analysis of EMG activity in biceps and triceps muscle in a gross motor task under the influence of auditory rhythm. *Journal of Music Therapy, 28,* 64-88.

Thaut, M. H. et al. (2002). Kinematic optimization of spatiotemporal patterns in paretic arm training with stroke patients. *Neuropsychologia, 40,* 1073-1081.

Whitall, J. et al. (2000). Repetitive bilateral arm training with rhythmic auditory cueing improves motor function in chronic hemiparetic stroke. *Stroke, 31,* 2390-2395.

Williams, S. M. (1993). Perceptual principles of sound grouping. In: *The Proceedings of SIGGRAPH'93: an introduction to data sonification (course notes 81).* Anaheim, CA: SIGGRAPH.

（李丹红　译）

第 10 章
治疗性器乐演奏

Kathrin Mertel

10.1　定义

治疗性器乐演奏（therapeutical instrumental music performance，TIMP）是神经音乐治疗学中的三种运动康复技术之一，治疗师通过让患者使用乐器来训练功能受损的肢体，重新获得运动功能恢复。

乐器的选择、空间配置以及在治疗过程中乐器的演奏方式，都有助于促进（重新）训练功能性运动技能。治疗性器乐演奏也可克服异常的代偿运动，同时提高肌力、耐力和对运动的控制。

治疗性器乐演奏有助于治疗师帮助患者达到改善运动幅度、肢体协调性、手指灵活性与抓握、上肢的屈曲/伸展、内收/外展、内旋/外旋、旋前/旋后的活动范围等治疗目标。

10.2　目标群体

多数神经系统受损的患者表现出了各种各样的运动功能障碍。这些损伤可表现为四肢轻瘫、虚弱、痉挛、共济失调、动脉粥样硬化以及震颤与僵硬。这些症状可能是由各种非进行性疾病引起的，包括以下几种：

- 脑外伤（traumatic brain injury，TBI），包括多发伤
- 脊髓损伤伴截瘫综合征
- 缺氧性脑损伤
- 缺血性或出血性脑卒中
- 脊柱裂

● 共济失调

● 脑瘫

● 小儿麻痹症

以上所有疾病皆会损伤大脑运动中枢，导致动作与姿势受损。需要重视的一点是，要认识到运动功能异常的类型与特定的脑部损伤有关。例如，在痉挛性病变中，中枢神经系统内的锥体系统受损，而在纯动脉粥样硬化病变中，仅锥体外系受损。

更重要的是，要注意区分由中枢神经系统病变引起的中枢神经性疾病（在此情况下，周围神经系统未受损，即除大脑和脊髓以外的神经和肌肉未受损）与由神经损伤引起的周围神经性疾病（最常见的是神经轴突受损）。根据病变的类型，运动会呈现不同的异常。在制订有效的治疗计划时，治疗师需要了解不同病变导致的损伤。

患者通常会表现出平衡功能受损，运动反射减少或减弱，肌张力异常，肌群失衡以及选择性肌肉控制和协调能力的缺失。

痉挛会导致手臂及腿部的肌张力较正常增加，因此当患者尝试突然拉伸或移动时，肌肉会以不适当的力收缩。涉及的关键肌肉反射也会受到干扰，从而导致异常的姿势和不当的运动形式。

手足徐动症患者会表现出四肢无目的地不自主运动，以及在有目的地运动时，肢体发生扭曲。

共济失调患者通常平衡功能受损，本体感觉（身体在空间中的位置感觉）紊乱。在通常情况下，此类患者无法协调其动作，步行缓慢、步幅较大且偏向一侧，并且可能会伸出手臂以保持平衡。

需注意的是，在通常情况下，这些损伤不是单独出现的，患者会伴有多种类型的病症，也常同时表现出痉挛及动脉粥样硬化症状。除此之外，许多神经系统疾病患者还有可能会出现一定程度的震颤和共济失调。

对运动障碍程度进行分类的另一种方法是根据肢体功能状况区分。最常见的情况如下：

● 单侧瘫痪，四肢中的一个肢体发生病变瘫痪

● 偏瘫，身体同一侧的上下肢同时发生病变瘫痪

● 截瘫，受伤平面以下双侧肢体瘫痪

● 双侧瘫痪，下肢瘫痪伴上肢轻微偏瘫

● 三肢瘫痪，三个肢体瘫痪，通常是双下肢与单侧上肢

● 四肢瘫痪，四个肢体全部瘫痪

　　大多数脑损伤患者伴有不同的躯体障碍，除之前提到的感觉运动障碍外，还经常出现智力减退、癫痫发作和认知功能障碍，如注意力下降和保持注意力困难。另一个常见的干扰性缺陷是受损脑区支配身体部位感觉的缺失。根据神经系统损伤的位置，膀胱和肠组织也可能会出现麻痹。最后，多数脑外伤患者在损伤急性期之后也需要适合形式的言语治疗。

　　类似症状也可在退行性神经疾病和其他疾病患者中出现，例如：

- 脑、脊髓或周围神经炎
- 脑或脊髓肿瘤
- 帕金森病
- 多发性硬化症
- 亨廷顿病
- 肌营养不良

　　在这些情况下，病程通常是进行性的，病症会不断恶化。因此，保持现有功能及延缓症状的康复疗法更有助于患者康复。

　　除了神经系统疾病或神经系统损伤患者外，治疗性器乐演奏也适用于骨科疾病患者和以下疾病患者：

- 先天性髋关节脱位
- 关节软化
- 成骨不全
- 烧伤
- 截肢

　　对于截肢者的康复，治疗旨在最大限度地帮助患者使用假肢与假肢矫形器。除了恢复运动功能以外，治疗通常着重于提高患者使用假肢完成日常生活活动的能力。

10.3　研究总结

　　音乐将时间感觉信息传递给大脑，这些信息会对大脑的发育、学习和功能康复产生重要影响。此外，音乐可以激活大脑中多重神经网络，这些神经网络支持着运动、言语／语言和认知功能。

研究表明，节奏性听觉感知有助于运动系统的启动和计时。早在 20 世纪六七十年代，研究人员就通过从脑干到脊髓的连接来描绘听觉和运动系统之间的直接神经连接，即听觉网状脊髓通路（auditory reticulospinal pathway）（Paltsev and Elner，1967；Rossignol and Melvill Jones，1976）。节奏作为音乐中计时编配的主要元素可以增强运动控制能力，为运动响应的时间结构创建稳定且定义明确的参照。

自 1990 年以来，许多研究集中阐明了听觉刺激对运动功能的影响。Thaut 等人（1997，2002）描述了感觉运动对听觉—节奏模式的直接同步（协同）。这个假设的出现是因为节奏创造了稳定的内部参考间隔，有助于初始化与调节运动。

多个研究小组使用现代神经影像技术更详细地研究了神经系统是如何加工音乐信息的。人们发现，认知和运动学习的经验不仅引起了行为的变化，而且会使大脑的结构和功能改变。比较音乐家和非音乐家的研究记录了听觉节奏是如何以平行和分布式在皮质和皮质下得到加工的。我们还知道，音乐训练可以影响大脑感觉区和运动区的可塑性，其改变程度取决于音乐训练的强度和持续时间（Gaser and Schlaug，2003）。

其他研究者通过指尖敲击来对节拍器速度的改变进行同步调整，对节奏性协同过程获得了更深入的了解（Hasan and Thaut，1999；Stephan et al.，2002；Thaut and Kenyon，2003；Thaut et al.，1998a，1998b）。研究结果证明，即使在速度变化极小的情况下，大脑也能够迅速按其调整运动。最有趣的是，即使速度变化低于意识知觉水平，参与者也可据此调整指尖的速度。2005 年，Molinari 等人的研究表明，即使小脑发生病变，也无法影响听觉节奏协同节奏性运动反应的能力。Bernatzky 等人（2004）陈述了相似的研究结果，他们发现帕金森病患者听音乐后，手臂和手指运动的准确性有所提高。

研究表明，聆听和主动演奏乐器会激活与运动、感觉和认知功能有关的皮质和皮质下神经网络（Penhune et al.，1998；Platel et al.，1997；Schlaug and Chen，2001）。总的来说，音乐的时效性和声谱复杂性对大脑中时间信息的加工具有重要影响（Harrington and Haaland，1999；Rao et al.，2001）。

步态模式在本质上是有节奏的，并普遍被认为是由生理模式发生器控制的（Grillner and Wallen，1985）。而与步态模式不同，多数肢体功能性运动是非连续性的，在生物学上是非节奏性的，并且由意志支配。但如果节奏提示可以适当地编配，将更有助于调整运动模式。近年来研究表明，通过节奏性模式提示，将脑卒中患者患侧手臂的分离伸展运动转变为周期性的连续运动，会促进对运动功能的控制（例如，躯干屈曲的减少以及躯干旋转的增加，更接近正常的运动方式）（Massie et al.，2012）。重复带有节奏性的运动模式，被认为是运动康复成功的关键要素（Massie et al.，2012）。

1982 年，Safrenk 等人研究了在手臂运动过程中听觉节奏对肌肉活动的影响。研究人员使用了稳定和不稳定的节拍，有节奏和无节奏刺激的运动方式。结果表明，在稳定的节拍刺激下，肌肉运动的变异性明显降低，而在不稳定的拍子或无节奏的拍子下，则没有这种表现。Thaut 等人（2002）也证实了这些发现。后一研究分析了有 / 无节拍器节奏提示对患侧手臂序列运动时间 – 空间控制的影响。重复性序列运动表明，在节奏的协同作用下，手臂运动的不稳定性立即降低。节奏也使肘部关节活动度显著增加，腕关节加速度和速度曲线也显著平滑。Whitall 等人（2000）指出，经过连续 6 周以节拍器为基础的瘫痪上肢家庭训练（节奏听觉引导双侧上肢训练），患者的功能性活动能力得到了提高，并且在 2 个月后的对照测量中仍然有效。Schneider（2007）和 Altenmüller 等人（2009）研究了脑卒中康复计划住院患者使用包括器乐演奏在内的功能性音乐训练的益处。经过 3 周的音乐训练，患者在精细和粗大动作功能方面均表现出了显著改善，包括手臂运动的速度、精确度和平滑度方面，而接受常规运动治疗的对照组几乎没有差异性改变。音乐训练后的改善同时伴随着电生理变化，这些变化被认为标志着更好的皮质连接性和运动皮质激活增强。

除了治疗性器乐演奏的感知运动效果外，患者还可以从音乐治疗中获得额外的心理支持，增强动力，促进积极的情绪状态（Pacchetti et al.，2000）。

10.3.1　治疗机制

音乐具有多种神经系统治疗作用，器乐弹奏活动可以激活与大脑功能性运动、感觉和认知相关的广泛分布的皮质和皮质下网络（Penhune et al.，1998；Platel et al.，1997；Schlaug and Chen，2001）。

过去 20 年的研究反复证明了使用音乐（尤其是节奏）可以触发可预测的神经反应。节奏刺激可以通过神经网络结构，利用听觉和运动通路之间丰富的连通性，触发运动功能，并为运动反应时间的组织建立定义明确且稳定的参照（Harrington and Haaland，1999；Rao et al.，2001）。这种影响可以使运动与节奏保持同步，协同运动模式，即使在意识水平极低且不需要大量认知负载的情况下，也可以启动此项运动。

以治疗为目的地演奏乐器，也可以刺激并训练在日常生活中以有效且重复的方式进行功能性非音乐运动。音乐可以作为在时间结构和调节运动模式上的有效感觉提示。患者在演奏乐器时，声音刺激运动系统启动，演奏时也会产生听觉反馈，并通过节奏性提示进行引导，从而形成前馈—反馈回路（见图 10.1），以更有效的方式计划、预期和完成动作。演奏乐器产生的声音反馈会产生有意义的"结果知识（knowledge of result）"反馈，同时将乐器产生的声

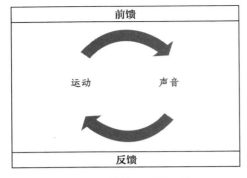

图 10.1 前馈—反馈回路

音与外在的固定节奏性提示同步，以此创建了一个反馈—前馈回路，有助于高效地（重新）学习并完成运动康复中的功能运动训练。

用于（重新）训练特定运动功能的结构化乐器演奏也满足了至少五个运动学习的核心原则，即重复（repetition）、任务导向（task orientation）、反馈（feedback）、塑造（shaping）（逐步增加任务的复杂度）以及进行练习的动机（motivation to do the exercise）（参见图 10.2）。许多音乐家在练习重复的运动任务时，会观察到其大脑感觉区、运动区和听觉区的活动明显增加，以及大脑某些区域之间连通性的增强（Bermudez et al.，2009）。练习预定的运动模式也会促进记忆的生成。音乐活动的音乐结构和恒拍组织与运动记忆密切相关，因此，较高质量的运动编配很容易泛化到日常生活中。

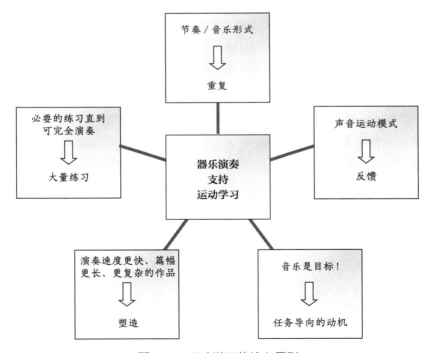

图 10.2 运动学习的核心原则

最后，在治疗性器乐演奏中，患者可以进行以音乐为中心的团体治疗。当患者进行为个人量身定做的训练时,可以通过在相同的音乐结构中与其他成员演奏乐器,来一同创作音乐作品(见表 10.1—表 10.7)。这种治疗设置与其他单一的体育锻炼项目相比,更能让患者体会到成就感和协作感,帮助他们努力实现治疗目标。此外,特别是对于年轻患者来说,还可以通过在团体治疗里观察和模仿其他儿童来促进运动学习。

表 10.1　躯干部位训练,训练目标为增强肌力,完成上举、弯曲和旋转躯干的动作

动作	乐器	演示	图示
端坐位屈曲 / 伸展躯干	1 个落地嗵鼓 1 个钹 / 架子鼓	双手握住鼓槌,躯干前屈并敲击面前的鼓,随后伸展躯干并敲击立于身后的钹。	
端坐位和站立位的躯干旋转与直立	2 个定音鼓 1 个钹 / 架子鼓	站立于乐器之间,用双手握住鼓槌,并依次击打三个乐器。	
端坐位的躯干旋转与直立	1 个落地嗵鼓 1 个钹 / 架子鼓	坐于乐器中间,双手握住鼓槌,击打旁边的钹,然后身体越过中间线,击打另一边的鼓。	
端坐位状态下躯干的直立与转动	1 个落地嗵鼓 1 个钹 / 架子鼓	坐于乐器中间,双手握住鼓槌,敲击身体后的钹,然后敲击前面的鼓。	
端坐位和站立位的躯干转动	2 个康加鼓(需架子)	站立或坐于乐器之间,用双手或左手击打右边的康加鼓,同时身体越过中线,反之亦然。	

续表

动作	乐器	演示	图示
侧坐且躯干向下弯曲	2 个音砖	坐于乐器之间，身体向左下方弯曲并敲击地板上的音砖，然后向右下方弯曲并敲击地板上的另一个音砖。	

Maria Eckoldt 绘制。

表 10.2　平衡与站立稳定性的训练

动作	乐器	演示	图示
站立位稳定性：站立位状态下的身体"摇摆"	2 个康加鼓（需架子）	站在康加鼓间，将身体重心从一侧转移到另一侧，并击打同侧的康加鼓。	
平衡 / 重心转移：端坐位下的身体"摇摆"	2 个钹（需架子）	坐在乐器中间，用双手握住鼓槌，转移重心，其后身体越过中线，击打另一侧的鼓。	
站立位稳定性：站立位时"侧伸"	2 个架子鼓或 2 个铃鼓	立于乐器中间，用左足和右足交替击打旁边的鼓 / 铃鼓。	
站立位稳定性：站立位姿势的来回摆动	1 个定音鼓 1 个钹（需架子）	蹲马步站立，双手握住鼓槌，并向前方击打面前的乐器，然后敲击对角线后方的定音鼓。	
平衡 / 负重 / 下肢核心肌群训练：站立位"摆动"	2 个康加鼓（不需架子）	立于康加鼓之间，身体左右摆动；两侧屈膝并敲击鼓。	

续表

动作	乐器	演示	图示
平衡 / 手臂伸展： 端坐位"伸展"	2 个架子鼓或者 2 个定音鼓	坐于乐器之间，左右移动重心，伸展手臂敲打两侧的乐器。	
平衡： 单足稳定站立	2 个（不同高度）的鼓 1 个不稳定的衬垫 1 个足凳	单侧足站在不稳定的衬垫上，对侧足放于足凳上，用双手握住鼓槌，依次向下弯腰以敲打地面上的鼓，向上伸展并击中前面上方的鼓。	
平衡： 力量和耐力训练	1 个架子鼓 1 对邦戈鼓（与肩同高） 1 个软垫	膝关节跪在软垫上，然后用双手击打面前的邦戈鼓，并击打上方的小鼓。	

Maria Eckoldt 绘制。

表 10.3　下肢的康复，重点是髋关节运动

动作	乐器	演示	图示
髋关节屈曲： 端坐位或站立位的 "行进"	1~2 个铃鼓（需架子）	端坐位或站立位面对乐器，然后抬起腿并用膝关节击打铃鼓（同侧或交替）。	
髋关节屈曲 / 足底前屈： 足跟到足尖摆动	在相邻步伐间放置 1 个音砖	单侧下肢向前跨过音砖并用足跟踩在地板上，再向后跨过音砖用足趾落地；反之亦然。	

动作	乐器	演示	图示
髋关节屈曲 / 外展 / 内收： 端坐位或站立位时"退后"	2 个音砖	站或坐于乐器之间，双足交替迈过音砖。	
伸展臀部 / 平衡训练： 站立位时"轻叩"	1 个铃鼓（需架子） 1 个迪斯科踏板	站在铃鼓前面，足向前摆动，用足趾（使用迪斯科踏板）敲击地板，然后摆动足跟打铃鼓（铃鼓可以抬起）。	

Maria Eckoldt 绘制。

表 10.4　下肢的具体康复方案，重点在于腿、膝关节和踝关节的运动

动作	乐器	演示	图示
屈膝，屈曲： 端坐位上的"足跟滑动"	1 个雨棒	端坐于椅子上，将足放于雨棒上来回移动。	
膝关节伸展： 端坐位"伸展"	1 个铃鼓（需架子）	端坐于椅子上，下肢上抬，用足尖击打铃鼓。	
加强下肢 / 膝关节伸展 / 屈膝： 站立位的屈膝	1 个定音鼓 / 鼓	立于鼓后，双手握住鼓槌，将膝关节弯曲以击打鼓，之后伸展膝关节。	

续表

动作	乐器	演示	图示
站立位屈膝	1~2 个铃鼓（需架子）	站在乐器前面，弯曲膝关节以用足跟击打铃鼓，然后伸直膝关节（同侧或交替）。	
背屈： 端坐位"足趾向上"	1~2 个迪斯科踏板 1~2 个铃鼓（需架子）	端坐于椅子上，用一根棍子将迪斯科踏板固定到一只足上，抬足敲铃鼓，放下足击打迪斯科踏板（一只足或双足交替）。	
端坐位背屈/足底屈曲	1~2 个音砖 1~2 个铃鼓（需架子） 1~2 个（稳定的）足凳	端坐于高足椅上，双足和足跟放在足凳上。足踩在足凳边缘，放下足以击打足凳下的音砖，然后抬足以击打上方的铃鼓（使用一只足或交替训练）。	

Maria Eckoldt 绘制。

表 10.5　针对上肢的康复，着重于肩膀、肘部、腕部、手和手指运动的训练

动作	乐器	演示	图示
肩膀屈曲： 端坐位或站立位的"手臂上举"	2 个定音鼓 2 个钹（架子上） 2 个钹（手中）	每一只手拿一只钹，在头顶上方敲击。每一只手拿一个鼓槌，击打下方的鼓，然后举起手臂，击打两旁的钹。	

动作	乐器	演示	图示
肩膀外展： 以端坐位或站立位 "向后移动双臂"	2 个铃鼓（架子上） 2 个钹（架子上）	双手握住鼓槌，击打后方的乐器。	
肩膀外展 / 屈曲： 以端坐位或站立位 摆动手臂	4 个钹 / 架子鼓（需 架子）	双手握住鼓槌，前后交替敲击乐器。	
肘部伸展 / 屈曲： 站立位或端坐位 "肱二头肌卷曲"	2 个沙槌	上下交替摇动沙槌。	
肘关节屈曲 / 肩关节伸展： 端坐位屈曲 "肱二头肌"	1 个架子鼓 1 个钹	双上肢上抬，弯曲肘部，击打身后乐器，然后伸展肘部，击打前方的乐器。	
腕关节旋前 / 旋后： 端坐位或站立位的 "旋前—旋后"	2 个定音鼓 1 个军鼓	双手握住鼓槌，同时敲击中间的小军鼓和外侧的定音鼓。	
腕背屈： 端坐位	1 对邦戈鼓（需架子） 1 个放在地面上的康加鼓	端坐于椅子上，然后将乐器放在身体一侧。手掌平展击打康加鼓，抬腕击打面前的小鼓。	

续表

动作	乐器	演示	图示
腕关节背屈： 端坐位	1~2 个迪斯科踏板 1 张桌子	坐在桌旁，前臂平放在桌上（手握迪斯科踏板。举起腕部在桌面上敲打迪斯科踏板。前臂必须放在桌面上（仅用一只手或双手交替）。	
手掌展开 / 紧握 手指背伸 / 屈曲	1 把吉他 1 张桌子	坐在桌旁，一侧前臂靠近桌子的边缘。伸手，拇指一侧向上。将吉他立在腿上，琴弦一面向外侧，伸展 / 屈曲手掌并使用指尖弹奏吉他。	
选择性的手指灵活度训练 （无拇指）	1 把吉他 1 张桌子	将吉他放在面前的桌子上，然后用每根手指拨每一根弦。使用手指交替的方式（例如 1—2、1—2—3、1—1—2—2—3—3、1—4—2—3 等），也可以将前臂靠近桌子边缘并使吉他立在腿上，并完成这个动作。	
选择性手指灵活度训练 （所有手指）	1 架钢琴或键盘 1 张桌子	如果无法控制手臂，可以放在键盘前面的治疗台上，使手指可以轻松地触摸到按键。每个手指弹一个键，然后尝试演奏不同的手指组合（例如 1—2—3—4—5、1—3—2—4—3—5、1—1—2—2—3—3—4—4—5—5 等）。	
握力（两个和三个手指）	1 把吉他 / 自鸣筝 3~4 个音砖 1 张桌子	将吉他或自鸣筝放在桌子上，用拇指、食指和中指（三点支撑）拨弦，然后弹奏。 将音砖放在面前的桌子上，用手指和食指握住鼓槌，然后用不同的姿势敲打音砖。	
抓握（持笔）	1 架自鸣筝 5~6 个音砖 1 张桌子	将自鸣筝放在前面的桌子上，像握笔一样握住鼓槌，轻拨琴弦从身体上拉开。 将音砖直接放在前面的桌子上，像握笔一样握住鼓槌，然后从左到右地在音砖上滑动。	

Maria Eckoldt 绘制。

表 10.6　五位患者的治疗性器乐演奏团体治疗图示

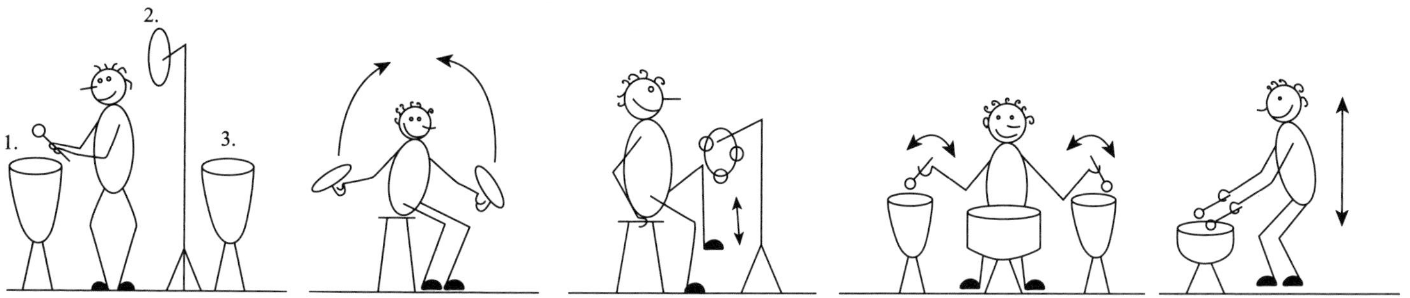

躯干站立位	端坐位 "手臂上举"	端坐位 "行进"	端坐位 "旋前"	站立位 "微曲"
旋转和直立	肩关节屈曲：	髋关节屈曲：	腕关节内旋/旋后：	增加大腿肌力膝关节伸展/屈膝：

Maria Eckoldt 绘制。

表 10.7 参与者配对练习的一些示例

患者 1	训练内容	患者 2
• 端坐位重心移动 • 伸展躯干 • 舒展肩部 • 肘关节伸展		• 站立位重心移动 • 伸展躯干 • 舒展肩部 • 肘关节伸展
• 舒展肩部 • 肘关节屈伸		• 小深蹲增强大腿肌群肌力 • 舒展肩部 • 肘关节屈伸
• 端坐位向前 / 向后倾 • 增加肘关节屈伸范围		• 端坐位向前 / 向后倾 • 增加肘关节屈伸范围
• 抓握：使用健侧上肢和患侧上肢同时抓握乐器		• 抓握：练习抓握木槌演奏乐器和腕关节背屈

Maria Eckoldt 绘制。

10.4 临床方案

正如我们想象的那样，在治疗环境中，乐器的设置方法不胜枚举。乐器演奏既可以用来定义所需的运动参数，也可以作为指导运动的目标。特定的乐器设置可以在视觉上定义运动参数，但与之前提到的一样，患者还可以从成功地演奏乐器中获得听觉和运动感知的反馈。

总之，治疗性器乐演奏可用于为患者制订同向或交替运动目标的功能训练。这种治疗方法可满足患者的功能需求，例如，手臂和腿部的屈曲／伸展，手指的力量和灵活性，以及特定肌群肌力增强等（见表 10.1—表 10.5）。

器乐的治疗性选择建立在对患者体能和运动受限情况的全面评估上，也需要根据对演奏不同乐器所需的运动功能动力学分析来进行选择。由于病症或伤残，患者通常无法用常规方式使用琴弓、拨片或鼓槌。因此，治疗师必须针对不同的患者因材施教，对乐器进行调整，以便乐器最易被使用。Clark 和 Chadwick（1980）撰写了针对功能障碍患者的乐器临床使用方法综合指南。Elliot（1982）详细介绍了演奏不同乐器所需的物理运动（例如，位置、活动范围，包括肌群）。这本指南允许治疗师将特定的乐器与患者当前的运动功能水平相匹配，并根据特定的治疗目标选择乐器。

表 10.1—表 10.4 列出了具有优先级的个体训练设置示例。

打击乐是最易入门的乐器，即使对没有音乐基础的患者来说，也容易操作。不同种类的打击乐器有不同的规格与音色。在治疗中需要考虑的是，所有打击乐器都要配合基本的手臂或手部运动来演奏，并且可以在空间结构上进行调整。事实上，多数打击乐器没有音高，因此可以十分灵活地在团体中进行分配。打击乐器可以用来训练所有粗大动作和精细动作的功能；而键盘乐器在治疗性器乐演奏中特别有助于训练对手指、手腕和手臂的控制。

当在训练过程中使用歌曲时，选择患者熟悉且结构简单的歌曲会有所帮助。然而，在通常情况下，患者会希望跟着熟悉的音乐一起唱出来，这可能会影响其乐器演奏，尤其是对于注意力有缺陷的儿童或成年患者。对于此类患者，治疗师可以使用带有原歌词但是简单重复的旋律，如此便可能在团体治疗里带来更有效的互动，让每个参与者都更好地演奏乐器。同样，对于治疗师来说，持续关注患者的认知水平也很重要。对于某些患者来说，在演奏乐器的同时聆听一首歌曲可能是非常困难的。在这种情况下，治疗师只需使用模式化感觉增强的元素来提供节奏性框架，就可以为参与者提供既有效又愉快的治疗体验。

根据以上准则，治疗性器乐演奏设计需要遵从以下三个元素。

- **音乐结构**可用于在时间和空间上帮助组织运动，调节力量的动力性。因此，模式化感觉增强机制可以很容易地整合到有治疗性器乐演奏的练习中。例如，可以利用空间提示，为患者的不同需求设置并调整乐器。
- **乐器的选择和演奏的方法**都可以在治疗里促进有效的运动。当针对身体的某一部位或对精细／粗大动作功能进行改善时，特定的乐器可能会更合适。

● 乐器的空间布局与位置应便于肢体所需的运动路径以及当前的体位。

治疗性器乐演奏可用于个体或团体治疗，为物理治疗师、作业治疗师和音乐治疗师在跨学科领域的应用提供了良好的实践机会。在理想情况下，每组团体治疗的参与者在实际康复需求和治疗过程的耐受性（例如，耐力）上都应持相似水平。每个团体可以有具体的训练重点。治疗的时长需根据康复状况、耐力和注意力情况而有所不同。治疗应从热身开始，之后再进行治疗性器乐演奏训练。

热身可以为唱一首由多个乐段组成的歌曲，每一节都可以做简单的动作，例如，肱二头肌屈曲、转肩或行进。热身不需要对乐器进行设置，单纯地根据模式化感觉增强原理在键盘或自鸣筝上进行伴奏已经足够。

治疗性器乐演奏的训练部分需要一个治疗目标，且应贯串整个治疗过程。团体治疗中对特定治疗训练的选择也应基于转换设计模型的步骤（Thaut，2005）。

表 10.1—表 10.4 注明了团体治疗里独立运动优先的示例。

10.4.1 上肢不利的特殊康复

缺血性和出血性脑卒中是造成长期偏瘫的常见病因；对于儿童群体，脑瘫是造成终身性残疾的主要病因。对大多数偏瘫患者来说，上肢的肌无力与功能障碍比下肢更易影响日常生活。在 20 世纪 90 年代，Edward Taub 开发了强制诱导运动治疗（constraint-induced movement therapy，CIMT），该治疗需每天固定健康肢体数小时，并对不利肢体进行运动训练（Taub et al.，1999）。该疗法表明，对患侧肢体进行重复性、非特异性的密集训练，可使功能运动重新编配。Bangert 等人（2006）发现，在演奏乐器时使用特定的运动模式，甚至可以更快地产生重塑性适应。这种形式的器乐弹奏不仅发生在大脑皮质运动区，而且涉及听觉和整合性听觉感觉运动回路。

在治疗性器乐演奏训练中，可以将计时环节、多关节协作和效率增进运动整合在一起。节奏听觉刺激的空间结构和时间参数在演奏时会引发患者的前馈反应机制，以在任务范围内进行快速调整运动。根据 Malcolm 等的研究（2008），强制诱导运动治疗与节奏听觉刺激的结合对运动的运动学参数有显著影响，同时伴随着运动补偿策略极大程度的减少。

演奏自鸣筝是训练手腕和手臂控制的极好方法。例如，为了提高手的精细动作技能，儿童可以利用拇指、食指和中指（三点支撑式）使用拨片或偏软的鼓槌来弹奏自鸣筝。这项练习可以创造性的训练方式帮助学龄前儿童掌握书写技能所需的力量和耐力。

治疗性器乐演奏的团体治疗也可用于针对全身部位的训练，训练过程可以循环训练为主。

在这种情况下，治疗师需考虑患者的需求和潜能。所选训练可以从低难度到具有挑战性的难度，或以身体部位（例如，从足底到头顶）的顺序进行。

训练之中的转换也可以按音乐性的方式进行。相比单纯地让患者从一个椅子的一边走到另一边，患者可以在音乐里集体侧身，向后退，在抬高膝关节的同时走动（像鹳一样），或者在有节奏的伴奏下踮起足尖走路。

在设计治疗性器乐演奏时，治疗师可以将某一训练设计为参与者之间的互动练习，这样既可以鼓励团体成员间的互动，也可以激发患者彼此的交流。

在治疗性器乐演奏的结尾，治疗师可以使用简短的放松运动来结束治疗，例如，耸肩、转动踝关节或模式化感觉增强中的呼吸模式。

参考文献

Altenmüller, E., Marco-Pallares, J., Muente, T. F. and Schneider, S. (2009). Neural reorganization underlies improvement in stroke-induced motor dysfunction by music-supported therapy. *Annals of the New York Academy of Sciences, 1169*, 395-405.

Bangert, M. et al. (2006). Shared networks for auditory and motor processing in professional pianists: evidence from fMRI conjunction. *NeuroImage, 30*, 917-926.

Bermudez, P. et al. (2009). Neuroanatomical correlates of musicianship as revealed by cortical thickness and voxel-based morphometry. *Cerebral Cortex, 19*, 1583-1596.

Bernatzky, G. et al. (2004). Stimulating music increases motor coordination in patients afflicted by Morbus Parkinson. *Neuroscience Letters, 361*, 4-8.

Bütefisch, C., Hummelsheim, H., and Denzler, P. (1995). Repetitive training of isolated movements improves the outcome of motor rehabilitation of the centrally paretic hand. *Journal of Neurological Sciences, 130*, 59-68.

Clark, C. and Chadwick, D. (1980). *Clinically Adapted Instruments for the Multiply Handicapped*. St Louis, MO: Magnamusic-Baton.

Elliot, B. (1982). *Guide to the Selection of Musical Instruments with Respect to Physical Ability and Disability*. St Louis, MO: Magnamusic-Baton.

Gaser, G. and Schlaug, G. (2003). Brain structures differ between musicians and nonmusicians. *Journal of Neuroscience, 23*, 9240-9245.

Grillner, S. and Wallen, P. (1985). Central pattern generators for locomotion, with special reference to vertebrates. *Annual Review of Neuroscience, 8*, 233-261.

Harrington, D. L. and Haaland, K. Y. (1999). Neural underpinnings of temporal processing: a review of focal lesion, pharmacological, and functional imaging research. *Reviews in the Neurosciences, 10*, 91-116.

Hasan, M. A. and Thaut, M. H. (1999). Autoregressive moving average modeling for finger tapping with an external stimulus. *Perceptual and Motor Skills*, *88*, 1331-1346.

Malcolm, M. P. et al. (2008). Repetitive transcranial magnetic stimulation interrupts phase synchronization during rhythmic motor entrainment. *Neuroscience Letters*, *435*, 240-245.

Molinari, M. et al. (2005). Sensorimotor transduction of time information is preserved in subjects with cerebellar damage. *Brain Research Bulletin*, *67*, 448-458.

Pacchetti, C. et al. (2000). Active music therapy in Parkinsons disease: an integrative method for motor and emotional rehabilitation. *Psychosomatic Medicine*, *62*, 386-393.

Paltsev, Y. I. and Elner, A. M. (1967). Change in the functional state of the segmental apparatus of the spinal cord under the influence of sound stimuli and its role in voluntary movement. *Biophysics*, *12*, 1219-1226.

Penhune, V. B., Zartorre, R. J., and Evans, A. (1998). Cerebellar contributions to motor timing: a PET study of auditory and visual rhythm reproduction. *Journal of Cognitive Neuroscience*, *10*, 752-765.

Platel, H. et al. (1997). The structural components of music perception: a functional anatomical study. *Brain*, *120*, 229-243.

Rao, S. M., Mayer, A. R., and Harrington, D. L. (2001). The evolution of brain activation during temporal processing. *Nature Neuroscience*, *4*, 317-323.

Rossignol, S. and Melvill Jones, G. (1976). Audio-spinal influence in man studied by the H-reflex and its possible role on rhythmic movements synchronized to sound. *Electroencephalography and Clinical Neurophysiology*, *41*, 83-92.

Safranek, M. G., Koshland, G. F., and Raymond, G. (1982). The influence of auditory rhythm on muscle activity. *Physical Therapy*, *2*, 161-168.

Schlaug, G. and Chen, C. (2001). The brain of musicians: a model for functional and structural adaptation. *Annals of the New York Academy of Sciences*, *930*, 281-299.

Schneider, S., Schönle, P. W., Altenmueller, E., and Muente, T. F. (2007). Using musical instruments to improve motor skill recovery following a stroke. *Journal of Neurology, 254*, 1339-1346.

Stephan, K. M. et al. (2002). Conscious and subconscious sensorimotor synchronization–prefrontal cortex and the influence of awareness. *NeuroImage*, *15*, 345-352.

Taub, E., Uswatte, G., and Pidikiti, R. (1999). Constraint-Induced Movement Therapy: a new family of techniques with broad application to physical rehabilitation–a clinical review. *Journal of Rehabilitation Research and Development*, *36*, 237-251.

Thaut, M. H. (2005). *Rhythm, Music, and the Brain: scientific foundations and clinical applications*. New York: Routledge.

Thaut, M. H. and Kenyon, G. P. (2003). Fast motor adaptations to subliminal frequency shifts in auditory rhythm during syncopated sensorimotor synchronization. *Human Movement Science*, *22*, 321-338.

Thaut, M., McIntosh G. C., and Rice R. R. (1997). Rhythmic facilitation of gait training in hemiparetic stroke rehabilitation. *Journal of Neurological Sciences, 151*, 207-212.

Thaut, M. H., Miller, R. A., and Schauer, M. L. (1998a). Multiple synchronization strategies in rhythmic sensorimotor tasks: period vs phase correction. *Biological Cybernetics*, *79*, 241-250.

Thaut, M. H., Hurt, C. P., Dragon, D., and McIntosh, G. C. (1998b). Rhythmic entrainment of gait patterns in children with cerebral palsy. *Developmental Medicine and Child Neurology, 40*, 15.

Thaut, M. et al. (2002). Kinematic optimization of spatiotemporal patterns in paretic arm training with stroke patients. *Neuropsychologia, 40*, 1073-1081.

Whitall, J. et al. (2000). Repetitive bilateral arm training with rhythmic auditory cueing improves motor function in chronic hemiparetic stroke. *Stroke, 31*, 2390-2395.

（滕文佳　译）

第 11 章
旋律发音治疗

Michael H. Thaut，Corene P. Thaut，Kathleen McIntosh

11.1 定义

旋律发音治疗（melodic intonation therapy，MIT）[①]，又译为旋律音调治疗，是音乐治疗中的一种关于言语治疗的技术，它使用唱诵（歌唱）的短语和词语中旋律化和节奏化的元素，帮助失语症患者恢复语言功能。旋律发音治疗将正常的语言模拟为与语音变化相近的音乐化旋律，引导患者使用唱的方法将功能性的短句或简短的陈述句表达出来。旋律发音治疗的基本原理是对节奏性音乐元素的使用，将其与未受损伤的右脑中语言能力相关的区域结合起来。旋律发音治疗是由神经学研究人员在 20 世纪 70 年代早期发展起来的（Albert et al.，1973；Sparks et al.，1974；Sparks and Holland，1976），迄今为止仍在持续发展。

11.2 目标群体

旋律发音治疗中大部分的研究是针对布洛卡失语症（表达性失语症）的。因此，从诊断上来讲，患有非流畅型失语症的患者可以通过旋律发音治疗获益。此外，现有的研究表明，旋律发音治疗也有利于其他言语障碍患者群体，例如，言语失用症（Helfrich-Miller，1994；Roper，2003）、自闭症谱系障碍（Wan et al.，2011）或者唐氏综合征（Carroll，1996）。

以下标准可用于判断患者是否适用于旋律发音治疗（Helm-Estabrooks and Albert，2004）：

[①] 关于旋律发音治疗，国内文献最早见于《音乐治疗导论》（高天，2005）。但实际上，最早提出旋律发音治疗概念的是 Sparks 和 Helm 的《失语症使用手册与失语症治疗》（1972）一书。国内有医学学者将 Intonation 译为音调，或语调。在临床音乐治疗的过程中，中文汉字常由单音或旋律来代替，由此引导失语症患者发出字音。因此，根据治疗实施的过程和失语症患者的临床特征，在业内，可沿用音乐治疗学家在中文文献中提出的译名。——译者注

1. 具有良好的听觉理解能力
2. 可以自我纠正
3. 语言输出明显受限
4. 具有一定的注意力
5. 情绪稳定

患有理解性失语症（威尔尼克失语症）、经皮质型失语症、经皮质传导型失语症的患者，或由脑损伤导致阅读和理解语言功能受损的患者，都不适合使用旋律发音治疗。有关完全性失语症患者使用旋律发音治疗的研究十分有限，尚无定论（Belin et al.，1996）。

11.3　研究总结

从 20 世纪 70 年代中期开始，有大量的研究证明了旋律发音治疗对治疗非流畅型（表达性）失语症的有效性（Belin et al.，1996；Bonakdarpour et al.，2003；Boucher et al.，2001；Breier et al.，2010；Conklyn et al.，2012；Goldfarb and Bader，1979；Hebert et al.，2003；Popovici，1995；Racette et al.，2006；Schlaug et al.，2009；Seki and Sugishita，1983；Stahl et al.，2011，2013；Straube et al.，2008；Wilson，2006；Yamadori et al.，1977；Yamaguchi et al.，2012）。然而需要注意的是，由于在失语症的研究中，从病变部位和症状一致性的角度来看，不容易找到同质的研究样本，因此这些研究大多是以小样本进行的。有研究（比如 Belin et al.，1996；Breier et al.，2010；Schlaug et al.，2009）证明，旋律发音治疗诱发了神经可塑性，可以将语言通路从受损的左半球重新变更到右半球语言功能区。旋律发音治疗的长期训练也可能呈逆向作用，重新激活左半球的语言通路（Belin et al.，1996；Schlaug et al.，2008）。改良后的旋律发音治疗方法也经提议被加以研究（Conklyn et al.，2012），呈现积极的结果。Stahl 等人（2011）的最新研究提出节奏元素可能与旋律元素一样重要，或者比最初认为的重要。

11.4　治疗机制

脑成像研究的结果显示，左半球受损的语言通路可以被重新连接到有相同语言功能的右半球区域。同时也有证据表明，长期旋律发音治疗训练可能会重新激活以控制语言功能为主的左半球区域。大脑左右半球语言功能的迁移最初是由旋律发音治疗创始人在 20 世纪 70 年代早期提出的一种假设机制。语言通路的功能性重塑机制最初被认为主要是由将旋律和歌唱作为核心音乐元素的右半球来触发的。然而最新的研究表明，在使用旋律发音治疗期间加入节奏元素，比如使用节拍器、有节奏地拍手或有节奏地说话，对于获取大脑右半球的语言资源可能同样重要，甚至更重要。

以下列举的旋律发音治疗元素是参与大脑右半球神经网络言语生成的主要机制。

- 在旋律－节奏歌唱中，有旋律的声音输出比说话速度慢一些。歌唱的特征是加长、组块和有模式的音节，这些特点有助于降低声音输出的速度。而右半球更适合处理缓慢的信号。因此，将说话的语言内容转变成音乐性的语言音高可优先激活右半球语言网络（Patel，2008）。
- 右半球网络参与了音乐的加工过程，因此有助于绕过受损的左半球语言网络（Seger et al.，2013)。
- 节奏调整与同步化在右半球听觉、前额叶和顶叶区域的网络中占主导地位（Stephan et al.，2002)。
- 口语和手臂运动经由同一个运动神经网络控制，因此左手有节奏的敲击可以激活右半球语言网络（Gentilucci and Dalla Volta，2008）。

11.5　临床方案

最初，旋律发音治疗分为四个逐步进阶的步骤。第 1 步，治疗师将需要歌唱的话语（一个单词或一个短句）用带有旋律的方式哼唱出来，同时帮助患者用左手按照旋律里的节奏和重音音调变化来进行轻拍。节奏和旋律应匹配语音刺激中的音高和重音语调变化。在第 2 步开始时，患者和治疗师一起哼唱，随后治疗师先把语句用带有旋律的方式哼唱出来并邀请患者加入，再逐渐退出哼唱。在治疗师渐退之后，治疗师使用旋律唱出刺激语句，并提示患者重复这些语句内容。在整个第 2 步中，患者须一直保持轻拍左手。第 3 步延续了第 2 步的结尾，但在这一过程中，患者在重复目标语句前需等待几秒。在本阶段的最后一步，治疗师在患者左手没有轻拍的情况下，针对语句中的信息提出一个问题，让患者做出适当的反应。在第 4 步里，语句的过渡从带有音高的旋律语言，进一步到唱诵，再到正常说话。患者左手的轻拍会逐渐褪去，以无旋律的方式来回答最后一个关于目标语句的问题（例如，目标语句为"我想要一杯咖啡"，那么治疗师可以对此提问："你想喝什么？"）。

旋律发音治疗的流程经常根据患者的需求做出调整。旋律发音治疗在儿童患者的应用里有一个重要的修改，即第 1 步与成人治疗相同，第 2 步紧随成人治疗的第 3 步，最后第 3 步紧随成人治疗的第 4 步。然而在此过程中，手势英语[①] 的使用代替了拍手（Roper，2003）。

研究者近期对于旋律发音治疗的流程总结出了一个六步的简化步骤，其保留了原本的旋律发音治疗的层次结构，但将其压缩为一个更简短、更有效的临床过程（Thaut，1999）。其步骤如下。

1. 治疗师在与患者拍手的过程中通过哼唱呈现旋律。患者此时只聆听治疗师歌唱。
2. 治疗师在与患者拍手的同时进行反复歌唱，患者聆听治疗师的歌唱。
3. 治疗师歌唱并邀请患者加入。治疗师和患者共唱几遍，治疗师继续帮助患者拍手，但当患者可以独立完成拍手时，治疗师的辅助逐渐消失。
4. 治疗师的声音在和患者唱歌时会逐渐消失。患者拍手的动作不停。
5. 治疗师先歌唱，然后停止，并且示意患者自己唱出旋律。患者拍手的动作继续。在这个过程中，治疗师可能会让患者在每次重复之后和做出反应之前增加"等待时间"，以锻炼他们检索单词的能力。
6. 治疗师可以对练习的语句信息提出一个或多个不一样的问题，患者可以通过吟唱或正常讲话来回应。治疗师不协助患者用手敲击。患者可能会、也可能不会自发地使用自然拍手的方式。

由于临床上经常观察到患者的语调已经在音高和音程范围内变窄，而且往往类似于"唱诵"的音调变化，因此"唱诵"成分并未明确包含在这六步模型中。第二个观察重心可以放在最后阶段，按照治疗师提问的言语模式，患者的言语反应往往会自发地遵循更多类似言语的起伏变化。因此，该模型没有在最后阶段明确地从"歌唱"进阶到"唱诵"，然后到"正常言语"的单独练习步骤。近期有研究表明，保持重音的强化和节奏变化实际上可能有助于患者获得言语的能力（Stahl et al.，2011）。

通常，治疗师坐在患者前面，轻轻握住患者的左手，手掌朝下。另一方面，治疗师应该使用简单的手势来表示"倾听"和"回应"。旋律发音治疗的提出者着重强调了以下几个原则，治疗师应仔细遵守这些原则。

第一，所使用的语言材料应根据长度和难度的顺序来谨慎计划治疗过程，治疗师在每次治疗中的参与度应逐渐降低。第二，纠错应仅限于一次"重读"或"备选"尝试。如果错误

---

① 可以理解为特定的手势表示特定的英文单词含义，类似中国的手语。——译者注

仍然没有被修正，那么治疗师应忽略此项言语条目。坚持重复纠错往往会导致错误重复，从而强化这些错误。第三，治疗师应该注意刺激呈现和患者反应之间的计时，以及对延迟重复的使用。延迟应逐渐增加，以避免条件反射性的习惯性反应。第四，为了避免会削弱在日常生活的有意义泛化的练习效应，治疗师必须提供一个适当且有意义的练习材料，以避免相同的目标语句在每一次治疗中重复使用。第五，治疗师应限制练习材料之外的语言，强烈的表扬或口头反馈会增加表达性失语症患者的压力和扰乱。微笑或点头是有效且正确的反馈方式。第六，旋律发音治疗需要高频率的治疗次数，在早期的恢复阶段最好是每天一次或两次，治疗持续数周。如果治疗次数受到限制，那么在从住院到门诊再到回归家庭的一系列过程中，对于作为助手的护理人员、伙伴或其他家庭成员的培训是极其重要的。最后，重复是旋律发音治疗训练的核心，是一种有效的训练手段。但是，重复的使用原则必须符合第二条原则（纠错）和第五条原则（材料种类）。

参考文献

Albert M, Sparks R W, and Helm N (1973). Melodic intonation therapy for aphasics. *Archives of Neurology*, 29, 130-131.

Belin P et al. (1996). Recovery from nonfluent aphasia after melodic intonation therapy. *Neurology*, 47, 1504-1511.

Bonakdarpour B, Eftekharzadeh A, and Ashayeri H (2003). Melodic intonation therapy in Persian aphasic patients. *Aphasiology*, 17, 75-95.

Boucher V, Garcia J L, Fleurant J, and Paradis J (2001). Variable efficacy of rhythm and tone in melody-based interventions: implications for the assumption of a right-hemisphere facilitation in non-fluent aphasia. *Aphasiology*, 15, 131-149.

Breier J, Randle S, Maher I M, and Papanicolaou A C (2010). Changes in maps of language activity activation following melodic intonation therapy using magnetoencephalography: two case studies. *Journal of Clinical and Experimental Neuropsychology*, 32, 309-314.

Carroll D (1996). *A study of the effectiveness of an adaptation of melodic intonation therapy in increasing communicative speech of young children with Down syndrome*. Unpublished dissertation. Montreal: McGill University.

Conklyn D et al. (2012). The effects of modified melodic intonation therapy on nonfluent aphasia: a pilot study. *Journal of Speech, Language, and Hearing Research*, 55, 463-471.

Gentilucci M and and Dalla Volta R (2008). Spoken language and arm gestures are controlled by the same motor control system. *Quarterly Journal of Experimental Psychology*, 61, 944-957.

Goldfarb R and Bader E (1979). Espousing melodic intonation therapy in aphasia rehabilitation: a case study. *International Journal of Rehabilitation Research*, 2, 333-342.

Hebert S, Racette A, Gagnon L, and Peretz I (2003). Revisiting the dissociation between singing and speaking in expressive aphasia. *Journal of Neurology*, 126, 1838-1851.

Helfrich-Miller K R (1994). Melodic intonation therapy with developmentally apraxic children. *Seminars in Speech and Language, 5*, 119-126.

Helm-Estabrooks N and Albert M (2004). *Manual of Aphasia and Aphasia Therapy*. Austin, TX: PRO-ED Publishers.

Patel A (2008). *Music, Language, and the Brain*. Oxford: Oxford University Press.

Popovici M (1995). Melodic intonation therapy in the verbal decoding of aphasics. *Revue Romaine de Neurologie et Psychiatrie, 33*, 57-97.

Racette A, Bard C, and Peretz I (2006). Making nonfluent aphasics speak: sing along! *Brain, 129*, 2571-2584.

Roper N (2003). Melodic intonation therapy with young children with apraxia. *Bridges: Practice-Based Research Synthesis, 1*, 1-7.

Schlaug G, Marchina S, and Norton A (2008). From singing to speaking: why singing may lead to recovery of expressive language function in patients with Broca's aphasia. *Music Perception, 25*, 315-323.

Schlaug G, Marchina S, and Norton A (2009). Evidence for plasticity in white-matter tracts of patients with chronic Broca's aphasia undergoing intense intonation-based speech therapy. *Annals of the New York Academy of Sciences, 1169*, 385-394.

Seger C et al. (2013). Corticostriatal contributions to musical expectancy perception. *Journal of Cognitive Neuroscience, 25*, 1062-1077.

Seki K and Sugishita M (1983). Japanese-applied melodic intonation therapy for Broca's aphasia [article in Japanese]. *No to Shinkei, 35*, 1031-1037.

Sparks R W and Holland A L (1976). Method: melodic intonation therapy for aphasia. *Journal of Speech and Hearing Disorders, 41*, 287-297.

Sparks R W, Helm N, and Albert M (1974). Aphasia rehabilitation resulting from melodic intonation therapy. *Cortex, 10*, 313-316.

Stahl B et al. (2011). Rhythm in disguise: why singing may not hold the key to recovery from aphasia. *Brain, 134*, 3083-3093.

Stahl B et al. (2013). How to engage the right brain hemisphere in aphasics without even singing: evidence for two paths of speech recovery. *Frontiers in Human Neuroscience, 7*, 1-12.

Stephan K M et al. (2002). Conscious and subconscious sensorimotor synchronization: cortex and the influence of awareness. *NeuroImage, 15*, 345-352.

Straube T et al. (2008). Dissociation between singing and speaking in expressive aphasia: the role of song familiarity. *Neuropsychologia, 46*, 1505-1512.

Thaut M H. (1999). *Training Manual for Neurologic Music Therapy*. Fort Collins, CO: Center for Biomedical Research in Music, Colorado State University.

Wan C Y et al. (2011). Auditory motor mapping training as an intervention to facilitate speech output in non-verbal children with autism: a proof of concept study. *PLoS One, 6*, e25505.

Wilson S J (2006). Preserved singing in aphasia: a case study of the efficacy of melodic intonation therapy. *Music Perception, 24*, 23-26.

Yamadori A, Osumi Y, Masuhara S, and Okubo M (1977). Preservation of singing in Broca's aphasia. *Journal of Neurology, Neurosurgery, & Psychiatry*, *40*, 221-224.

Yamaguchi S et al. (2012). Singing therapy can be effective for a patient with severe nonfluent aphasia. *International Journal of Rehabilitation Research*, *35*, 78-81.

（卢梦洋　译）

第 12 章
音乐语言刺激

Corene P. Thaut

12.1 定义

音乐语言刺激（musical speech stimulation，MUSTIM）是针对非流畅型失语症的神经音乐治疗学技术，它使用诸如歌曲、节奏、吟唱或者乐句这类音乐素材，来模拟音乐韵律化的言语特征[①]，引发自动性的言语输出（Thaut，2005）。在许多失语症患者中，非命题性条件反射类[②]的语言是无损的，多次学习过的乐句或者歌曲可以刺激自发语的输出。认知力减退或者由神经认知障碍引起的原发性进行性失语症患者无法达到旋律发音治疗的程度，对他们来说，音乐语言刺激便是一个合适的选择。音乐语言刺激也可以作为旋律发音治疗的跟进训练，尤其是对于那些在旋律发音治疗训练后表现出功能性语言进步，并且准备好增强自发韵律性语言输出的患者。

12.2 目标群体

左脑卒中或者脑损伤的患者经常会经历不同程度的非流畅型失语症，从而导致自发性语言表达能力受损。尽管许多患者已进行过强化治疗，也无法完全恢复语言能力，但是这些非流畅型失语症患者仍旧保持着歌唱熟悉的旋律／字词的能力（Yamadori et al.，1977）。音乐语

[①] "韵律（prosody）"一词源于中国诗词，原意为诗句中平仄去入的格式和押韵的规则，此处为词语借用。实际上，语言一经声音表达，就可对应地在自然音序列中模拟乐音高，将语言的声学线条旋律化。音乐语言刺激的技术就是利用了语言和音乐共享的"组块（chunk）"神经网络效应，形成音乐治疗师唱上半句，患者可以接下半句的皮质下口语条件反射。——译者注

[②] 原文为 non-propositional reflexive speech，此处意译为"非命题性条件反射类语言"，临床实际表现类似于自发语，即治疗师未给患者设问或开启一个主题，患者便可根据情境而自然表达的口语内容。——译者注

言刺激就是一种神经音乐治疗学的干预方法，为患有不同形式的非流畅型失语症患者设计，这些患者仍然可以激活未受损的皮质下丘脑语言回路，输出非命题性条件反射类语言。患有如布洛卡区失语症或者原发性进行性失语症，并伴有认知困难的患者都适用于音乐语言刺激技术。此类患者通常不具备良好的功能来使用更为复杂的旋律发音治疗技术。这可能与脑卒中、弥漫性脑外伤、阿尔茨海默病或者神经认知障碍有关。另一类适用音乐语言刺激技术的患者是已经使用过旋律发音治疗，并且开始在旋律发音治疗训练之外增加语言功能性使用的布洛卡区失语症患者。在这种情况下，音乐语言刺激可以作为一种恰当的补充训练，来刺激自发性功能字词或短语的出现。

12.3　研究总结

目前有很多研究支持唱歌和吟诵可以引起非流畅型失语症患者产生非命题性语言（Basso et al.，1979；Cadalbert et al.，1994；Lucia，1987；Yamadori et al.，1977）。Straube 等人（2008）发现，由于旋律和歌词在长时记忆里有可能相关联，因此唱歌可以帮助一些严重的表达性失语症的患者表达词句。Yamaguchi 等人（2012）的案例研究结果表明，在康复治疗中，即使患者有明显的认知障碍，唱歌对于严重的非流畅型失语症也是一种有效的治疗手段。

毫无疑问，在音乐和非音乐的言语任务里，神经系统激活模式有很强的相似性，但也有明显的区别（Brown et al.，2006；Patel，2003，2005；Stewart，2001）。Brown 等人（2006）直接对比了即兴旋律任务和语言短语任务中的脑部激活模式。这两种任务里的激活模式在大脑功能区域里几乎一样，但在脑功能偏侧化倾向上有所不同，语言任务更偏向于左脑。Brown 和相关研究人员进一步描述了在生成复杂的声音结构（音位学）时，音乐和语言使用着并行系统；而在加工信息内容（语义）时，音乐和语言激活的神经系统截然不同。此外，Patel（2005）比较了参与者在完成语言中的句法启动任务和音乐中的和声启动任务时的表现。虽然研究参与者在两项任务里都表现不佳，却指出了未来的研究方向，可以去比较音乐启动任务和非音乐启动任务的表现与失语症患者病症的严重程度和不同特征之间的关系。

12.4　治疗机制

Ozdemir 等人（2006）的一项研究结果表明，在唱歌和吟诵讲话时，存在双侧半球网络共同参与语音生成的可能性，但同时在唱歌时，右侧颞上回、中央区岛盖下部以及额下回也会被激活。这项研究可能为临床观察提供解释，为什么由左脑病变引起的非流畅型失语症患者可以唱出歌词，却说不出同样的歌词。

12.5 临床方案

　　根据患者的目标和功能水平，音乐语言刺激适用于各类不同的复杂水平。比如，让患者在熟悉的歌曲中填入歌词或短句；将字词填入日常交流的句子，再唱出来，或者练习可以进行应答互动的短句。

　　音乐语言刺激最简易的临床应用就是使用一首熟悉的歌曲。治疗师在歌唱乐句的过程中可以在乐句的结尾处留白，让患者补充唱出，例如，"我的邦妮徜徉在 海洋（My Bonnie lies over the ocean）"。在治疗进行的过程中，可以逐步发展为治疗师与患者交替歌唱乐句，如由治疗师先唱第一乐句，然后患者唱第二乐句，这个过程也可递进为由患者唱第一乐句，治疗师唱第二乐句。治疗的最终目标是让患者自己歌唱整首歌曲，无论音乐伴奏或治疗师的协助是否存在。在以上举例的音乐语言刺激临床方案里，治疗师的目标是：（1）使神经认知障碍患者尽可能久、尽可能长地保证言语输出；（2）在由脑卒中或脑外伤引起的表达性失语症康复早期阶段，鼓励患者输出任何自发性言语。

　　音乐语言刺激的第二个临床应用是让患者练习一些常见的、有明显补全性质且需要反复练习的句子，帮助患者以独立完成表达为目的，发起一段主动的会话。治疗师所使用的旋律应该模仿句子的自然韵律和抑扬顿挫（例如，一个问句可以通过上行琶音或音阶来表达）。比如，"你今天 好吗？""我叫 约翰"或者"非常 感谢 你"（见图 12.1）。在这个音乐语言刺激的临床案例里，音乐语言刺激的目标是通过熟悉的乐句帮助患者在音乐的提示下，主动地独立完成熟悉的会话。

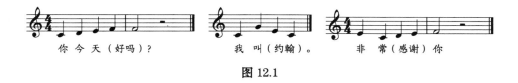

你 今 天（好吗）？　　　　我 叫（约翰）。　　　　非 常（感谢）你

图 12.1

　　音乐语言刺激的第三个临床应用是帮助患者表达可以组合成不同结尾的句子。为了帮助患者开始表达，治疗师会将句子以旋律呈现，并为患者提供以不同回答方式结尾的机会。典型的例子有"我想 出去走一走"（见图 12.2）。在这类应用里，患者可以自己选择不同的回答方式，同时，这一过程也涉及命题性语言的使用。

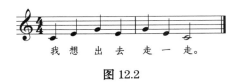

图 12.2

音乐语言刺激也可以变换使用。例如，治疗师可以问患者一个问题，患者可以在两种不同的提示下回答，比如，可以回应"我想 ____"或"我不想 ____"。为了让患者更容易区分并且能自己说出答案，治疗师应弹奏两个完全不同的音乐性回答。治疗师可以问："你想吃什么吗？"患者可以回答"我想吃"或者"我不想吃"（见图 12.3）。

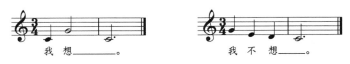

图 12.3

总的来说，音乐语言刺激是专门为非流畅型失语症设计的神经音乐治疗学临床技术，目的是刺激患者自发的非命题性言语，同时也可以作为一种跟进训练，来帮助高功能性失语症患者开始有意识地说出命题性语言。根据患者的需求和目标，治疗师可以在不同程度上使用音乐语言刺激。

参考文献

Basso, A., Capitani, E., and Vignolo, L. A. (1979). Influence of rehabilitation on language skills in aphasic patients. *Archives of Neurology, 36*, 190-196.

Brown, S., Martinez, M. J., and Parsons, L. M. (2006). Music and language side by side in the brain: a PET study of the generation of melodies and sentences. *European Journal of Neuroscience, 23*, 2791-2803.

Cadalbert, A., Landis, T., Regard, M. and Graves, R. E. (1994). Singing with and without words: hemispheric asymmetries in motor control. *Journal of Clinical and Experimental Neuropsychology. 16*, 664-670.

Lucia, C. M. (1987). Toward developing a model of music therapy intervention in the rehabilitation of head trauma patients. *Music Therapy Perspectives, 4*, 34-39.

Ozdemir, E., Norton, A., and Schlaug, G. (2006). Shared and distinct neural correlates of singing and speaking. *NeuroImage, 33*, 628-635.

Patel, A. D. (2003). Rhythm in language and music: parallels and differences. *Annals of the New York Academy of Sciences, 999*, 140-143.

Patel, A. D. (2005). The relationship of music to the melody of speech and to syntactic processing disorders in aphasia. *Annals of the New York Academy of Sciences, 1060*, 59-70.

Stewart, I., Walsh, V., Frith. U., and Rothwell, J. (2001). Transcranial magnetic stimulation produces speech arrest but not song arrest. *Annals of the New York Academy of Sciences, 930*, 433-435.

Straube, T. et al. (2008). Dissociation between singing and speaking in expressive aphasia: the role of song familiarity. *Neuropsychologia, 46*, 1505-1512.

Thaut M H (2005). *Rhythm, Music, and the Brain: scientific foundations and clinical applications.* New York Routledge.

Yamadori, A., Osumi, Y., Masuhara, S., and Okubo, M. (1977). Preservation of singing in Broca's aphasia. *Journal of Neurology, Neurosurgery, & Psychiatry, 40*, 221-224.

Yamaguchi S et al. (2012). Singing therapy can be effective for a patient with severe nonfluent aphasia. *International Journal of Rehabilitation Research, 35*, 78-81

（宋宜川　邵璇　译）

第 13 章

节奏性言语提示

Stefan Mainka，Grit Mallien

13.1　定义

　　节奏性语言提示（rhythmic speech cueing，RSC）这项技术通过听觉节奏来控制语速，从而提高言语流畅性、发音速度、停顿时间和清晰度等时间特征。对于口吃等流畅性障碍，语速通常是治疗的主要焦点。同时，改善言语节奏也可以间接地影响发音精确度，从而提高言语清晰度。在节奏性语言提示中，患者需要伴随着听觉刺激进行言语练习。这些听觉刺激可以由节拍器的拍点、固定节奏型（用乐器或合成器现场演奏）或其他更复杂的音乐作品的形式来呈现。速度是决定这项技术治疗效果的最重要因素。因此，我们必须根据现有的研究数据和特定治疗目标来进行精确的速度设置。

　　在利用听觉来唤起言语产生时，我们主要采用两种模式，即恒拍提示（metric cuing）和节奏型提示（patterned cuing）。在恒拍提示中，我们会使用节拍器来创造出恒拍的听觉刺激，然后要求患者将一个音节或完整的单词与一个节拍进行匹配。在节奏型提示中，患者则需按照给定的速度来复述一个预先设计好节奏型的句子（和在吟诗或唱歌时一样）。与恒拍提示不同的是，这里的音节和停顿的持续时间并不相等，而是有长有短，比如，《噢，当圣人莅临时》（*Oh When the Saints go Marching in*）这首歌。

13.2　目标群体

　　节奏性语言提示的主要临床适应证为构音障碍。这是一种神经运动性言语障碍，其特征为发音相关的肌肉运动迟缓、过强或过弱，以及运动不协调，从而导致言语清晰度降低，交流困难，进而引发社交孤立和抑郁。临床研究和证据表明，节奏性语言提示对帕金森病患者较为有效。构音障碍是帕金森病的一个非常常见的特征，主要体现为音量减小（声音过弱）、语调单一、声音沙哑刺耳、发音紊乱等。在左侧症状占主导地位的患者中，可以观察到额外的言语加速倾向（Flasskamp et al., 2012；Hammen et al., 1994；Yorkston et al., 1990）。这种现象也被称为"慌张言语（festination of speech）"，并与慌张步态（小碎步和加速步伐）有关（Moreau et al., 2007）（见图13.1）。脑深部电刺激术（deep brain stimulation，DBS）可能会使帕金森病患者的慌张言语现象恶化（Tripoliti et al., 2011）。

值得注意的是，这些患者往往意识不到自己过快的语速和含混不清的讲话。神经心理学家George Prigatano将这种深刻的意识缺失归类为疾病失认症（anosognosia），又称病感缺失（Prigatano et al., 2010）。

运动过弱型构音障碍、言语过速和病感缺失等因素结合在一起，会使患者难以自行纠正或弥补言语问题，从而导致这一患者群体的言语清晰度极低（比较♪音频样本13.1和13.2中的正常言语和帕金森病的构音障碍）。这一问题可以利用节奏性语言提示技术来进行有效的处理。节奏的干预能够自然地引发更慢、更易理解的言语（Hammen et al., 1994；Thaut et al., 2001；参见图13.1，并收听电子♪音频样本13.3）。当患者不存在慌张言语的问题或慌张言语不是主要症状时，帕金森病的构音障碍可以通过声音音调治疗（vocal intonation therapy，VIT）得到更好的训练（见第15章）。

节奏性语言提示技术同样适用于其他形式或由其他病因引起的构音障碍，例如失调型构音障碍、痉挛型构音障碍及混合型构音障碍（临床描述参见Duffy，2005）。这些类型的构音障碍往往发生在有脑外伤和退行性神经系统疾病的患者中。尽管在这些构音障碍中，言语速度往往已经降低，但言语速度控制技术在减缓这些患者的言语速度方面效果最好（Pilon et al., 1998；van Nuffelen et al., 2010；Yorkston et al., 1990）。

节奏性语言提示技术的第三个适应证是口吃。口吃是言语流畅度受到干扰时的一个常见问题，但通常不影响发音清晰度。Glover等人的研究表明，唱歌可以帮助口吃患者提高流畅度（Glover et al., 1996），而恒拍提示与其他速度控制技术一样有效（Ingham et al., 2009，2012）。

最后，一项随机对照试验表明，节奏性语言提示技术对言语失用症（apraxia of speech，AOS）有着稳固的疗效（Brendel and Ziegler，2008）。

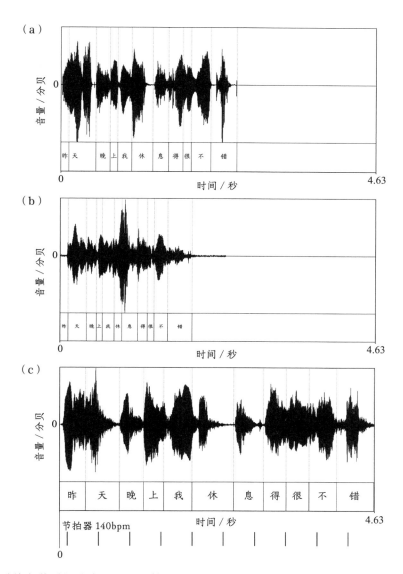

图 13.1　朗读时的音节时间分布，用于比较：（a）一位 55 岁健康男性的正常讲话；（b）一位患有帕金森病和构音障碍的 50 岁男性的讲话；（c）同一构音障碍患者在受到节奏刺激影响时的讲话。请听 🎵 音频样本 13.1、13.2 和 13.3。[①]

[①]　本章所有音频样本已改由中国病例进行演示，请扫描本章最后的二维码进行收听。——译者注

13.3　研究总结

在治疗帕金森病的严重构音障碍方面，有Ⅲ级证据[①]支持节奏性语言提示技术的临床有效性。在 Thaut 等人进行的一项试验中，20 名患有构音障碍（程度从严重到轻微）的帕金森病患者在接受了节奏性语言提示治疗后，言语清晰度的初始分值低于 60% 的那部分严重患者有了显著的提高。

在使用节奏性语言提示对这些患者进行治疗时，将节奏提示控制在其惯常语速的 60% 左右会起到最好的效果，且效果最好的节奏提示方式是每拍一个音节（听 ♩音频样本 13.4）。此外，这项研究的结果还表明，对于那些有着轻度到中度构音障碍的帕金森病患者来说，节奏性语言提示技术的益处似乎较为有限（Thaut et al., 2001）。

关于不同的语速控制技术的几项研究表明，减缓语速对于不同类型的构音障碍（失调型、痉挛型和混合型）都是有效的，尽管事实上几乎所有这些类型的构音障碍都表现出了语速降低的临床特征。此外，有研究表明，轻度至中度障碍的患者不宜采用语速控制技术（Hammen et al., 1994；Pilon et al., 1998；van Nuffelen et al., 2010；Yorkstonet，1990）。到目前为止，只有有限的数据可以用来比较节奏性语言提示和其他类型的语速控制技术的有效性。

Pilon 等人对三名患有混合型构音障碍的脑外伤患者进行了研究。他们对三种节奏性语言提示训练方式进行了比较：（1）节奏性语言提示（以降低的 80% 的速度逐字逐句地进行恒拍提示）；（2）同等速度的歌唱；（3）节奏板（带有 5 个标记区域的小板子，让患者跟着每个词进行敲击）。在这个小型研究中，节奏性语言提示技术在言语清晰度方面取得了最大的改善。

尽管节奏性语言提示在治疗失调型、痉挛型和混合型构音障碍方面的优势和劣势仍不明确，但它应该被认为是针对该患者群体的一种有效的治疗选择。

Ingham 等人的研究表明，若要提高口吃患者的语言流畅度，节奏性语言提示技术中的恒拍提示（每拍一个音节）与其他流畅引导技术一样有效。节奏提示的速度被设置在 90~180bpm 的范围，由患者自行选定（Ingham et al., 2009, 2012）。这些刺激频率很可能导致了语速的下降。正常的阅读语速在每分钟 200~360 个音节（Breitbach-Snowdon，2003）。

歌唱也能用于治疗口吃。Glover 等人（1996）发现，在接受歌唱指导后，患者的语言流畅度有所改善。然而，这些研究者同样指出，他们并不能确定实验参与者真的在唱歌。但很明显的是，歌唱指导本身对言语行为有所影响。并且，采用正常的速度和较快的速度同样有

[①]　按照循证医学证据等级，Ⅲ级证据通常来源于非随机的病例对照研究、队列研究和对病例对照研究的系统评价。——译者注

效。因此，在对口吃患者进行歌唱训练时，放慢节奏也许并不是必需的。

Brendel 和 Ziegler（2008）的研究显示了节奏性语言提示技术对言语失用症显著的影响。在一项随机对照试验中，10 名脑卒中后轻度至重度言语失用症患者接受了交叉设计的节奏性语言提示训练。对照组的干预包括了多种其他的对于言语失用症的治疗技术。实验组的节奏性语言提示技术主要采用了每分钟 60~240 个音节的恒拍提示，根据患者自身的语速来设定初始速度。初始速度通常较低；当患者的治疗进度允许时，最终会逐渐加快速度。实验结果表明，采用恒拍提示的患者，在语速、言语流畅度和语义片段准确性方面有显著的提高（Brendel and Ziegler，2008）。

13.4 治疗机制

在考虑节奏性语言提示技术的治疗机制时，我们首先应对构音障碍和流畅性障碍的治疗方式进行区分。对于有构音障碍的患者来说，放慢语速明显是帮助他们提高言语清晰度的主要因素。在帕金森病中，节奏性语言提示技术中的节奏刺激形成了一个稳定的时间锚点，令患者可以依此进行适应和调整，从而弥补他们在精确感知和语速调节方面的能力的不足。其次，由于言语功能是一种由众多肌肉协同工作的、非常复杂的感觉运动功能，律动结构可以帮助发音肌肉进行更好的协调。从这个意义上说，言语运动功能与粗大或精细动作功能一样，表现出了对节奏同步（rhythmic entrainment）的敏感性。换句话说，在言语练习的过程中，听觉上的节奏刺激似乎有助于患者找到更好的运动方案。这当然适用于包括肌肉功能受损在内的所有类型的构音障碍。

关于为什么放慢语速对构音障碍的治疗尤为有效，目前存在几种假说。有可能是因为言语运动功能得到了优化，从而提高了发音的清晰度。除此之外，还有可能是听者有了更多的时间来分析不太清晰的语言。

在流畅性障碍患者中，尤其是在口吃和言语失用症患者中，节奏性语言提示能够为他们的言语行为进行时间调节，从而进一步引起了呼吸和声音方面的最佳协调。此外，听觉节奏的刺激（即使是在纯粹的想象状态或无提示的歌唱中）似乎能够稳定言语的流畅性。

13.5　治疗过程

13.5.1　从诊断和评估开始

在开始节奏性语言提示训练之前，我们有必要确定言语障碍的病理。测量构音障碍或流畅性障碍的程度是一个非常复杂的问题。当前可用的评估量表有以下几种，如弗朗蔡构音障碍评估量表（Frenchay Dysarthria Assessment；Enderby，1983）、神经系统语言和语音障碍检查表（Untersuchung Neurologisch bedingter Sprech-und Stimmstörungen，UNS；Breitbach-Snowdon，2003）和慕尼黑言语清晰度量表（Munich Intelligibility Profile，MVP；Ziegler and Zierdt，2008）。然而，大多数临床医师通常会使用描述形式来评估症状的严重程度。

除了特定言语障碍的病理之外，我们也需要参考病因、病程和具体临床症状等方面的因素。

接下来，治疗师也应该参考患者的意见。患者的特定言语障碍造成了哪些症状感受？他们想改善他们的言语功能吗？也就是说，在评估了治疗的客观需求之后，我们也需要关注患者的主观意愿和个人交流资源，即社会环境。在开始治疗和训练时，治疗师需要确保患者是自愿的，且有能力参与到治疗中来，因为建立对治疗的高度依从性是至关重要的。为了达到这个目的，可以将患者讲话的声音录下来，并播放给他们听，从而给予患者一个能够更客观地理解自己言语的机会。

当对患者的症状进行全面评估之后，治疗师可以根据临床症状制订相应的治疗目标。

临床案例

一名 67 岁男性患者罹患帕金森病 12 年了，以左侧运动症状为主。他注意到在他讲话时，妻子和近亲经常不能马上理解他。所以，他们不得不要求他重复他说的话。他的声音较为单调，语速较快，发音清晰度差。当他听到自己讲话的录音时，他被自己的语速之快和内容之模糊震惊到了。此后，他愿意尝试使用节奏性语言提示技术进行言语训练，以降低他的语速，提高言语清晰度。（🎵 音频样本 13.2 中的男性也经历了类似的由于帕金森病构音障碍而导致的言语清晰度降低的问题。）

在评估言语问题时，我们需要考虑以下三个问题。

1. **患者的讲话方式是由于神经系统疾病改变的吗？** 尽管有些人的语速或流畅度听起来并不正常，但也有可能是此人天生的讲话方式所致。

2. **这种因疾病而改变的讲话方式会给患者带来客观或主观的问题吗**？患者是否想要改变他们说话的方式，或者他们是否遇到了沟通问题（即使他们可能不会将这些问题与他们说话的方式联系起来）？

3. **症状的预后是否值得开始治疗**？我们如何从病因和评估方面预测这一现象的发展？患者的症状是会变得更糟，还是会保持不变？当前症状也可能是间歇性的，因此或许不需要任何治疗就会消失？

如果对以上三个问题的回答都是肯定的，那么应该对患者进行转介。

13.5.2　确立目标

一旦我们彻底弄清了患者言语问题的病理，就必须确定治疗目标。我们已从研究数据中得知，节奏性语言提示仅可以用来提高言语的可理解性、发音清晰度和言语流畅性。因此，在这一步，根据评估的结果，我们定义了一个明确且较为现实的目标。而在确立治疗目标的这一步骤中，也必须要有患者的参与，从而根据他们自身的需求和愿望进行调整。

13.5.3　评估自然语速和 / 或流畅性

在确定了治疗目标之后，我们需要评估患者讲话时的实际时间特征。评估一个人的习惯性语速的唯一可靠的方法，就是让他们自由连续地说话 1 分钟并进行录音，然后在听录音的时候数音节。然而，在大多数情况下，这种方法并不适合临床应用，因为要让一个患者自由地、毫无停顿地讲话 1 分钟是相当困难的。当然，我们也可以通过给患者一个朗读任务来评估语速。但是，从功能性的角度来看，朗读与自由说话是截然不同的。朗读行为通常不涉及患者自身的意图，且额外的视觉刺激会在很大程度上影响患者的语速。而节奏性语言提示技术主要用于改善自由讲话时的语速，因此需要对这一点进行特定的评估。这一情况同样适用于流畅性。因此，我们应该对自由讲话状态下的语速和流畅性进行彻底的观察与描述，并可以通过录音的手段来为我们的观察提供支持和记录（也可以在随后的治疗进程中用于监督患者的依从性）。

13.5.4　确定节奏性语言提示是否是实现目标的有效手段

在前两次治疗过程中，治疗师应首先确定节奏性语言提示是否可以有效地治疗该患者的言语问题。在此时，我们有必要再度将临床目标纳入考核。如果目标是提高口吃患者的流畅度，以实现更常规的言语模式，我们就需要通过评估节奏刺激对该患者言语流畅度的影响来测试节奏性语言提示技术是否对达成此目标有益。而对于帕金森病患者来说（以 ♪ 音频样本 13.2 为例），通常有必要提高他们言语的可理解性和清晰度。我们可以通过测试患者在节奏性语言提示条件下的口语表达情况来确定是否可以做到这一点（听 ♪ 音频样本 13.3）。

　　然而，我们首先需要测试患者的节奏同步能力。要做到这一点，首先要求患者跟随一个速度适宜的恒拍（例如，将节拍器设置为 100 次 / 分钟）来打拍子。如果患者的听觉运动同步功能明显受损，节奏性语言提示是不会产生效果的，因此没有必要采用这个技术。接下来，治疗则需要根据研究数据来确定恰当的速度和节奏刺激模式。对于口吃患者来说，我们会先尝试每拍一个音节的恒拍提示。刺激频率应该设置为一个较为舒适的速度，但是要比患者的自然说话速度慢一些。在进行第一次治疗时，从朗读韵文（结构方整、较为押韵的文体）或诗歌开始会较为容易。但与此同时，我们也需要观察自由说话时的言语模式是否会受到节奏性语言提示的影响。要想做到这一点，最简单的方法就是问患者一些不需思考便可回答的简单问题。（治疗师最好向患者解释，我们只想看看他们说话的方式，而不是他们说话的内容。）如果言语模式在这种情况下没有发生足够的变化，则应该调整节奏刺激的模式与速度。

　　最简单的刺激方式是恒拍提示，即每个音节与节拍器的一个节拍相匹配。下面是一个恒拍提示的例子（请参考 ♪ 音频样本 13.4）：

今	天	我	想	去	城	里	面	买	东	西	→	讲话节奏
●	●	●	●	●	●	●	●	●	●	●	→	节奏刺激

在节奏型提示中，我们则会根据正常说话时的语言模式，将长短不等的音节与节奏型进行对位。以下是节奏型提示的例子（听 ♪ 音频样本 13.5）：

今	天	我	想	去	城	里	面	买	东	西	→	讲话节奏
●	○	○	●	●	●	○	○	●	○	○	→	节奏刺激

以下是另外两个节奏型提示的例子（听 ♪ 音频样本 13.6）：

今	天	我	想	去	城	里	面	买	东	西	→	讲话节奏
●	○	●	●	●	○	○	●	●	○	○	→	节奏刺激
●	○	○	○	●	●	○	○	●	○	○	→	节奏刺激

虽然言语模式可以表现出复杂的节奏，但为了保持节奏与运动的同步，刺激的节奏结构将保持不变。在找到最佳的刺激模式后，我们应对提示的频率或速度进行调整，以确定最佳

的刺激频率。

在此步骤中，最关键的问题依然是患者自由讲话时的模式是否在节奏的影响下朝着我们设定的治疗目标进行转变（见图 13.1）。只有毫无疑问地确定了这一点并设定了恰当的刺激频率，我们才能开始系统的节奏性语言提示训练。而如果患者在节奏刺激下没有在言语模式方面表现出显著的改善，就应该采用其他的语速控制技术（如节奏板、字母板和延迟听觉反馈等）。

13.6　五步训练方案

在使用节奏性语言提示技术进行治疗时，我们推荐治疗师根据以下五个步骤进行系统性训练。这是一个有证据支持的逐级训练方案。每一次治疗都将要求患者从朗读开始，然后逐步进行到对自由讲话模式的训练（Ramig et al., 2001）。

13.6.1　初步练习：节奏刺激下的打拍子

患者用功能较好的那只手，跟随节奏刺激开始打拍子。在这里，开始了节奏同步之后，患者便可以体会到节奏对其运动的影响。就像在进行听觉—运动连接时一样，重点并不是让每次拍手都恰好落在节拍上，而是要让动作本身与给定的节奏同步。在此，节奏刺激的速度应该已被设定为节奏性语言提示的训练速度。如果患者能够轻而易举地达成节奏同步，这一步骤可以省略。

13.6.2　根据节奏提示阅读预先组织好的材料

在这一步骤中，治疗师将选取最适合患者口语能力的材料，然后要求他们根据拟定的节奏和模式进行朗读。治疗师可以根据患者的状况，选择语句较短、容易在节奏性语言提示的帮助下进行复述的诗歌、韵文或歌词等。如果需要，患者也可以继续跟着节奏打拍子。

13.6.3　根据节奏提示阅读日常短语

在这个阶段，患者会被要求继续朗读，但练习材料被替换为在日常生活中会用到的短语和句子。这里使用的语句列表可以根据患者的需要单独设计。同上，如果需要，患者也可以继续跟着节奏打拍子。

13.6.4　根据节奏提示自由发言

接下来，患者需要跟随节奏刺激进行自由发言。通常来讲，最好的办法是由治疗师询问一些非常简单的问题（例如，"你今天早上是几点钟起床的？""今天天气怎么样？""你早餐吃了什么？"）。如果可能，患者还可以就一个选定的话题进行独白。另一种选择是由治疗师读出报纸上的标题，然后请患者对此发表评论。对于大多数患者来说，这是节奏性语言提示训练中最为重要的一步。因此，在每次进行治疗时，这一步骤应该比其他步骤占用更多的时间。

13.6.5　功能变化的转换

在这一步骤中，治疗师会要求患者在没有节奏刺激的情况下自由地讲话，但需要根据治疗目标保持较高的言语质量。治疗师还应该建议患者在治疗后继续进行一些转换练习（例如，指示患者保持良好的言语质量，并开口向护士要一杯茶）。

13.7　通用要诀和技巧

1. 在进行节奏性语言提示治疗时，治疗师通常会使用到节拍器，因为它可以帮助我们精确地控制节奏。所选节拍器的声音应该是令人愉悦且响亮的。响度是很重要的一个因素，因为在大多数情况下，治疗师还希望患者能够大声地说话，所以由节拍器带来的听觉刺激应该自始至终都是清晰可识别的。我们也可以选用机械节拍器，因为一般来说，由于感官统合的效应，能够"看到节拍"会成为一种优势。然而，音色和响度是治疗过程中更重要的因素，所以在选择节拍器时，应该优先考虑这两点。

2. 在节奏型提示的模式中，由于音节数量不同，患者总体的语速将高于恒拍提示模式。因此，在进行节奏型提示时，节奏刺激的速度需要慢于恒拍提示模式。

3. 在进行节奏型提示的练习时，让患者想象在"跟着唱"是有帮助的。通常，当人们被要求自由跟唱时，他们会自发地达成某种稳定的节奏模式，比如"一二、一二"或"一二三、二二三"。这种稳定的节奏模式通常是由固定的节拍间隔（通常是三拍或四拍）来实现的。因此，通过"跟唱"的概念，患者可以在一个稳定的节奏型提示下实现自由讲话。

4. 如果在第2步和第3步中，患者选择继续用手打拍子，那么应该注意提示他们保持相对的安静。用手打拍子的声音不应该与节奏刺激混在一起。

5. 看看患者是否有能力进行一些自我训练。通常来说，只进行第4步和第5步，患者会需要一个陪练。在理想情况下，治疗师应该负责让这位陪练熟悉节奏性语言提示的练习过程。

6. 如果患者没法找到陪练进行自我训练，也可以自行阅读报纸上的标题，然后对此发表自由评论。

13.8　针对帕金森病患者的治疗应用

上文已经提到，对于帕金森病患者，我们主要使用节奏性语言提示来提高言语清晰度。为此，帕金森病患者需要将语速降低到习惯语速的 60% 及以下。但是，由于他们的自我感知受损（例如，"我的妻子再也听不懂我说的话了，但我真的不知道为什么"），因此也有必要将言语的各个方面进行夸张。所以，在我们进行练习时，需要保持一个非常慢的语速，甚至比我们希望患者达到的日常语速还要慢。通过节奏性语言提示练习声音响度时，也是同样的道理。此外，要想达到预期的效果，必须保持高强度的训练（Farley et al.，2008；Fisher et al.，2008）；每周 5 天、每天至少 15 分钟是一个必要的练习强度。要想实现这种高频率的训练，通常只能借助于额外的家庭训练，因此，患者能否自我感知并服从安排非常重要。频繁地录音可以帮助患者解决这些问题。同时，由于帕金森病是一种神经退行性疾病，我们也建议患者在持续性的高强度训练期间有 1~2 个月的治疗假期来进行休整。

13.9　针对痉挛型、失调型或混合型构音障碍患者的治疗应用

如前所述，尽管痉挛型或失调型构音障碍患者的语速已经被放慢了，节奏性语言提示仍可以通过放慢他们的语速来进行有效的治疗。不过，为了建立良好的依从性，我们也需要向患者详细解释治疗目标。因为很有可能出现一种情况，即由于我们将他们的语速进一步放慢，患者可能会觉得他们的情况实际上正在变得更糟。对于这部分患者来说，我们建议每周进行 3~4 次治疗。

13.10　针对口吃患者的治疗应用

当前的研究数据不能清晰地显示对于口吃患者来说，什么样的提示方式和速度才是最恰当的。因此，我们在实际进行治疗时，有必要多尝试一些速度（甚至可以达到患者的习惯性语速，比如每分钟 240 个音节左右）。最初的训练模式应该保持每拍一个音节（恒拍提示）。

但是为了达到改善流畅性的最佳效果，之后可以将训练模式改为每拍一个完整的单词。

参考文献

Breitbach-Snowdon, H. (2003). *UNS: Untersuchung Neurologisch bedingtes Sprech- und Stimmstörungen*. Koln: ProLog.

Brendel B and Zisgler W (2008), Effectiveness of metrical pacing in the treatment of apraxia of speech. *Aphasiology*, *22*, 77-102.

Duffy, I. R. (2005). *Motor Speech Disorders substrates, differential diagemosis, and management*, 2nd edition. St Louis, MO: Elsevier Mosby.

Enderby, P. (1983). *Frenchay Dysarthria Assessment. Austin*, TX: Pro-Ed.

Farley B G, Fox C M, Ramig LO, and McFarland DH (2008). Intensive amplitude-specific therapeutic approaches for Parkinson's disease: towards a neuroplasticity-principled rehabilitation model. *Topics in Geriatric Rehabilitation*, *24*, 99-114

Fisher, B. E, st al, (2008). The sffect of exercise training in improving motor performance and corticomotor excitability in people with early Parkinson's disease. *Archives of Phvsical Medicine and Rehabilitation*, *89*, 1221-1229.

Flasskamp A. Kotz S A. Schlegel U. and Skodda S (2012). Acceleration of svillable repetition in Parkinson's disease is more prominent in the left-side dominant patients. *Parkinsonismn & Related Disorders*, *18*, 343-347.

Glover H, Kalinowski I, Rastatter M. and Stuart A (1996). Effect of instruction to sing on stuttering frequency at normal and fast rates. *Penceptual and Motor skills*, *83*, 511-522.

Hammen V L, Yorkston K M, and Minifie F D (1994). Effects of temporal alterations on speech intelligibility in parkinsonian dysarthria. *Journal of Speech and Hearing Research*, *37*, 244-253.

Ingham R J et al. (2009). Measurement of speech effort during fluency-inducing conditions in adults who do and do not stutter. *Journal of Speech, Languagr, and Hearing Research*, *52*, 1286-1301.

Ingham R J et al. (2012). Phonation interval modification and speech performance quality during fluency-inducing conditions by adults who stutter. *Journal of Communication Disonders*, *45*, 198-211.

Moreau C et al. (2007). Oral festination in Parkinson's disease: biomedical analysis and correlation with festination and freezing of gait. *Movement Disorders*, *22*, 1503-1506.

Pilon M A, McIntosh K W, and Thaut M H (1998). Auditory vs visual speech timing cues as external rate control to enhance verbal intelligibilitv in mixed spastic-dvsarthric speakers a pilot study. *Brain Injury*, *12*, 793-803.

Prigatano G P, Maier F, and Burns R S (2010). Anosognosia and Parkinson' disease. In: G P Prigatano (ed.). *The Study of Anosognosia*. Oxford: Oxford University Press pp. 159-169

Ramig L O, Sapir s, Fox C, and Countrymans (2001). Changes in vocal loudness following intensive voice treatment (LSVT) in individuals with Parkinson's disease a comparison with untreated patients and normal age-matched controls. *Movement Disonders*, *16*, 79-83

Thaut MH, McIntosh K, McIntosh G C, and Hoemberg V (2001). Auditory rhythmicity enhances movement and speech motor control in patients with Parkinson' disease. *Functional Neurology*, *16*, 163-172.

Tripoliti E et al. (2011). Effects of subthalamic stimulation on speech of consecutive patients with Parkinson disease. *Neurelogy*. *76*, 80-86.

Van Nuffelen G et al. (2010). Effect of rate control on speech production and intelligbility in dysarthria. *Folia Phoniatrica et Logopaedica, 62,* 110-119.

Yorkston K M, Hammen V L, Beukelman D R, and Traynor C D (1990). The effect of rate control on the intelligibility and naturalness of dysarthric speech. *Journal of Speech and Hearing Diserdler*, *55*, 550-560.

Ziegler W and Zierdt A (2008). Telediagnostic assessment of intelligibility in dysarthria: a pilot investigation of MVP-online. *Journal of Communication Disorders*, *41*, 553-577.

（宋宜川　李冰　译）

请扫描以下二维码来收听本章所有音频样本：

第 14 章
口腔运动呼吸训练

Kathrin Mertel

14.1　定义

口腔运动呼吸训练（oral motor and respiratory exercises，OMREX）是一种致力于控制发音清晰度、增进呼吸强度以及改善发音器官功能的音乐治疗技术。主要通过发声练习或者管乐器吹奏作为训练的音乐媒介，来加强发音的清晰度、呼吸的强度以及发音器官的功能性。

14.2　目标群体

言语障碍可以不同的形式出现，原因也可由不同因素造成，比如神经性损伤、感觉官能（视觉或者听觉）迟缓或者障碍、由运动功障碍引起的言语障碍，或者其他发展障碍性问题。

以下列举的例子里包含了常见的由神经损伤引起的交流沟通障碍。

- 脑外伤是造成患者死亡和永久性残疾的主要原因，对患者病情严重程度的影响范围极广。颅脑损伤可以对大脑整体造成伤害，可能会极其复杂地导致患者运动功能、语言功能、认知功能和社会功能的改变。
- 脑卒中可被广泛地分类为缺血性卒中和出血性卒中。缺血性卒中由脑动脉系统中梗阻的血块造成，导致脑组织发生缺血缺氧以致脑组织坏死。缺血性卒中是脑卒中疾病的主要类型，约 80% 的脑卒中是缺血性的。出血性卒中是由脑内血管破裂引起的局部组织破坏造成的，是导致脑卒中的约 20% 的原因。根据特定脑部区域受损的情况，脑卒中通常伴有持续的运动障碍（轻度瘫痪或者全身麻痹），以及言语或者认知功能障碍。

构音障碍是指由神经病变造成言语相关肌肉损伤而导致的言语障碍。由于潜在的损害，舌部、唇部或者面部肌肉无法正常协作，发音会出现过轻、含混或者无法理解的情况。这类肌肉损伤会影响音域、语速以及口腔运动的稳定性（Abbs and DePaul，1989，cited in Tamplin，2008）。

在柯克兰系统性回顾中，Sellars 等人（2002）预测了脑卒中后构音障碍的发病率为 20%~30%，脑外伤后构音障碍的发病率为 10%~60%。构音障碍的特点包括有限的言语清晰度，声音强度降低以及音域变窄，异常的语速和不良的韵律。构音障碍患者往往语速缓慢且口齿不清，通常语调单一，伴有鼻音。言语的整体流畅性和段落性会受呼吸和讲话不协调的影响。

构音障碍的症状也经常在帕金森病或者亨廷顿病中出现。

- 亨廷顿病是一种相对罕见的遗传性神经系统疾病，发病年龄通常在 35—45 岁。这种疾病的典型症状是舞蹈病，或者涉及全身不自主的抽动，严重影响正常的日常活动。吞咽和语言往往在疾病的后期受到影响。

- 帕金森病是一种较常见的神经退行性疾病，在老年人群中发病率较高，平均发病年龄为 60 岁。最常见的初始症状是单手震颤，通常为静止性震颤，主动运动时不明显。随着疾病的发展，诸如运动迟缓（起步困难，难以保持稳定）等不利症状逐步出现。语言最终也会受到影响，个体会表现出不同程度的讲话含混不清、发音不明或者语速不受控等问题。

帕金森病和亨廷顿病都涉及基底神经节的不同部分；基底神经节位于大脑深处，在控制运动（尤其是自主运动）、维持运动与管理运动模式方面起关键作用。

前面提到过的神经性损伤也会导致动作协调障碍，这会引起言语协调能力的不利。在动作协调障碍中，尽管肌肉力量和感觉正常，但是大脑无法协调复杂的感知运动活动（比如言语）。针对动作协调障碍症状的治疗会鼓励患者进行主动言语或者反射性的被动言语，并且加强发音的清晰度，提高声音质量。

构音障碍和动作协调障碍的症状也可能在脑瘤患者中出现。肿瘤可能会压迫大脑的关键区域，改变血液流动并且阻止原先足够的氧气正常输送，或者直接损伤大脑中与语言相关的区域。

发育障碍以及诸如听力障碍等感觉功能的发育迟缓或障碍，都有可能导致言语和语言的迟缓。

14.2.1　影响言语运动和呼吸系统功能的其他疾病

14.2.1.1　肌营养不良症

肌营养不良症是一种渐进性的肌肉退化症，可能与基因有关，也可能是突发性的，其特征是脂肪和纤维组织代替了消耗后的肌肉细胞。

这种疾病的早期症状包括笨拙的动作、不良的姿势以及容易跌倒。肌无力大多由近端发展到远端，首先受到影响的是躯干以及股骨和肱骨肌肉。在病程的后期，手部、颈部和面部都会受到影响。肌营养不良症总共有九种主要类型，最常见的是杜氏肌营养不良症（Duchenne muscular dystrophy，DMD），发病年龄一般在 3—5 岁，也有在 10—11 岁才出现症状的特例。大多数杜氏肌营养不良症患者的智商低于平均水平，但一般举止、排便和性功能正常。大约 1/3 的患者受到严重影响，可能会出现行为、视觉、语言和更严重的认知障碍。这种疾病是渐进性的，最终会影响心脏和呼吸肌。这使得此类患者容易染上严重的肺部感染以及心力衰竭，平均寿命不到 30 岁。

14.2.1.2　唐氏综合征

唐氏综合征是最常见的由染色体异常导致智力发育迟滞的疾病。唐氏综合征的症状可由多种致病因综合发展而成，但大约 95% 的致病因是 21 号染色体的三体现象，也就是唐氏综合征患者的第 21 对染色体多出了一条，变成三条。唐氏综合征的症状常与认知能力低以及特定的面部特征相联系，有可能会导致心脏缺陷、白血病和早发性阿尔茨海默病。不同患者的个体语言和沟通技能往往差异很大。唐氏综合征患者通常舌头过大，导致发音和构音困难。轻度听力损失的高发病率很难被检测发现，但这也可能是导致语言能力迟缓的原因之一。可以使用个体言语治疗来针对特定的语音错误，增强患者的言语理解性，或者根据不同的情况实行进一步的语言和读写能力训练（Kirk et al.，2005）。

14.2.1.3　慢性阻塞性肺病

慢性阻塞性肺病（简称慢阻肺）（chronic obstructive pulmonary disease，COPD）是由慢性支气管炎（气道的炎症，每年咳嗽、咳痰 3 个月以上并连续 2 年者）、肺气肿（晚期气道损坏，本章后面将讨论）或这两种疾病相结合引起的。这是一种进行性疾病，也就是说病情会随时间逐渐恶化。慢性阻塞性肺病的症状是咳嗽、呼吸困难加剧和运动不耐受。随着病情的恶化，由于持续性的呼吸困难、疲劳和抑郁，此类疾病会对患者的日常生活造成严重的困难和障碍。虽然目前医学上已经有了相应的治疗手段，但只有两种干预手段经证明可以延缓病情的发展：

一是戒烟，二是补充氧气吸入（Bonilha et al.，2009）。

14.2.1.4 肺气肿

肺气肿是一种终末细支气管远端肺组织持久性扩张引起的肺部病理状态，这种扩张伴随着肺泡壁的损伤。肺气肿会导致两个问题：一是它会减少可用于空气交换的肺表面积，二是它损害了肺结构的完整性。肺气肿患者缺少足够的肺组织来支持有效的气体交换，因此他们的血液中缺少氧气，并且堆积了大量二氧化碳。肺结构的破坏会导致气道狭窄，降低肺的弹性回位，这都会影响有效的呼吸运动，最终会导致呼吸短促、气喘和咳嗽（同时患有慢性支气管炎）。吸烟是导致肺气肿的主要病因，长期暴露于空气污染物中是次要病因，蛋白酶失调是不太常见的病因（Engen，2005）。

14.3 研究总结

神经音乐治疗学在语言和言语障碍中的总体作用是帮助患者发展自发性和功能性言语，提高言语理解能力。更具体地说，神经音乐治疗学可以促进运动机能的控制性和各肌肉的协调性（两者对发音都是必不可少的），提高换气量，增强言语流畅性，帮助理解发声和断句，完善语速，增强语言的可理解度。

神经音乐治疗学将言语治疗的技术与音乐素材结合在一起来矫正言语和呼吸类疾病。呼吸功能障碍可通过降低语音音量、缩短发音时间来影响言语质量。呼吸在发声过程中起着至关重要的作用，无论是声音、言语还是歌唱都与呼吸息息相关。唱歌尤其需要严密控制呼吸，因为它涉及深吸气时横膈膜的强烈收缩，收缩后，呼气时声带的闭合部分会控制收缩横膈膜和其他呼气肌。

有关研究者研究了歌唱对慢性呼吸系统疾病患者的呼吸控制的积极作用。Engen（2005）评估了肺气肿患者在 6 周内参加 12 节声乐课之后的表现，发现他们的说话强度和数数字的持续时间明显增加。此外，在介入治疗后，他们的呼吸模式由病理性的以锁骨位置发声转变为正常的膈肌发声。同样的研究发现在 4 年后由 Bonilhaet（2009）等人对慢阻肺患者进行的研究中得以重现。研究人员给一半的参与者安排了 24 节声乐课，其中包括专门为慢阻肺患者设计的呼吸和发声练习，另一半参与者作为对照组参加了手工艺品的制作活动。这项研究还发现，唱歌能够在呼吸系统压力—容积关系中产生短暂的变化。具体来说，参与者表现出吸气量的增加和呼气量的减少，这种变化在短时间的唱歌后更加明显。与对照组相比，实验组在最大呼气压方面也有小的改善。关于歌唱或者吹奏乐器在慢性呼吸系统疾病中的潜在作用，还需要更多的研究，来决定二者是否可以成为肺病康复的新手段。

不仅是肺功能障碍，在更大程度上，神经功能障碍也会影响语言能力、呼吸量和呼吸协调能力。Tamplin（2008）进行了一项初步研究，调查声乐练习对脑外伤或脑卒中后引起的构音障碍清晰度和语言自然性的影响。在音乐个体治疗过程中，音乐治疗师使用了包括口腔运动呼吸训练在内的不同的音乐训练。在 24 次音乐治疗后，部分结果显示，参与者的呼吸量增强，句子中的停顿与之前相比减少。由于治疗改善了呼吸量，治疗结束后，参与者可以在每句话里增加更多的字词，且言语节奏更自然。

可以想象，要想发出完整句子所需的声音，除了控制音量，还需要精细的口腔动作控制以及嘴唇、舌头和下巴的协调。在讲话过程中，口面运动的特征在很大程度上取决于特定话语的语音要求。口腔动作也会随着说话韵律的变化而变化，比如语速和言语强度。McClean 和 Tasko（2002）描述了正常情况下的口部和面部肌肉活动。在运动控制过程中，需要控制运动神经元的输出，这些神经元在本质上要么是强直性的（激动剂和拮抗剂的共同激活），要么是阶段性的（拮抗剂的脉冲相互激活）。在研究中，McClean 和 Clay（1995）利用肌电图测量了这种口部和面部肌肉的强直性和阶段性活动。言语韵律（速度和强度）会影响给定句子的声学效果，从而导致支配口部和面部肌肉的运动神经元的输入发生改变。

口腔运动造成的言语障碍也可能是由大脑不同区域的不同程度损伤引起的。在过去的 10 年里，Thaut 及其团队进行的相关研究也支持了这样的观点，即节奏听觉刺激促进了运动系统的自主性和对时间的把握性（McIntosh et al.，1996；Thaut et al.，1991，1992，1994，1995，1996）。既然这是可能的，那么由 Thaut 等人（2001）提出的另一个观点也是有可能的：用节奏听觉刺激来刺激语言运动系统，从而帮助组织口腔运动，并且可以同时刺激支配口部与面部肌肉的运动神经元。

之前提到的 Tamplin（2008）的初步研究也支持了强节拍对口腔运动表现的积极影响，可以改善构音障碍患者的言语清晰度。Tamplin 还记录了一种延滞效应，某些参与者在接受音乐治疗的干预后，功能沟通性得到了提高。

目前，很少有以促进言语质量为课题的实证研究可以真正结合有效、合适并与临床相关的治疗手段。即使对于构音障碍这种高发病率的言语病理学疾病，大多数研究也都关注不同类型构音障碍的神经解剖位置，以及对构音障碍严重程度的评估和分类。

需要强调的是，须谨慎将本章所述的大多数研究结果推广应用到每个个体身上。同时，本章的大多数研究数据不可避免地受到参与者人数不足或没有对照组的实际问题局限。进一步研究口腔运动呼吸训练的应用与影响，需要更多参与者、不同的临床人群，以及重复关键发现的研究。为清楚地阐明节奏带动、口腔运动控制、歌唱以及吹奏乐器对呼吸调节的影响，这三点缺一不可。Wan 等人（2010）对于唱歌对神经性疾病患者的治疗效果进行了全面总结。

14.4　治疗机制

言语和唱歌都会涉及呼吸肌和发声相关肌肉的使用，并且二者都包含节奏、音高、音量、节奏和字词的元素。因此，发现言语和唱歌有许多相同的神经机制并不奇怪，这两者可以在治疗过程中相互影响。

音乐在本质上具有激励和鼓舞的作用，因此常常可以使人们更简单地自主发出声音。Van der Merwe（1997）指出，比起单纯地为增强口腔肌肉力量而进行阻抗性训练，用音乐模仿或练习讲话模式更有可能增强神经的适应性，这种适应性也是提高言语准确度所必需的。

在治疗中使用歌曲可以帮助改善由于各类神经功能障碍导致的言语障碍，歌曲也很容易根据患者的年龄进行选择。在治疗过程中使用歌曲，无论患者年龄多大，都可以用一种愉快的方式体验使用字、词、语调化的旋律和语言的其他基本特点。在治疗中使用歌曲也可以提高注意力，增强记忆力。

在唱歌过程中，人们可以在歌曲中轻松地感受到歌曲的节奏，以此来帮助刺激及组织口腔肌肉的运动。歌曲中的节奏提示在唱单音节或者某段旋律时尤其强烈，并且会在演唱歌曲的过程里呈现具有组织性和高重复性的模式。歌曲中唱的字句会比口语讲话慢一些，抑扬顿挫的语音变化更为明显，这两点更有助于练习控制口腔运动。音乐治疗师能够根据运动学习的原则使用且随时调整音乐训练的素材。为了加强口唇肌、舌和下颌的协调运动，个别的声乐训练也可以用来促进和塑造口腔精细的动作技能，此类训练可以增强构音障碍的清晰度和可理解性。歌唱时的节奏不仅是控制和执行运动的计时器，还有助于组织呼吸规律，提示下一句的言语输出。与此同时，唱歌还对发展呼吸的其他功能起到了辅助作用，提高患者日常生活能力，改善生活质量。

Bonilha 等人（2009）的研究表明，在唱歌或吹奏乐器时控制呼吸，可以迅速促进呼吸系统压力—体积关系的短暂变化。呼气时的腹部肌肉收缩时间越长，腹部压力就越大，从而更有力地排出空气，对辅助这些肌肉以促进唱歌和言语的训练更有效。为了延伸乐音，唱歌和吹奏乐器都需要大量控制并且锻炼呼气肌部分。对于专业歌手来说，为了促进呼吸协调，他们也经常进行呼吸训练和声乐练习。对患者来说，以唱歌或者吹奏乐器来训练呼吸功能的治疗方式既实用又不失乐趣。

14.5　临床方案

唱歌和吹奏乐器有助于准确地控制口腔的运动并且改善肺功能。患者在唱歌或吹奏乐器时，可以同时收到听觉和动觉反馈。以治疗为目的的歌唱，以及通过吹奏乐器练习控制呼吸，可以减少过度的肌肉紧张，提高气息量，并且可以通过训练和增强相关肌群来提高言语的清晰性和准确性。

演奏音乐的过程可以激发并且督促患者积极参与康复治疗，在这个过程中自然而然地促进言语的表达。

14.5.1　改善口腔运动功能

准确控制口腔运动对于输出清晰、易懂的语言是必不可少的。虽然这类发音动作早已在童年时期就习得了，但是构音障碍患者必须重新学习这些发音动作，来达到自主性控制并且执行此类动作的目标。在治疗中，可以用唱歌的方式训练口腔运动技巧，唱歌也有助于患者增强对嘴唇、舌头、下颌和牙齿的认识，进一步帮助他们熟练掌握口腔运动技巧（见表14.1）。

表 14.1　针对元音和辅音的口腔运动练习

	唇肌位置	发音
唇齿音	上唇和上前牙	W、F
双唇音	上唇和下唇（闭合）	B、P、M
软腭音	舌根部分和软腭	G、K、CH、NG
硬腭音	舌头前部和硬腭	J、CH
齿音	舌尖和上前牙	S、T、D、N
小舌音	舌根部分和腭垂	NG、R
元音	下颌张开	A
	上下唇全部张开	E
	上下唇张开，舌根部分	I
	圆唇	O、U

在言语表达中涉及的口腔运动技巧包括：正常的肌张力与肌肉强度、言语肌群的协调性、下颌和舌头适当的活动范围、音节组合速度的控制性，以及各结构（如舌头和下颌）的独立性。

14.5.2　练习口腔运动功能的建议

1. 为了帮助患者意识到下颌、嘴唇或者舌头的位置，演唱歌曲或旋律时，可以在歌词中重复使用相同的元音：

    ——下颌打开：唱 "a"

    ——O 形唇：唱 "o"

    ——上下唇闭合：唱 "m"

    ——舌尖向上：唱 "l"

    ——舌根向上：唱 "g"

2. 为了帮助患者练习下颌、嘴唇或者舌头的单个动作，唱歌曲或旋律时可以在歌词中使用单个音节：

    ——提起舌尖：张开下颌连续唱 "la"

    ——张开 / 闭合上下唇和下颌：唱 "ma" 和 "ba"

    ——抬起舌根：唱 "ga" 和 "ki"

    ——上下唇紧缩：唱 "fe" 和 "wi"

3. 为了帮助患者练习下颌、嘴唇或者舌头的组合运动，唱歌曲或旋律时可以在歌词中使用音节的组合：

    ——上下唇和舌尖：唱 "so-sa-se-sa"

    ——舌尖和下颌：唱 "ta-ti-ta-ti"

    ——缩唇、舌尖和下巴：唱 "du-ba-du-ba"

    ——下唇和下颌：唱 "fi-fa-fi-fa"

    ——舌尖和舌根：唱 "se-ge-le-ge"

这些练习应该以患者能够正确发出目标音或音节的速度开始，在过程中按进展逐步加快。

值得注意的是，Bonilha 等人（2009）观察到，慢阻肺患者在进行了声乐训练后，咳嗽增加致使大量痰咳出。从这一观察结果可以合理地推断，唱歌（作为声乐练习的一种）也可能改善呼吸道的清洁卫生，使呼吸道分泌物向上呼吸道位移，并且诱发咳嗽反射。同样的积极作用也可能在其他严重受损患者的早期康复过程中出现，尤其是那些与咳嗽弱反射和黏膜阻塞做斗争的患者。

四肢瘫痪患者也可能受益于口腔运动呼吸训练。如果他们的残疾严重到一定程度，那么许多患者将要学一种通过嘴部运动控制的装置来操作轮椅。还有一些患者会继续练习相关的口腔运动功能，以此成功地胜任以计算机为基础的工作或者管理员工作。而完成这些任务需要极其发达的口腔运动功能；对于有计划发展这类技能的患者，可以从用口含槌敲击钹、三角铁或小手鼓（像治疗性器乐演奏那样）开始。

14.5.3 口腔运动呼吸训练在儿童群体中的应用

口腔运动呼吸训练在患有不同缺陷的儿童中的应用与在成人中的应用相似。患有自闭症或听力障碍的儿童往往在表达性和接受性交流方面表现出缺陷。音乐治疗可以有效地鼓励儿童患者完成表达性语言（唱歌、说话）和接受性语言（倾听、理解性手势和肢体语言）。

患有发展障碍、肌营养不良症和构音障碍的儿童常常上下唇无法完全闭上，并可能因此无法避免流出口水（肌肉功能障碍）。吹奏竖笛或口琴这类乐器是鼓励患儿长时间闭合上下唇的理想方法。促进上下唇闭合的练习也能帮助患儿发出基础音节，如"p"和"ma"。歌曲《老麦克唐纳有一座农场》（*Old MacDonald Had a Farm*）中加入了模拟的动物叫声，为患儿练习基本发音提供了一种愉快而有用的方式。几乎所有患儿都喜欢唱歌，利用治疗性歌唱可以鼓励儿童患者尽可能长时间地发出声音，并且可以使用不同的音调。用简单的音节组合代替歌词唱歌有助于改善发音的控制。通过这种方式，患儿可以渐渐意识到口腔和发音器官的使用，学会发出语音所需的口腔动作（上下唇保持圆形、舌头的动作等）。

需要记住的是，发音训练的主要目的是提高言语的清晰度，练习区分各类声音的能力，而不是纠正声乐的音乐感。

口腔运动呼吸训练的音乐治疗可以是个体治疗；如果治疗目标类似，也可以用团体治疗的方式进行。

14.5.4 增强呼吸控制

口腔运动呼吸训练为满足有病理性或功能性呼吸控制障碍患者的需求提供了多种可能性。如前所述，节奏和音乐可以在练习中帮助患者调节至合适的呼吸频率和深度，而节奏的天然优势可以增强锻炼呼吸强度和呼吸控制的效率。呼吸强度可以在节奏的提示下通过有意识的吸气和呼气锻炼来提高。竖笛、口琴或口风琴等吹奏乐器都可以用于呼吸练习，提高声音本身的强度，锻炼喉部功能，增加呼吸量，进一步改善口腔运动功能。

下面会简短地介绍一些可以用于口腔运动呼吸训练的吹奏乐器。

竖笛可用于：

1. 保持上下唇闭合

2. 练习控制呼吸的模式（吸气 / 呼气）

3. 延长呼气

4. 建立吹气的能力（对于儿童群体）

口琴可用于：

1. 协调呼吸模式（吸气 / 呼气）
2. 加强口腔和上下唇的闭合
3. 增强吸吮能力（儿童群体）
4. 长时间保持吸气和呼气
5. 练习和支持横膈肌式呼吸

口风琴可用于：

1. 保持口腔闭合状态
2. 强化上下唇
3. 延长呼气时间
4. 练习和支持横膈肌式呼吸

卡祖笛可用于：

1. 提高声音质量
2. 鼓励自主性声音输出
3. 保持口腔闭合状态
4. 强化上下唇
5. 不同声音的转换

14.5.5　以吹奏乐器练习呼吸模式的建议

14.5.5.1　有意识地控制吸气和呼气（见图 14.1）

由治疗师演奏或演唱一段旋律，在这首短乐曲的结尾，患者通过预先设定的音乐性提示，深深地吸气，向长笛中长吹一口气。这个过程可以重复多次。

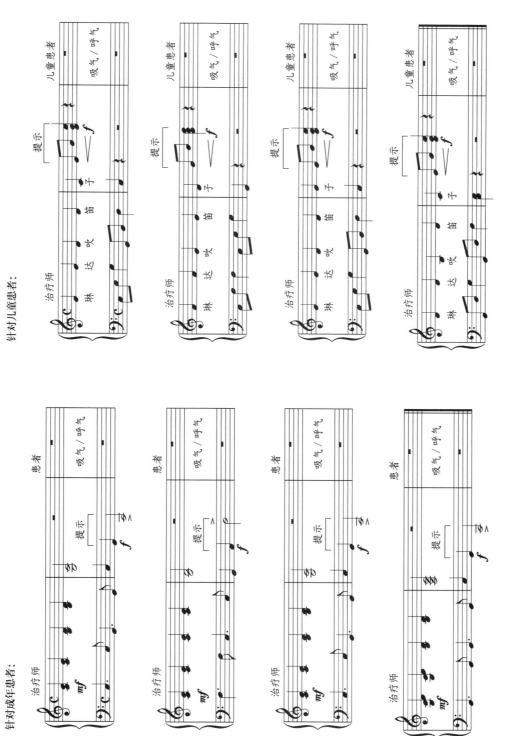

图 14.1 加强吸气和呼气的训练

14.5.5.2 以延长吹奏乐器的乐音来延长呼气时间（见图 14.2）

在这个练习中，患者或者音乐治疗师可以用长笛或口风琴吹奏出简单的旋律线。根据治疗师的经验以及现场判断患者情况，治疗师可以灵活地决定患者向乐器呼气的长度，比如，如果治疗师一直在钢琴上弹奏基础和弦或和弦进行，患者就需要继续呼气。

在使用口风琴乐器时，只要治疗师还在演奏旋律，患者就需要持续呼气，这种练习的目的是逐渐延长患者自主控制呼气的时间，以此来达成说长句子或多音节词的发音目标。

治疗师指导患者如何在八孔笛上吹奏三个不同的音，或者使用不同颜色的贴纸标注在口风琴上做以下练习：

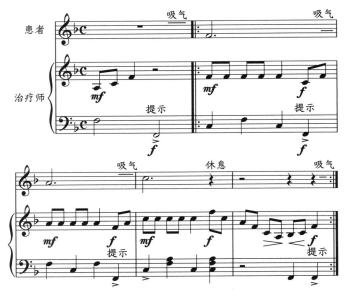

可以逐渐减慢伴奏的速度，来练习呼气时间的进一步延长。

适用于儿童患者：
这项练习可以发展成一个想象游戏，使用小老鼠玩具搭配不同的鼓或者木琴。故事可以这样发展：小老鼠出去散步，过马路的时候必须从一块石头（鼓或者木琴上的音块）跳到另一块石头上（鼓或者木琴上的音块）。当小老鼠从一边跳到另一边的时候，患儿需要持续吹奏长笛，作为对小老鼠过马路的支持。

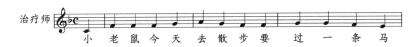

图 14.2 延长呼气时间的训练

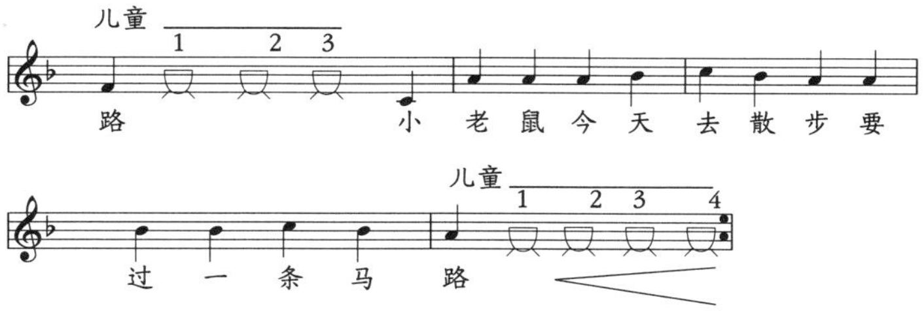

图 14.2（续）

14.5.5.3　吸气和呼气的协调性

一般来说，口琴可能是练习吸气和呼气协调性的理想乐器，因为患者可以清楚地听到他们呼吸的持续时间，感受到他们吸气和呼气的力度。

14.5.5.3.1　等量吸气呼气训练（见图 14.3）

由治疗师为患者弹奏或演唱一段旋律，在旋律结束后，患者通过预先设定的音乐性提示，感受到两拍的节奏，提示吸气，然后对着口琴呼气两拍。同样，这个训练也可以按照患者的实际情况和个体目标来灵活调整。

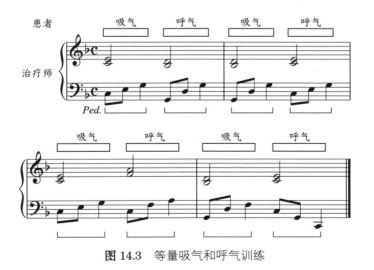

图 14.3　等量吸气和呼气训练

14.5.5.3.2　呼吸模式（见图 14.4 和表 14.2）

口琴非常适合训练膈肌的呼吸功能。治疗师引导患者有节奏地通过吸气和呼气来吹奏乐器——这个动作需要横膈膜短而强烈地收缩。同时，使用此类乐器可以让节奏模式（吸气和呼气的交替）与不同音乐结构相结合。

患者和治疗师可以一同或者轮流进行上述练习。

1. 患者与治疗师同时演奏：治疗师使用钢琴简易伴奏，患者（使用口琴）和治疗师一起演奏一种节奏模式（比如，两拍吸气，两拍呼气）。

2. 患者与治疗师轮流演奏：治疗师引导患者采用特定的呼吸模式（比如，两次吸气，两次呼气），然后治疗师在钢琴上用两个和弦来模仿这个模式，吸气用两次和弦，呼气用两次和弦（这样的模式很容易按不同呼吸模式进行调整）。

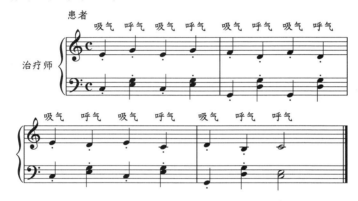

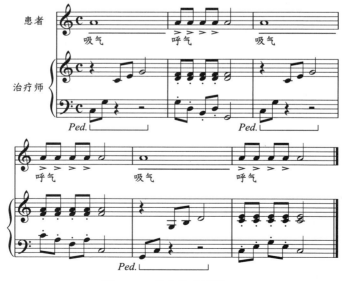

图 14.4 呼吸模式训练

表 14.2　呼吸模式训练

治疗师为患者的吸气和呼气在钢琴上弹奏相同的和弦：	患者吹奏口琴（用口腔吸气和呼气）：
C – G – C – G	吸气 – 呼气 – 吸气 – 呼气
C C – G G	吸气 – 吸气　呼气 – 呼气
C C C – G G G	吸气 – 吸气 – 吸气　呼气 – 呼气 – 呼气
C C__ – G G__	吸气吸气 __ – 呼气呼气 __
C C C__ – G G G__	吸气吸气吸气 __ – 呼气呼气呼气 __

14.5.5.3.3　鼻腔和口腔呼吸的协调性训练（见图 14.5 和表 14.3）

毋庸置疑，呼吸的协调性训练也可以应用于鼻腔和口腔的呼吸训练。不同的是，对于这样的练习，长笛或竖笛是更好的器乐选择。

前面描述的所有关于呼吸协调或呼吸模式的练习举例都可以应用在这里，只不过，这个过程是直接通过鼻腔进行呼吸的。

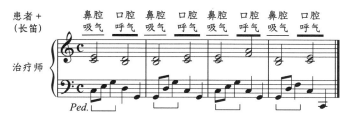

图 14.5　鼻腔吸气和口腔呼气的协调性训练

根据患者的健康状况或认知情况，对呼吸模式的训练可用于与治疗师进行的个体治疗，也可以在团体治疗中进行。

表 14.3　鼻腔吸气和口腔呼气的协调性训练

治疗师为患者吸气和呼气在钢琴上弹奏相同的和弦：	患者吹奏乐器（用鼻腔吸气，用口腔呼气）：
C – G – C – G	吸气 – 呼气 – 吸气 – 呼气
C C – G G	吸气 – 吸气　呼气 – 呼气
C C C – G G G	吸气 – 吸气 – 吸气　呼气 – 呼气 – 呼气
C C__ – G G__	吸气吸气 __ – 呼气呼气 __
C C C__ – G G G__	吸气吸气吸气 __ – 呼气呼气呼气 __

14.5.6　呼吸控制和口腔运动功能的结合

　　在上述练习中，乐器的音质在很大程度上是由呼吸的力度和呼吸的频率控制的，而二者主要取决于膈肌和腹肌的收缩运动。然而，有过吹奏乐器经历的人都有体会：音质的清晰度主要是通过舌和唇的运动来实现的。在吹奏过程中需要持续的呼气，而这种气流又会被舌部运动打断。以这种方式吹奏乐器不仅有助于塑造和加强舌部运动，同时有助于训练负责口腔运动的肌肉，因为这些肌肉在吹奏中持续紧紧地靠近乐器（见图 14.6 和图 14.7）。

　　针对呼吸控制和口腔运动功能的治疗性练习可以采用类似于前面描述的练习方法。

　　通过学习如何以更快的速度吹奏不同的节奏型，或者在一次呼吸中尽可能多地重复吹奏同一种节奏型，可以使患者得到呼吸和口腔运动能力的即时性和连续性反馈。

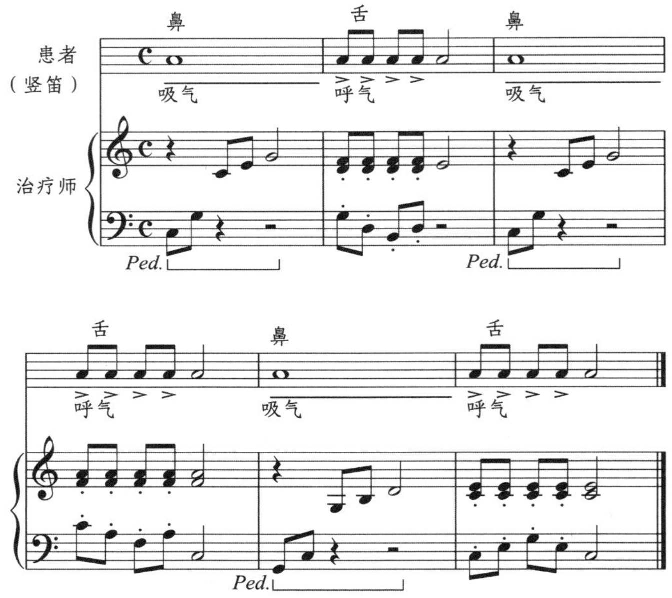

图 14.6　呼吸协调和舌部运动训练（一）

在本训练中，患者通过鼻腔训练短促型深吸气模式，用舌肌运动吹奏节奏型。舌肌运动越快，吹奏速度越快。

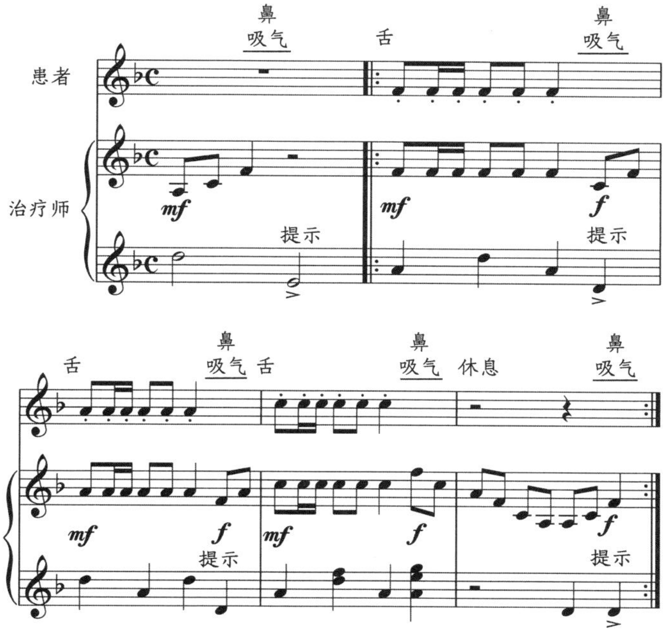

图 14.7　呼吸协调和舌部运动训练（二）

参考文献

Bonilha, A. G., Onofre, F., Prado, M. Y. A., and Baddini Martinez J. A. (2009). Effects of singing classes on pulmonary function and quality of life of COPD patients. *International Journal of Chronic Obstructive Pulmonary Disease, 4*, 1-8.

Engen, R. L. (2005). The singers breath: implications for treatment of persons with emphysema. *Journal of Music Therapy, 42*, 20-48.

Kirk, S. A., Gallagher, J. J., Anastasiow, N. J., and Coleman, M. R. (2005). *Educating Exceptional Children,* 11th edition. Boston, MA: Houghton Mifflin.

McClean, M. D. and Clay, J. L. (1995). Activation of lip motor units with variations in speech rate and phonetic structure. *Journal of Speech and Hearing Research , 38*, 772-782

McClean, M. D. and Tasko, S. M. (2002). Association of orofacial with laryngeal and respiratory motor output during speech. *Experimental Brain Research, 146*, 481-489.

McIntosh, G. C., Thaut, M. H. and Rice, R. (1996). Rhythmic auditory stimulation as entrainment and therapy technique in gait of stroke and Parkinsons disease patients. In: R Pratt and R Spintge (eds) *MusicMedicine. Volume II* St Louis, MO: MMB Music, Inc. pp. 145-152.

Sellars, C., Hughes, T., and Langhorne, P. (2002). Speech and language therapy for dysarthria due to nonprogressive brain damage: a systematic Cochrane review. *Clinical Rehabilitation*, *16*, 61-68.

Tamplin, J. (2008). A pilot study into the effect of vocal exercises and singing on dysarthric speech. *NeuroRehabilitation*, *23*, 207-216.

Thaut, M. H., Schleiffers, S., and Davis, W. B. (1991). Analysis of EMG activity in biceps and triceps in an upper extremity gross motor task under the influence of auditory rhythm. *Journal of Music Therapy*, *28*, 64-88.

Thaut, M. H., McIntosh, G. C., Prassas, S. G., and Rice, R. R. (1992). Effect of rhythmic auditory cuing on temporal stride parameters and EMG. Patterns in hemiparetic gait of stroke patients. *Neurorehabilitation and Neural Repair*, *7*, 9-16.

Thaut, M. H., Brown S., Benjamin, J., and Cooke, J. (1994). Rhythmic facilitation of movement sequencing: effects on spatio-temporal control and sensory modality dependence. In: R Pratt and R Spintge (eds) *MusicMedicine. Volume II* St Louis, MO: MMB Music, Inc. pp. 104-109.

Thaut, M. H., Rathburn, J. A., and Miller R. A. (1995). Music versus metronome timekeeper in a rhythmic motor task. *International Journal of Arts Medicine*, *5*, 4-12.

Thaut, M. H., McIntosh, G. C., and Rice R. R. (1996). Rhythmic auditory stimulation in gait training for Parkinson's disease patients. *Movement Disorders, II*, 193-200.

Thaut, M. H., McIntosh, G. C., McIntosh, K. W., and Hömberg, V. (2001). Auditory rhythmicity enhances movement and speech motor control in patients with Parkinsons disease. *Functional Neurology*, *16*, 163-172.

Van der Merwe, A. (1997). A theoretical framework for the characterization of pathological speech sensorimotor control. In: M R McNeil (ed.) *Clinical Management of Sensorimotor Speech Disorders*. New York: Thieme Medical Publishers, Inc. pp. 93-95.

Wan, C. Y., Rueber, T., Hohmann, A., and Schlaug, G. (2010). The therapeutic effect of singing in neurological disorders. *Music Perception*, *27*, 287-295.

（邵璇　译）

第 15 章
声音音调治疗

Corene P. Thaut

15.1　定义

　　声音音调治疗（vocal intonation therapy，VIT），又称声乐发声治疗，在医疗保险系统中，相应的条目为发声障碍训练。在音乐治疗中，它是指利用声乐训练的方法来练习、维持、发展和康复由于发声器官结构性、神经性、生理性、心理性或功能性异常而导致的声音质量控制问题。这包括控制声音质量的各个方面，例如，变调、音高、呼吸控制、音色和强弱力度。声音音调治疗中使用的许多练习技巧与合唱指挥用来热身和训练声乐的练习技巧相似；在治疗过程中也可能包括头部、颈部、上躯干以及腹式呼吸的放松运动（Thaut，2005）。

15.2　目标群体

　　患者出现声音质量（音质）异常的原因有很多。先天性疾病，如唇腭裂，可以导致鼻音过多。车祸也可能导致声带受损。自然老化过程会导致声带失去弹性，使音域受限、声音嘶哑或呼吸声过重。神经功能缺损，如帕金森病，可导致音量减小，呼吸声重，发声时间缩短。包括脑性瘫痪和脑卒中在内的其他神经功能缺损，可能会影响构成正常呼吸所需的肌肉控制，这会导致某些控制声音形成方面受到损害，比如音域、音调变化和声音输出的强度。生理性异常，比如甲状腺疾病，会导致声音变化，比如音量减小和音域变窄。由心理原因所造成的声音质量异常，比如焦虑状态和躯体化反应，也可导致声音变化，比如音调过高。没有任何明显的解剖结构或神经性受损的功能性声音质量障碍也很常见，表现为嘶哑、沙哑或音质粗糙的症状，音域低且有限。

15.3 **研究总结**

许多研究报道了使用声乐训练对声音障碍患者所产生的积极影响，比如帕金森病患者
（DeStewart et al.，2003；Haneishi，2001；Ramig et al.，1994；Tautscher-Basnett et al.，2006）、
脑外伤患者（Baker et al.，2005）、多发性硬化症患者（Wiens et al.，1999）、听力障碍患者
（Bang，1980；Darrow，1986，1991）以及脊髓损伤患者（Johansson et al.，2011；Tamplin et
al.，2013）。

在其他研究歌唱对神经系统疾病患者影响的文献中，Sabol 等人（1995）发现，声乐基础
练习可以改善喉部功能的协调性并且帮助声带产生振动。Ramige 等人（2001）研究了一个强
化性声音治疗项目——李·西尔弗曼声音治疗（Lee Silverman Voice Treatment，LSVT）——
的长期效果。研究发现，治疗结束 12 个月后，发声参数（比如元音持续发音时间和基本音频
范围）依旧呈积极改善状态。此外，DeStewart 等人（2003）发现，使用 LSVT 技术有助于减
少低音域发声时喉部肌肉的紧张。Bellaire 等人（1986）在研究构音障碍患者时，建议对患者
的呼吸模式进行改善，以增强言语的自然性，但是 Tamplin（2008）认为，声乐训练和歌唱更
有助于规范性语言的产生。

15.4 **治疗机制**

由于唱歌和说话有生理相似性以及二者共有的和各自的神经元网络，近年来有越来越多
的研究集中在由神经功能缺损引起言语运动异常的歌唱治疗上（Ozdemir et al.，2006；Wan，
2010）。唱歌是人与生俱来的本能，就像说话一样自然，不需要正式训练便可以形成。婴儿在
很小的时候就开始发出哼唱声，这是具有语言和音乐发音能力的开始（Welch，2006）。由于
这种普遍的天生音乐能力，唱歌可以比器乐弹奏等其他音乐活动更有效地参与大脑听觉—运
动反馈回路（例如，Bangert et al.，2006；Kleber et al.，2010）。

由于唱歌和言语使用相同的发声机制，所以唱歌在治疗中可以成为有效地解决发音具体
化控制的工具。歌唱活动可以直接刺激与呼吸、发声、发音以及共鸣相关的肌肉组织。它也
需要比讲话更注重控制声音（Natke et al.，2003）以及强弱对比（Tonkinson，1994）。此外，
Wiens 等人（1999）还提出唱歌可以增强呼吸肌的力量。

15.5　临床方案

　　音乐治疗师使用的声音音调治疗通常类似于出色的声乐教师或合唱团指挥所使用的练习，以解决与声音质量控制（比如呼吸控制、音调、音高、音色和强弱力度）相关的问题。然而，由于正常的讲话过程并不像歌唱一样运用同等程度的呼吸控制、音域和强弱对比，因此治疗师需要灵活调整。

　　用钢琴进行声音音调治疗可以使用音乐线索提示患者准备时间，使用琴声提示音高和旋律，运用音乐暗示放松或者紧张的气氛，帮助渲染强弱力度变化，激励患者参与声乐练习，有效地增强患者的治疗体验（Thaut，2005）。

15.5.1　呼吸控制训练

　　良好的呼吸控制是输出声音质量的必要条件。因此为了发出高质量的声音，患者有必要了解如何使用呼吸来支持并影响声音质量。如果患者有了良好的呼吸控制，了解如何使用他们的膈肌来支撑声音输出，就会对音调、音高、音色和强弱变化产生很大影响。图 15.1 所示的练习可以帮助患者判断他们唱歌时是否使用了膈肌。

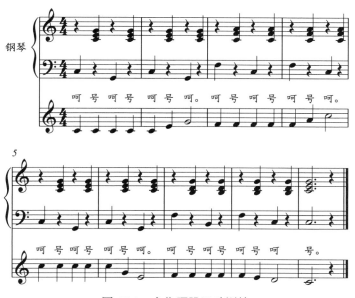

图 15.1　定位膈肌运动训练

15.5.2　音调训练

　　脑外伤患者常常有声调单一或者语言韵律受限的问题。在帕金森病中，喉部控制的减弱也会导致韵律受限。在为此类患者进行声音音调治疗时，需避免音程过大，应使用较小的音程关系来模拟正常的声音质量变化。此训练可以从练习简单的短语或句子开始，同时逐渐扩大音程。图 15.2 示范了声音音调治疗如何改善言语音调的单一性。

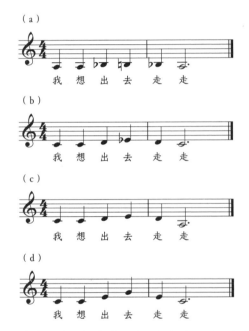

图 15.2　（a）大二度；（b）小三度；（c）大三度；（d）纯五度

15.5.3　音高训练

　　通常，说话音调有限或无调性感的患者的音域范围也比正常人低。在这种情况下，治疗师有必要先匹配患者当前的音域范围，然后逐步帮助患者调整到正常的音域范围（见图 15.3）。

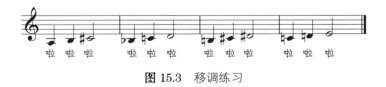

图 15.3　移调练习

15.5.4　强弱力度训练

呼吸支持在口语输出的过程中对控制强弱力度或者输出语言密度起着重要的作用。图 15.4 所示的练习是在训练患者歌唱短乐句时，调节声音强弱力度渐强或者渐弱的能力。

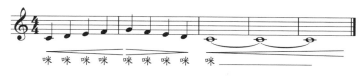

图 15.4　强弱力度训练

15.6　**总结**

声音音调治疗是神经音乐治疗学技术的一种，它可以训练、维持、发展并且康复由于发声器官结构性、神经性、生理性、心理性或功能性异常而导致的声音质量控制问题。由于歌唱和言语的机制在生物性和神经性上高度相似，有大量研究证明唱歌可以作为针对不同神经功能缺损患者的治疗，干预并解决音调、音高、呼吸控制、音色、强弱力度的问题。

参考文献

Baker, F., Wigram, T., and Gold, C. (2005). The effects of a song-singing programme on the affective speaking intonation of people with traumatic brain injury. *Brain Injury*, *19*, 519-528.

Bang, C. (1980). A world of sound and music. *Journal of the British Association for Teachers of the Deaf*, *4*, 1-10.

Bangert M et al. (2006). Shared networks for auditory and motor processing in professional pianists: evidence from fMRI conjunction. *Neurolmage*, *30*, 917-926.

Bellaire, K., Yorkston, K. M., and Beukelman, D. R. (1986). Modification of breath patterning to increase naturalness of a mildly dysarthric speaker. *Journal of Communication Disorders*, *19*, 271-280.

Darrow, A. A. and Starmer, G. J. (1986). The effect of vocal training on the intonation and rate of hearing-impaired childrens speech: a pilot study. *Journal of Music Therapy*, *23*, 194-201.

Darrow, A. A. and Cohen, N. S. (1991). The effect of programmed pitch practice and private instruction on the vocal reproduction accuracy of hearing-impaired children: two case studies. *Music Therapy Perspectives*, *9*, 61-65.

DeStewart B J, Willemse S C, Maassen B A, and Horstink M W (2003). Improvement of voicing in patients with Parkinsons disease by speech therapy. *Neurology*, *60*, 498-500.

Haneishi, E. (2001). Effects of a music therapy voice protocol on speech intelligibility, vocal acoustic measures, and mood of individuals with Parkinsons disease. *Journal of Music Therapy, 38*, 273-290.

Johansson K M, Nygren-Bonnier M, Kiefbeck B, and Schalling E (2011). Effects of glossopharyngeal breathing on voice in cervical spinal cord injuries. *International Journal of Therapy and Rehabilitation, 18*, 501-512.

Kleber B et al. (2010). The brain of opera singers: experience-dependent changes in functional activation. *Cerebral Cortex, 20*, 1144-1152.

Natke U, Donath T M, and Kalveram K T (2003). Control of voice fundamental frequency in speaking versus singing. *Journal of the Acoustical Society of America, 113*, 1587-1593.

Ozdemir E, Norton A, and Schlaug G (2006). Shared and distinct neural correlates of singing and speaking. *Neurolmage, 33*, 628-635.

Pillot C and Vaissiere J (2006). Vocal effectiveness in speech and singing: acoustical, physiological and perceptive aspects. Applications in speech therapy [article in French]. *Revue de Laryngologie Otologie Rhinologie*, 127, 293-298.

Ramig L O, Bonitati C M, Lemke J H, and Horii Y (1994). Voice treatment for patients with Parkinsons disease: development of an approach and preliminary efficacy data. *Journal of Medical Speech- Language Pathology*, 2, 191-209.

Ramig L et al. (2001). Intensive voice treatment (LSVT®) for patients with Parkinsons disease: a 2-year follow-up. *Journal of Neurology, Neurosurgery, & Psychiatry, 71*, 493-498.

Sabol J W, Lee L, and Stemple J C (1995). The value of vocal function exercises in the practice regimen of singers. *Journal of Voice, 9*, 27-36.

Tamplin J (2008). A pilot study into the effect of vocal exercises and singing on dysarthric speech. *NeuroRehabilitation, 23*, 207-216.

Tamplin J et al. (2013). The effect of singing on respiratory function, voice, and mood after quadriplegia: a randomized controlled trial. *Archives of Physical Medicine and Rehabilitation, 94*, 426-434.

Tautscher-Basnett A, Tomantschger V, Keglevic S, and Freimuller M (2006). *Group therapy for individuals with Parkinsons disease focusing on voice strengthening.* LSVT poster.Fourth World Congress on Neurorehabilitation, 16 December 2006.

Thaut M H (2005).*Rhythm, Music, and the Brain: scientific foundations and clinical applications.*New York: Routledge.

Tonkinson S (1994). The Lombard effect in choral singing. *Journal of Voice, 8*, 24-29.

Wan C Y, Rüber T, Hohmann A, and Schlaug G (2010). The therapeutic effects of singing in neurological disorders. *Music Perception, 27*, 287-295.

Welch G F (2006). Singing and vocal development. In: G McPherson (ed.) *The Child as Musician: a handbook of musical development.* New York: Oxford University Press, pp. 311-329.

Wiens M E, Reimer M A, and Guyn H L (1999). Music therapy as a treatment method for improving respiratory muscle strength in patients with advanced multiple sclerosis: a pilot study. *Rehabilitation Nursing, 24*, 74-80.

（邵璇　译）

第 16 章
治疗性歌唱

Sarah B. Johnson

16.1　定义

治疗性歌唱（therapeutic singing，TS）可以概括为在治疗过程中所使用的歌唱活动。其他的神经音乐治疗学技巧更多集中在言语和语言康复方面，相比之下，治疗性歌唱可以更广泛并且无差异性地用于更多功能性相关疾病（Thaut，2005）。它可以用于不同年龄、不同诊断的来访者，治疗形式可以为个体治疗或者团体治疗。该技术可以将特定言语目标、语言输出、呼吸控制和肺活量目标等方面相结合，成为一个共同作用、互相协调的治疗活动，从而为后续的其他训练做准备，比如口腔运动呼吸训练、节奏性语言提示以及声音音调治疗。在患者参与音乐创作的过程中，治疗性歌唱可以有效地在治疗初期确定治疗目标，并且根据患者的特点因材施教，帮助患者完成功能性训练的任务。治疗性歌唱并不限于以增强言语和语言为目标的康复，也可以用于物理治疗，促进声音和呼吸整体性的强化，并增强其耐力。因为在治疗性歌唱中，患者可以直接参与音乐创作，所以它是"一种以完成目标为引导的技巧，在有效地为来访者提供动力参与治疗的同时，增强其功能性"（Thaut，2005，p. 176）。

16.2　目标群体

在决定治疗性歌唱对哪些人群最有效的时候，不妨反向思考，治疗性歌唱对哪些人群无效。治疗性歌唱可以经调整而适应于范围比较广的患者，以满足他们的治疗需求。以下列举的是许多音乐治疗师已成功用于临床并使患者获益的领域，在此以帮助其他治疗师判断治疗性歌唱是否适用于他们的患者，但是下列分类中所列举的典型病症并不能全部涵盖综合征。

16.2.1　神经性功能损伤患者

神经性功能损伤群体包括以下类型。

1. 脑血管意外（cerebrovascular accident，CVA）的患者，以改善失语症、言语失用症和构音障碍等症状为目标。
2. 脑外伤者，以改善失语症、言语失用症、构音障碍、步速减慢、音量控制不当和言语韵律障碍等症状为目标。
3. 帕金森病和帕金森病相关综合征患者，以改善构音障碍、肺活量下降、音量控制不当、语速控制问题等症状为目标。
4. 多发性硬化症患者，以改善构音障碍、步速减慢、音量控制不当、韵律障碍和肺活量降低等症状为目标。
5. 格林－巴利综合征（Guillain-Barré syndrome，GBS）以及其他神经系统疾病患者，以改善肺活量降低和音量控制不当等症状为目标。

16.2.2　肢体障碍患者

肢体障碍群体包括以下类型。

1. 确诊为呼吸系统疾病（如慢性阻塞性肺病、肺气肿患者或者哮喘）的患者，以改善肺活量下降和音量控制不当等症状为目标。
2. 从心脏手术或其他大手术中恢复的患者、可能使用人工呼吸器的患者或转出重症监护室的多发外伤性患者，以改善肺活量下降、声音输出不足和音量不足等症状为目标。
3. 脊髓损伤致呼吸功能受损患者，以改善肺活量不足、音量不足和呼吸速度不当等症状为目标。

16.2.3　临终关怀群体

目前，音乐治疗师已将治疗性歌唱用于临终关怀群体，帮助患者维持呼吸量。

16.2.4　老年人和 / 或认知障碍群体

目前，音乐治疗师已将治疗性歌唱用于老年人和 / 或认知障碍群体，帮助患者维持语言输出以及维持呼吸量。

16.2.5 儿童或者发育障碍群体

儿童或者发育障碍群体包括以下类型。

1. 发育迟缓的儿童以及肢体障碍儿童，以改善语言迟缓、言语失用症和发音不清等症状为目标。
2. 自闭症谱系障碍（autism spectrum disorder，ASD），以改善语音输出不足和互动性不良等症状为目标。
3. 听障儿童和 / 或植入人工电子耳蜗的儿童，以改善语言输出不足、发音不清、音量不足和韵律障碍等症状为目标。

16.3 研究总结

由于治疗性歌唱被定义为"有关歌唱性活动的各类使用"（Thaut，2005），因此很少有关注治疗性歌唱的单一有效性的研究，同时这种多方面共同作用的治疗技巧不一定适合定量研究。然而，通过在结合神经音乐治疗学的言语 / 语言个体治疗中使用治疗性歌唱有效的证据，可以得出以下假设：治疗性歌唱可以积极地促进患者沟通技能的转变，同时 / 或者可以改善患者的呼吸功能。

从 20 世纪 50 年代开始，音乐治疗师以及言语和语言康复领域的其他专业人员开始记录和观察案例研究，以了解歌唱对失语症、言语失用症、语言迟缓以及其他语言障碍患者的言语治疗效果（Cohen，1994）。在随后的几十年里，许多关于音乐在言语和语言康复中应用的研究都集中在诊断病症或某种技巧的研究上。例如，多种技术的联合使用，如口腔运动呼吸训练、节奏性语言提示和声音音调治疗这三种技术的结合对帕金森病患者的影响（DiBenedetto et al.，2009；Ferriero et al.，2013；Haneishi，2001；Pilon et al.，1998；Tamplin 2008a，2008b；Tamplin and Grocke，2008；Thaut et al.，2001）。

从 20 世纪 70 年代开始，一种被称为旋律发音治疗的言语治疗技术重新引起了研究者的注意，因此出现了更多新的证据，支持了旋律发音治疗在神经康复中改善表达性失语症的研究（Conklyn et al.，2012；Schlauget et al.，2008；Wilson et al.，2006）。

有一项初步研究将治疗性歌唱与声乐训练结合，查阅了治疗性歌唱对脑外伤或脑卒中所引起的构音障碍的影响，得出的结论是"声乐训练和歌唱性活动会促进更规范的语言的产生"（Tamplin，2008b，p. 207）。Cohen（1992）也证明了脑外伤患者唱歌后不同语言元素方面的改善。Baker 等人（2005）研究了治疗性歌唱对脑外伤患者带有情感的说话语调的影响。虽然上述研究数据仅来自四个案例研究，但研究者认为，歌唱可以拓宽患者的音域，促进情感性语调的表达。

也有证据表明，唱歌是促进发育迟缓儿童和自闭症谱系障碍儿童言语和语言能力的基础（Hairston，1990；LaGasse，2009；Lim，2010；Miller and Toca，1979；Wan et al.，2010）。Darrow 和 Starmer（1986）进行的另一项研究探讨了声乐训练对听力受损儿童的影响。虽然在上述研究中，歌唱在技术上更可能被归类为通过音乐发育性言语和语言训练，但在此处引用是为了强调治疗性歌唱对不同年龄以及不同诊断患者都有效。

治疗性歌唱也是一种以促进呼吸系统健康、加强身体锻炼、应对疼痛、帮助建立情感性以及社会性为目标的技术。例如，一些研究证明了唱歌对呼吸功能问题的有效性（Bonilha et al.，2009；Lord et al.，2010；Wiens et al.，1999），歌唱也可能有助于改善脊髓损伤患者的呼吸功能（Tamplin et al.，2011）。此外，Kenny 和 Faunce（2004）认为，主动性歌唱可以有效增强应对慢性疼痛的能力。

在过去的几十年里，已经有不同的案例研究和小样本研究来检验音乐干预对不同人群的有效性，比如神经认知障碍患者或临终关怀群体。尽管没有被明确定义和分类，但是这些音乐治疗方法通常包括了类似于"治疗性歌唱"的技巧。许多此类研究强调了歌唱音乐体验的内在丰富性，并强调了治疗性歌唱可以触动患者的社会性和情感性层面，可以有效地增强他们参与治疗的积极性，改善患者的生活质量。

16.4　治疗机制

治疗性歌唱是一种有效且简单的工具，它可以在言语和语言的发展和康复中尽可能全面地达成治疗结果。言语和歌唱"是人类表达的自然途径"（Cohen，1994，p.8）。歌曲结合了包括速度、旋律、节奏、强弱力度变化以及语言在内的音乐元素。同时，歌唱与歌曲的作曲组织结构也与语言息息相关，"歌唱是音乐和语言在连续频谱上的融合"（Baker and Tamplin，2006，p. 141）。在使用现有的流行歌曲或录制的歌曲时，音乐声音结构和曲式的可预测性可以帮助患者组织他们的声音韵律（Baker and Uhlig，2011）。歌唱的节奏组成部分，以及音节如何组合形成字词，也有助于歌唱在言语和语言康复中的治疗效果（Davis et al.，2008，p. 164）。

因为歌唱和言语行为具有高度相似性，且二者共享相同的神经网络，同时临床有证据证明"歌唱的治疗效果，以及它如何潜在地改善了一些语言缺陷，比如口吃、帕金森病、脑损伤和自闭症"（Wan et al.，2010，p. 287）；所以，Wan（2010）认为，从婴儿阶段开始，人类就表现出了唱歌的能力。

此外，随着近年来脑成像技术的发展，科学家能够直观地展示唱歌时的神经过程。例如，Ozdemir（2006）和 Brown 等人（2006）在磁共振成像（magnetic resonance imaging，MRI）和正电子发射断层扫描（positron emission tomography，PET）中证明了歌唱和言语过程共享双侧半球。

在以发展、促进呼吸系统为目标的治疗过程中，治疗性歌唱促进了与呼吸肌肉相关的力量和控制，从而增强了肺活量。Baker 和 Tamplin（2006）也提出，患者在音乐节奏中可以有效地帮助组织呼吸和发声，音乐还可以鼓励患者对治疗的参与。Baker 描述了"以歌曲为主题的歌唱活动"促进了四肢瘫痪患者的呼吸控制和气息量支持。当有组织性和目标性的歌唱活动与其他声音疗法技术结合时，会在临床上展现十分有效的潜力（Baker and Uhlig，2011，pp. 154-156）。

16.5　临床应用

治疗性歌唱可能是被最广泛使用的神经音乐治疗学技术之一，但它也可能是有效性最有限的技术之一。这项技术经常被简单地理解为"唱歌"，或者仅仅是娱乐患者的一种方式，这使得治疗性歌唱虽然可以为患者的功能带来有效的改变，但是其巨大的潜力常常得不到发挥。因此，在治疗中使用这种技术时，治疗师需要更全面地准备治疗目标和治疗方案。

以下列举了治疗性歌唱在临床中使用的案例。比如，神经音乐治疗和言语治疗共同协作的案例；在急重症神经康复病房中，为不同诊断的患者进行治疗性歌唱的案例；帮助病重患者增强呼吸的神经音乐治疗和言语治疗共同协作的案例；以及一个小儿脑卒中患者的案例。

16.5.1　治疗性歌唱在成年患者的个体神经音乐治疗 / 言语治疗中的临床使用情况

患者诊断：多系统萎缩伴失调型构音障碍。

治疗性歌唱所针对的治疗目标：

1. 呼吸支持和呼吸协调性下降
2. 语速降低
3. 言语发音的协调性下降

在治疗中，除了治疗性歌唱还使用了其他技术，比如口腔运动呼吸训练和节奏性语言提示。但是经证实，治疗性歌唱在改善患者功能性沟通中是最有效的干预。

治疗性歌唱技术的使用方法如下。

1. **声音"热身"，为在治疗过程中使用发声系统做好准备。** 比如 Richard Rodgers 和 Oscar Hammerstein 的歌曲《噢！多么美丽的早晨》（*Oh, What a Beautiful Morning*），通过旋律的轮廓和流畅的乐句，在合唱部分提升了肺活量，支持了呼吸进行。

2. **帮助感知时间，协调呼吸控制。** 例如，John Denver 的那首耳熟能详的《乡村小路带我回家》（*Country Roads*）常被用于治疗。3~4 个音节和对称的乐句为患者提供了自然的节奏和可预期的间奏，可以帮助患者更好地控制深呼吸。同时，乐句中的结尾词和音节需要延伸到后几拍，需要患者持续地发声。

   为了在视觉上更有效地鼓励并促进患者的参与，歌词表被设计成一个由乐句的最后一个字词延伸到末尾的箭头：

   ...... 路（roads）--→

   ...... 家（home）--→

3. **帮助完成功能性言语。** 患者的训练目标之一是能够在一次呼吸中说出完整的句子（5~6 个音节的长度）；他通常可以一次说出 1~2 个音节，中间间隔着短浅的呼吸。言语治疗师设计了一个由 5~6 个音节组成的功能性短语列表，音乐治疗师用这些句子创作出相应的乐句，可以与患者一起，使用（治疗师发起）歌唱—（患者）应答的方式来完成。这些乐句的创作含有押韵的歌词和提示的空拍，为患者的呼气吸气预留了准备的时间。比如，用 6/8 拍创作的"请把电脑给我"这一乐句，强调了"请""给"和"电"的音节，所用的旋律轮廓模仿了自然语音的抑扬顿挫。

4. **在自然语境中使用目标音素。** 虽然患者的会话性语言通常是可以理解的，但他的治疗目标之一是提高目标语言中少部分清辅音的理解性。比如"ch"（/tʃ/）。Henry Warren 的《查塔努加酷酷号列车》（*Chattanooga Choo Choo*）[①] 的开头部分，为使用 /tʃ/ 提供了一个很好的练习机会，这首歌也可使患者"耐受"对慢速的要求，既保留了歌词布鲁斯节奏的完整性，又不会使歌曲失去蓝调音乐的风格。

---

① 这是一首早期的传统爵士乐歌曲。歌词大意为"登上查塔努加酷酷号列车……很快就能到达目的地"。上文中使用歌词中的"ch"来练习清辅音 /tʃ/ 的发音，这是结合了歌曲旋律和歌词的特点进行练习的例子。在我国的临床音乐治疗实际中，音乐治疗师一般会使用类似《风吹麦浪》的结构特点的歌曲，其中副歌部分的衬词"啦"和"呜"有助于帮助患者在单次吸气后，一次性地发出"啦"的旁流音长乐句和"呜"的闭口音长乐句。——译者注

当以一首歌中的特定音素为目标时，可以在歌词中使用粗体、彩色字体、高亮和 /
或下划线来突出目标字词，帮助患者在视觉上记住歌曲中需要练习的字音。

16.5.2 治疗性歌唱在成年患者的神经音乐治疗 / 言语 – 集中团体治疗中的临床使用情况

患者诊断：帕金森病、脑卒中以及脑外伤。

治疗目标：

1. 言语清晰度降低
2. 呼吸支持和呼吸协调性（音量）下降

这些患者首先由言语治疗中的声乐治疗师进行一对一会诊，同时会进行神经音乐治疗与
言语治疗的联合评估。评估后，患者被纳入一个治疗性歌唱团体，每天进行一次治疗。

治疗性歌唱技术的使用方法如下所示。

1. **声音"热身"，为在治疗过程中使用发声系统做好准备**（前面已经详细描述过）。
2. **增强呼吸控制和声音输出**。治疗师通常会使用那些带有较长乐句、需要良好呼吸控制的歌曲。在治疗过程中，音乐治疗师在自鸣筝上弹伴奏，患者以团体的形式一起唱歌，需要完整唱出乐句。治疗师将需要一口气唱完的乐句在歌词单上打印成一行，例如，由 Samuel Ward 创作、Katherine Lee Bates 填词的歌曲《美丽的亚美利加》（*America the Beautiful*）①，其歌单最初是这样的：

　　噢，美丽的

　　辽阔的天空

　　金色的麦浪---→

难度增高的"进阶"版本为：

---

① 最初是 19 世纪初由 Katharine Lee Bates 创作的诗歌，后由作曲家 Samuel Ward 将其创作为歌曲。该歌曲的第一乐句"噢，美丽的辽阔的天空，金色的麦浪"较长，要求演唱者在单次吸气内完成，因此在让患者初次练习的时候，治疗师需要按照上文中断句的格式，每行增加一次换气，以保证乐句歌唱的完整性。在数次练习呼吸耐力增强以后，可让患者一次性完成该长乐句的歌唱。在我国的临床音乐治疗中，音乐治疗师常使用《我的祖国》《天边》等歌曲进行长乐句的分句换气练习。——译者注

噢，美丽的、辽阔的天空

金色的麦浪--→

随着呼吸控制和肺活量的提高，患者可以逐步一口气唱完整个乐句。我们发现，使用短语标记或呼吸标记不如用以上标记方式有效。与上述相同，对于需要延长的字词，可在结尾标注一个箭头来强调患者需要持续发声。

还可以使用带有重复歌词的歌曲，将其设计成音量和声音输出的增强效果。比如，在《我获得了像河流一样的平静》（*I've Got Peace Like A River*）[①]中，同名歌词在整首歌中反复出现，为每一句的渐强提供了机会，以此进一步锻炼患者对呼吸的控制。为了强化这个概念，我们改变了字体的大小来强调音量增加（Azekawa，2011）。渐强和渐弱的音乐表情术语记号对没有音乐学习背景的患者不具意义，但是歌词字体的增大可以更清晰直接地提示音量的增加：

我获得了像河流一样的平静

我获得了像河流一样的平静

我获得了像河流一样的平静

在心中--→

3. **提高言语清晰度。** 音乐治疗师会为患者选择含有目标音素的歌曲，但是患者的发音难点不尽相同，所以歌词单的设计会因人而异，为每个患者准备最具挑战性的字词发音。例如，某位患者在辅音结尾上发音不清，在他的歌词单上，这些会被特别用高亮记号标出；而另一位患者在起始发音上有困难，那么在他的歌词单也会标出相应的高亮区域。每个团体成员都有最适合他们练习的目标音素歌曲，将所有歌曲结集成册，就形成了含有患者个体化目标音素训练的歌曲集。患者在进行团体歌唱时，每位患者都会拿到带有个体化特定音素标注的歌词单。当音乐治疗师用自鸣筝伴奏引导唱歌时，言语治疗师会从一位患者转到另一位患者，仔细倾听患者是否成功地发出了目标音素或者指导目标音素的发音。共同唱完这首歌后，患者轮流大声地朗读歌词，每位患者读一行，按照座位顺序进行，以此训练由歌唱到言语功能的转换。在逐行阅读歌词时，患者保留了歌曲的节奏特征，这反过来又为患者提供了一个节奏框架，使他们自己能够调整语速，同时加强了对目标音素的练习。当患者单独朗读时，他们非常努力地大声朗读，以确保自己的声音足够响亮、足够清晰，能够被团体其他成员听到。

[①] 我国的临床音乐治疗常使用《幸福拍手歌》，该歌曲的歌词主要围绕一句展开："如果感到幸福你就拍拍手"。——译者注

在治疗性歌唱团体中，有一个非靶向性但非常显著的结果，即共同参加团体活动的患者之间产生了友情。他们会在治疗过程中口头鼓励对方（例如，在逐行阅读歌词时，如果患者有明显进步，其他患者会口头表扬他）。总的来说，这些患者在治疗过程中和治疗完成后都增强了与彼此的交流，从而强调了这样一个事实，即患者可以从治疗性歌唱所提供的额外动力中受益，"因为音乐可能很好地促进了情感（或者还有社会性）的发展"（Thaut，2005，p.176）。

16.5.3　治疗性歌唱在呼吸康复中的临床使用情况

患者诊断：紧急插管术期间心脏骤停，多系统衰竭转至重症监护病房。

治疗目标：呼吸支持和呼吸协调性（音量）下降。

由于该患者在住院过程中身体虚弱，当她戴上 Passy-Muir 吞咽说话瓣膜（Passy-Muir speaking valve，PMV）的时候，她很难同时协调呼吸和发声。

治疗性歌唱技术的使用方法主要是增强呼吸控制和声音输出。患者并不是因为特定的神经系统病理性原因失声的，口腔运动呼吸训练和声音音调治疗发声的尝试都尚未成形。但是，当治疗师鼓励患者尝试唱一首她喜爱的歌曲时，即使只是完成了歌词中的最后几个字，患者最终也能够持续性发声。虽然音乐治疗师和言语治疗师在之后的训练中让患者进行了更具体的练习来控制呼吸，但治疗性歌唱是让患者再次"找到自己的声音"并且持续参与治疗的最有效方式。

16.5.4　治疗性歌唱在 6 岁脑卒中患者的案例中的临床使用情况

患者诊断：出血性卒中。

治疗目标：

1. 改善交流和参与性降低
2. 现存言语和语言的发展

患儿，6 岁，素日体健，突发不明原因的出血性卒中伴右侧肢体活动不利，视力受损，言语和语言能力下降。

治疗性歌唱技术的使用方法如下所示。

1. **促进发音输出**。为了增加与患有轻度表达性失语症患儿的互动，唱熟悉的儿歌经证明比使用改良的旋律发音治疗更有效。在治疗初期，音乐治疗师借用音乐语言刺激的词曲结构来让患儿填空补缺歌词（比如，"一闪一闪亮 ____"）。随着患儿可以逐步唱完一整首歌曲，患儿慢慢适应了音乐治疗师的存在，自信心也逐渐增强。

治疗性歌唱在本案例中是一种对患儿定期使用的干预方法，在接下来的几年里，音乐治疗师都会参与康复治疗。在通常情况下，治疗师会选择一首合适的歌曲，由患儿和治疗师在一起弹奏自鸣筝时一同歌唱。由于治疗目标是增加语音的输出，而不是弹奏的动作，因此患儿需要用她非患侧的肢体来弹奏。这样一来，发声和发音的直接目的会通过乐器弹奏和唱歌的形式寓教于乐地完成。

2. **以提高视觉能力为治疗目标**。视觉治疗的目标是进行重复性的视觉追踪训练，我们经常通过音乐忽略训练（musical neglect training，MNT）来解决这个问题。然而，治疗性歌唱也有助于实现这一目标。治疗师可以使用患儿熟悉的歌曲，鼓励患儿与音乐治疗师一起唱歌，同时找出与歌曲的关键歌词相匹配的图片，在这一过程中需要视觉和追踪的相互配合。一旦患儿选出图片贴在白板上，治疗师便会和患儿一起唱这首歌，用"响亮的声音"歌唱来表示鼓励。治疗的最后一步是再次同患儿一起唱这首歌，并且按照正确的顺序把图片从白板上拿下来，此过程同样需要视觉追踪的配合。歌曲选得适当，可以让患儿把枯燥的重复性视觉追踪训练转换成更能激发患儿乐趣的游戏，同时也鼓励患儿声音的输出。

在患儿具有更高的识字水平后，在治疗性歌唱的治疗过程中可使用歌词单，这需要在一个更具功能性的任务中训练她的视觉功能。

16.6　总结

毫无疑问，治疗性歌唱的有效性取决于治疗师对歌曲的选择。虽然患者对歌曲的偏好是需要考虑的重要因素，但是一个有效的歌曲选择涉及更广泛的因素。治疗师必须考虑到所选歌曲的音乐逻辑和治疗逻辑，以便在治疗中产生有意义的效果。歌曲具有时间上的灵活性也极为重要；也就是说，可以放慢或者加速歌曲，但歌曲仍然保持本身时间上的逻辑性。因为节奏是歌词中促进言语运动的驱动力，节奏的可预测性和节奏的复杂性也是需要考虑的重要因素（Azekawa，2011）。如果一首歌有时间上可控的灵活性，治疗师可以调整节奏提示来引发患者表现出最好的行为反应，最终，歌曲的完成仍然是音乐化的。

仅是简单地与患者随意地唱一首歌，并不可以称为"治疗性歌唱"。结合并加强言语和语言、呼吸以及其他可能的功能领域，使之成为自然地使用歌曲功能的机会，才可提供一种非常全面且有效的治疗手段。然而，正是音乐治疗师敏锐的音乐选择，加上对音乐审美的自然追求，使治疗性歌唱超越了"单纯的歌唱"，成为一种极为有效的治疗技术。

参考文献

Azekawa, M. (2011). *The effect of group vocal and singing exercises for vocal and speech deficits in individuals with Parkinson's disease: a pilot study.* Master's thesis. Retrieved from Dissertations and Theses database (UMI No. 1492358).

Baker, F. and Tamplin, J. (2006). *Music Therapy in Neurorehabilitation: a clinicians manual.* London: Jessica Kingsley Publishers.

Baker, F. and Uhlig, S. (eds) (2011). *Voicework in Music Therapy.* London: Jessica Kingsley Publishers.

Baker, F., Wigram, T., and Gold, C. (2005). The effects of a song-singing programme on the affective speaking intonation of people with traumatic brain injury. *Brain Injury*, *19*, 519-528.

Bonilha, A. G. et al. (2009). Effects of singing classes on pulmonary function and quality of life of COPD patients. *International Journal of Chronic Obstructive Pulmonary Disease*, *4*, 1-8.

Brown, S., Martinez, M. J., and Parsons, L. M. (2006). Music and language side by side in the brain: a PET study of the generation of melodies and sentences. *European Journal of Neuroscience*, *23*, 2791-2803.

Cohen, N. S. (1992). The effect of singing instruction on the speech production of neurologically impaired persons. *Journal of Music Therapy*, *29*, 87-102.

Cohen, N. S. (1994). Speech and song: implications for music therapy. *Music Therapy Perspectives*, *12*, 8-14.

Conklyn, D. et al. (2012). The effects of modified melodic intonation therapy on non-fluent aphasia–a pilot study. *Journal of Speech, Language, and Hearing Research*, *55*, 1463-1471.

Darrow, A. A. and Starmer, G. J. (1986). The effect of vocal training on the intonation and rate of hearing impaired childrens speech: a pilot study. *Journal of Music Therapy*, *23*, 194-201.

Davis, W. B., Gfeller, K. E., and Thaut, M. H. (2008). *An Introduction to Music Therapy*, 3rd edition. Silver Springs, MD: American Music Therapy Association.

Di Benedetto, P. et al. (2009). Voice and choral singing treatment: a new approach for speech and voice disorders in Parkinsons disease. *European Journal of Physical and Rehabilitation Medicine*, *45*, 13-19.

Ferriero, G. et al. (2013). Speech disorders from Parkinsons disease: try to sing it! A case report. *Movement Disorders*, *28*, 686-687.

Hairston, M. (1990). Analyses of responses of mentally retarded autistic and mentally retarded nonautistic children to art therapy and music therapy. *Journal of Music Therapy*, *27*, 137-150.

Haneishi, E. (2001). Effects of a music therapy voice protocol on speech intelligibility, vocal acoustic measures, and mood of individuals with Parkinsons disease. *Journal of Music Therapy*, *38*, 273-290.

Kenny, D. T. and Faunce, G. (2004). The impact of group singing on mood, coping, and perceived pain in chronic pain patients attending a multidisciplinary pain clinic. *Journal of Music Therapy*, *41*, 241-258.

LaGasse, A. B. (2009). *Oromotor kinematics of speech in children and the effect of an external rhythmic auditory stimulus.* Doctoral dissertation. Retrieved from Pro Quest Digital Dissertations (A AT 3358724).

Lim, H. A. (2010). Effect of "evelopmental speech and language training through music" on speech production in children with autism spectrum disorders. *Journal of Music Therapy*, *47*, 2-26.

Lord, V. M. et al. (2010). Singing teaching as a therapy for chronic respiratory disease - a randomized controlled trial and qualitative evaluation. *BMC Pulmonary Medicine*, *10*, 41.

Miller, S. B. and Toca, J. M. (1979). Adapted melodic intonation therapy: a case study of an experimental language program for an autistic child. *Journal of Clinical Psychiatry*, *40*, 201-203.

Ozdemir, E., Norton, A., and Schlaug, G. (2006). Shared and distinct neural correlates of singing and speaking. *Neurolmage*, *33*, 628-635.

Pilon, M. A., McIntosh, K. W., and Thaut, M. H. (1998). Auditory vs visual speech timing cues as external rate control to enhance verbal intelligibility in mixed spastic-ataxic dysarthric speakers: a pilot study. *Brain Injury*, *12*, 793-803.

Schlaug, G., Marchina, S., and Norton, A. (2008). From singing to speaking: why singing may lead to recovery of expressive language function in patients with Brocas aphasia. *Music Perception*, *25*, 315-323.

Tamplin, J. (2008a). A music therapy treatment protocol for acquired dysarthria rehabilitation. *Music Therapy Perspectives*, *26*, 23-26.

Tamplin, J. (2008b). A pilot study into the effect of vocal exercises and singing on dysarthric speech. *NeuroRehabilitation*, *23*, 207-216.

Tamplin, J. and Grocke, D. (2008). A music therapy treatment protocol for acquired dysarthric rehabilitation. *Music Therapy Perspectives*, *26*, 23-30.

Tamplin, J. et al. (2011). The impact of quadriplegia on muscle recruitment for singing and speech. *Archives of Physical Medicine and Rehabilitation*, *92*, 250-256.

Thaut, M. H. (2005). *Rhythm, Music, and the Brain: scientific foundations and clinical applications.* New York: Routledge.

Thaut, M. H., McIntosh, K. W., McIntosh, G. C., and Hoemberg, V. (2001). Auditory rhythmicity enhances movement and speech motor control in patients with Parkinsons disease. *Functional Neurology*, *16*, 163-172.

Wan, C. Y., Ruber, T., Hohmann, A., and Schlaug, G. (2010). The therapeutic effects of singing in neurological disorders. *Music Perception*, *27*, 287-295.

Wiens, M. E., Reimer, M. A., and Guyn, H. L. (1999). Music therapy as treatment method for improving respiratory muscle strength in patients with advanced multiple sclerosis. *Rehabilitation Nursing*, *24*, 74-80.

Wilson, S. J., Parsons, K., and Reutens, D. C. (2006). Preserved singing in aphasia: a case study of the efficacy of melodic intonation therapy. *Music Perception*, 24, 23-26.

（邵璇　译）

第 17 章
音乐发育性言语和语言训练

A. Blythe LaGasse

17.1 定义

音乐发育性言语和语言训练（developmental speech and language training through music，DSLM）是将唱歌、吟唱、演奏乐器以及发音与运动相结合，特定地使用适合产生音乐的素材，并结合经验来增强言语和语言发展的方法。该音乐治疗技术针对的是初次发展言语/语言的儿童，但也可以用于语言发育迟缓的儿童、青少年和成人。音乐发育性言语和语言训练可用于目标言语生成（如发音与清晰度）、语言开发（如词语、语法和句法），或两者同时进行。音乐发育性言语和语言训练的关键要素是所有改善言语和语言的方法都直接针对交流而使用。

17.2 目标群体

音乐发育性言语和语言训练的技术适用于言语发育迟滞的儿童，其目标群体是言语控制运动方面有障碍的患儿，包括患有发育性言语障碍、脑瘫和唐氏综合征的儿童。音乐发育性言语和语言训练中的语言成分可用于针对患有学习障碍、自闭症谱系障碍和智力障碍的儿童。下面讨论这些群体的言语和语言的主要特征。

1. 发育性言语失用症（developmental apraxia of speech，DAS）是一种神经系统疾病，病因不明，影响言语交际能力（American Speech-Language-Hearing Association，2007）。虽然对发育性言语失用症的标准存在争议，但美国言语 – 语言 – 听觉协会（American Speech-Language-Hearing Association，ASHA）提出了发育性言语失用症的三个主要特征，即发出语音时出现不协调的错音、声音和音节之间出现转换的中断以及不适当的韵律。患有发育性言语失用症的儿童也可能表现出运动言语功能、韵律、语音结构和读写能力的差异（American Speech-Language-Hearing Association，2007）。这些特征可能会影响儿童发展表达语言的能力，并需要密集的治疗（American Speech-Language-Hearing Association，2007）。

2. 自闭症谱系障碍是一种因神经发育异常导致的社交、交流认知功能障碍。由于这是一种谱系障碍，患有自闭症的儿童会有多种言语和语言功能问题。自闭症儿童可能表现出在集中注意力、言语韵律、口头交流、抽象语言、接受语言和表达语言方面的困难（Gerenser and Forman，2007）。据估计，约有25%的儿童完全缺失了语言交流的能力。此外，患有自闭症的儿童可能表现出特殊的特征，例如，语言模仿能力障碍或刻板语。

3. 脑瘫是一种影响运动系统的终身发育障碍（Winter，2007）。脑瘫患儿有语言和言语障碍。一些儿童会表现出较高程度的接收性语言和较低程度的表达性语言，表明口腔运动控制方面的困难。另外一些儿童由于认知障碍会表现出表达性语言的缺陷（Winter，2007）。脑瘫患儿通常会使用辅助技术来交流。

4. 智力障碍会导致一系列认知限制，包括脆性X染色体综合征、威廉姆斯综合征、天使综合征、唐氏综合征和小胖威利综合征等疾病都会导致智力障碍。智力障碍患儿可能会出现言语和语言方面的发育迟滞。个体缺陷的特征将取决于认知因素与个体残疾的特点。例如，患有唐氏综合征的儿童通常有限制影响言语产生的畸形，例如，牙齿齐整度、舌头大小和下颌骨大小的问题。因此，音乐治疗师在解决言语和语言需求时，必须考虑个体因素以及认知发育迟滞的因素。

5. 特发性语言障碍（specific language impairment，SLI）是一种语言障碍。在这种障碍中，儿童表现出语言技能的缺陷，而没有任何其他智力、运动或听力障碍。目前，特发性语言障碍没有明确的已知病因。研究表明，该疾病与临床相关（National Institute on Deafness and Other Communication Disorders，2013）。患儿可能会表现出严重的长期沟通障碍，包括词语习得、语法或句法、单词使用和接受性语言方面的困难（Paul，2007）。

17.3　研究总结

关于使用音乐提高儿童言语和语言技能的研究正在兴起。初步研究表明，音乐可以促进言语和语言的发展。但是，需要增加研究的样本量。本节将讨论有关音乐神经科学、教育学和音乐治疗学的相关文献。

关于音乐神经科学和教育的文献已经证明了音乐能力和语言技能之间的关系（Jentschke and Koelsch，2009；Jentschke et al.，2008；Marin，2009；Moreno et al.，2009；Strait et al.，

2011），指出强化一项技能可能会使其他技能受到影响（Moreno et al.，2009）。音乐训练已被证明可以增加言语智力（Moreno et al.，2011a）、语音音高知觉（Moreno et al.，2009）、语音学习（Moreno et al.，2009）、语音意识（Lathroum，2011）、语音记忆（Grosz et al.，2010）、阅读理解（Corrigall and Trainor，2011）、阅读能力（Moreno et al.，2009）和识字能力（Moreno et al.，2011b）。音乐与语言之间的这种关系可归因于在语言和音乐参与中观察到的共享皮质的激活（Brown et al.，2006；Koelsch et al.，2002；Schon et al.，2010）。共同的激活可能对患有语言障碍的儿童达到治疗效果。

　　当以系统的方式进行应用时，音乐治疗可以在早期干预治疗中改善儿童的单词识别、标识识别和预写技能（Register，2001）。同样，具有特定阅读障碍的儿童在单词解码、单词理解和阅读理解方面也取得了显著进步（Register et al.，2007）。在对二年级学生的一项研究中，阅读与音乐配合使用，显著地提高了理解和任务行为的评分（Azan，2010）。这些初步研究表明，音乐可能是增强幼儿语言和识字能力的有力工具。

　　有研究揭示了使用音乐来习得词语的应用。Kouri 与 Winn（2006）证实了在言语发育迟滞的儿童中使用歌唱目标语句进行快速无意学习（quick incidental learning，QUIL）的情况。结果显示，在有音乐干预的情况下，儿童说出了更多的主动目标语汇。Cooley（2012）重复了这项研究，将快速无意学习的歌曲从唱依曲另填词的歌曲变为唱原有歌曲。这项重复研究的主要目标群体为自闭症儿童，但未能证明使用歌唱和单纯口语交流之间有任何显著性差异，或许是这两项研究样本量较少导致的。

　　目前，多数研究的重点在自闭症儿童使用音乐的交流上。由于自闭症较常见，因此这一领域较受重视，音乐刺激似乎也对自闭症儿童有独特的吸引力（Emanuele et al.，2010）。此外，自闭症儿童的左侧额下回和左侧颞上回对音乐的反应高于对言语的反应，这些区域被认为参与了大脑中的言语和听觉加工（Lai et al.，2012）。对音乐做出反应的激活增加可以作为一种独特的方法来促进交流的改善。使用音乐进行自闭症言语交流的最初研究显示了令人欣慰的结果，即言语功能较低或词汇量少的儿童，言语能力得到了改善（Lim，2010；Wan et al.，2011）。

　　Wan 等人（2011）使用了一种叫作听觉运动图形训练的方法，对 6 位自闭症患儿的低言语或非言语行为进行训练。在 8 周的密集治疗后，这些儿童表现出了明显的言语输出。

　　在听觉运动训练中使用音乐元素的原则应当符合音乐发育性言语和语言训练技术的规则。在一项专门针对自闭症儿童的研究中，Lim（2010）使用了音乐与录制的言语进行发音训练，来判定音乐是否会影响言语的产生。虽然这两个组在统计学上没有明显的差异性，但功能较低的自闭症患儿在音乐条件下表现出了更大的进步。

Lim 和 Draper（2011）将音乐添加到应用行为分析（applied behavioral analysis，ABA）的语音行为方法中。结果显示，音乐语言组的儿童有了明显的改善，然而在组间没有区别。音乐条件对促进语音回声的产生最为有效。虽然这一领域的文献有限，但这些初步研究表明，音乐可能有助于儿童的言语和语言训练。

17.4 治疗机制

音乐发育性言语和语言训练技术使用的音乐应吸引儿童，同时也适用于功能目标。因此，音乐刺激应当是激励性的、探索性的、具有音乐审美性的和目标导向的。另外，在评估和转换设计模型中，应确保音乐是非音乐功能锻炼的同形态转换。评估和转换设计模型将协助治疗师设计有助于治疗目标的音乐，这将防止使用单纯基于活动的音乐，因为它可能不太容易概括为功能技能。虽然目标导向的音乐可以在任何时候使用，但是音乐应当创造出更多令儿童喜爱的元素。更进一步地，音乐应该满足患儿的音乐偏好，同时促进功能。音乐治疗师可以系统地应用节奏、旋律、结构和新颖性，创造令人兴奋和具有治疗性的音乐发育性言语和语言训练体验。

节奏对于促进言语产生和对言语的预期卓有成效。虽然节奏在所有音乐体验中是自然存在的，但音乐治疗师认为，节奏是言语反应的主要促进因素。因此，节奏应当清晰有力且可促进言语的产生。例如，当儿童听到了短语且已经尝试了这个短语的发音时，可以使用节奏。由于有节奏的刺激有助于促进言语，因此音乐治疗师必须具有相关的知识，以选择功能性节奏来进行训练并保持节奏的稳定性。

音乐应考虑的其他属性是旋律元素和结构。旋律可以模仿短语的自然语调，从而创造引人入胜的音乐训练，并有助于反应预期。音乐治疗师的旋律创作能力可以帮助激发功能性的运动。例如，旋律或结构元素可以在练习中创建"锚点"，这些创新点"吸引"了患儿，并引起了他们的注意。一旦患儿参与，功能性元素就可以嵌入音乐刺激。因此，与其让患儿简单地模仿基本音素，不如创建一首有关动物的具有吸引力且适合患儿年龄的歌曲来学习这些音素。由于患儿受到音乐体验的奖励，他们可能不会意识到自己正在完成目标的重复，而完成目标的重复可以成为体验的一部分。

音乐结构也可进一步增强音乐体验，因为简单的 ABA 曲式允许 A 部分中的"锚点"和 B 部分中的多次目标的重复。只要 A 部分仍能激发患儿的积极性，B 部分就可被用来创造多种机会，以促进实现期望的言语或语言行为。这需要适合年龄的音乐、引人入胜的音乐、令人喜爱的音乐，并且要做到新颖性和重复性的平衡。

参与儿童治疗工作时，在新颖性和对技能掌握的支持之间要取得平衡。最初，患儿会需要更多的支持（通过音乐和提示），这是重复练习的有用之处。虽然练习可能会重复，但音乐元素可以被改变，以提高参与性。训练目标不是教患儿如何在特定的歌曲中有特定的反应，而是为他们提供机会来练习交流或提高他们的语言技能。因此，训练应包括逐渐减少治疗师的支持，并增加新颖性，以使儿童能够在多种经验中练习技能。

17.5　临床方案

音乐发育性言语和语言训练的使用范围很广。在言语和语言方面，并不是只有少部分临床方案适用于复杂的治疗领域。因此，我们将使用转换设计模型探索音乐在言语和语言目标方面的临床应用。尽管无法涵盖全部可能性，但是应该考虑如何适当地利用转换设计模型来系统地使用音乐，并将其推广到任何范围的语言与言语训练中。使用该方法的原因有很多。首先，音乐治疗师可能会将特定的语言和言语获取方法〔例如，重塑口腔肌肉语音目标提示法（prompts for restructuring oral muscular phonetic targets，PROMPT）、言语行为方法、整体语言方法、环境训练以及自闭症与沟通障碍儿童的治疗与教育计划（Treatment and Education of Autistic and Related Communication-Handicapped Children，TEACCH）等〕应用于工作环境中，但我们不可能在一章的范围内涵盖每种方法。其次，音乐发育性言语和语言训练并无固定"方案"。这是一种灵活的技术，音乐被用来增强和促进言语和语言的产生与学习。

然而，这并不影响音乐治疗师使用转换设计模型。因此，以下是针对言语和语言困难的训练。（请注意，这并不意味着这些干预措施仅针对这些人群。）非音乐训练将在目前关于言语和语言的文献中进行介绍。可使用音乐发育性言语和语言训练对突出显示的非音乐训练进行同形态转换。这将为读者提供从非音乐训练到音乐训练的逻辑脉络，可以使其在任何言语和语言加工领域被复制。

17.5.1　言语序列

17.5.1.1　目标群体：发育性言语失用症

17.5.1.1.1　评估或治疗目标

患发育性言语失用症的儿童表现出言语音素排序不正确、语音发生困难以及语言中的多个发音错误。语音排序练习的目的是在适合的年龄段中促进短语音素正确有序地产生。

17.5.1.1.2 非音乐训练

Wambaugh（2006）的治疗指导纲要将关节运动学方法列为"很可能有效"，将速度控制技术列为"可能有效"。这些研究人员认为，关节运动学方法中研究的大多数干预措施都包括对短语进行建模和重复，重点在于正确发音的产生。一些方法涉及运动提示，包括重塑口腔肌肉语音目标提示法（Square et al.，2001）和发声治疗（sound production treatment，SPT）方法（Wambaugh and Mauszycki，2010）。

速度控制方法需使用外部提示设备（例如，节拍器）来调节语音的产生（Mauszycki and Wambaugh，2011）。有文献报道了成人的失用症（Brendel and Ziegler，2008；Wambaugh and Martinez，2000），重点是放慢语速并增强意识以纠正发音（Dworkin et al.，1988；Dworkin and Abkarian，1996；Wambaugh and Martinez，2000）。实践中还使用了计算机生成的符合提示词自然韵律的提示（Brendel and Ziegler，2008）。

由于大多数音乐治疗师都没有接受过重塑口腔肌肉语音目标提示法或发声治疗方法的培训，因此以下示例将重点介绍基本的重复模式发音运动学方法。在此练习中，治疗师将选择难度适当、适合相应年龄段的短语或单词。对于某些患儿来说，这可能是一个辅音 – 元音 – 辅音单词的水平，例如，"mom（妈妈）"。添加更多辅音 – 元音组合 [例如，辅音 – 元音 – 辅音 – 元音 – 辅音 – 元音单词："banana（香蕉）"] 时，难度通常会增加。治疗团体通常会建立适当的单词表和目标音素。也可以使用文本，例如，Dauer 等人的书《成为口头的和可理解的》（*Becoming Verbal and and Intelligible*，1996）。一旦识别了适当的单词或短语，治疗师将对单词或短语进行模仿，患儿将观看治疗师产生单词或短语，然后患儿会尝试发出单词或短语；治疗师会做出语音成功输出的反馈，重复进行此训练。

17.5.1.1.3 音乐转换

单词和短语重复的同形态转换会使用一些额外的提示设备作为系统化的附加物。音乐治疗师或可使用节拍器作为外部提示物，在患儿听完示范之后，提示他们发音。为了帮助患儿进行排序，应首先向他们展示如何在节拍器的提示下产生一个音节。由于儿童有知觉运动差异，音乐治疗师应预期言语产生的精确时间尽量不与外部提示物同步。节奏应在功能范围内，如果患儿的节奏太慢，则应将其细分，以使每个音节的产生之间都有预期的提示。例如，低于 1 赫兹的任何提示要素都可以添加预期提示，以进一步促进语音产生。

毫无疑问，这对患儿来说是很困难的工作，因此，音乐治疗师应该考虑一些因素来协助患儿参与。首先，治疗师可以在更多的体验中提供这些机会。例如，患儿可以参与创造性的音乐体验，包括使用 A–B–A 结构来制作适合患儿歌唱的关于动物的歌曲。在歌曲的 A 段，可以使用歌曲中的动物玩偶。在歌曲的 B 段，患儿可以使用外部提示在上下文中练习适合的短语，以促进目标语言的产生（见图 17.1a）。经过多次语言产生的练习，歌曲的 A 部分可以重复。这为患儿提供了创造性的与"锚点"互动的机会。在保持练习目标词语的同时，下一节训练使用的歌曲可能会更改（见图 17.1b）。年龄略大的患儿往往能够以外部节奏提示完成语音发音，而不需要额外的活动（提示）。

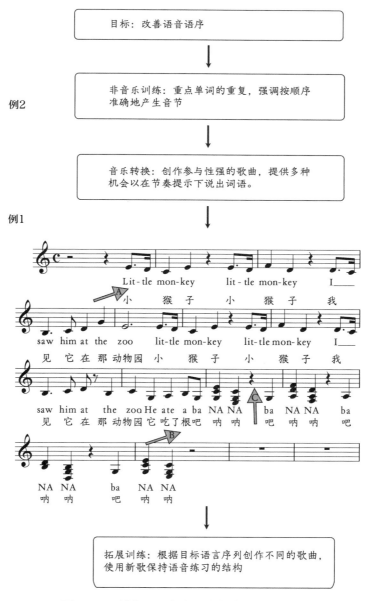

图 17.1a　辅音－元音序列声音或音素的获取

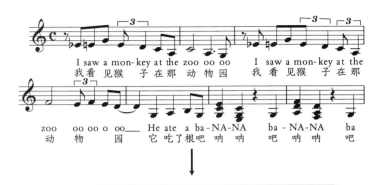

图 17.1b 音素的获取和清晰度

如果患儿没有运动障碍，则可以增加运动元素，以进一步帮助语音语序的产生。这可以包括一系列动作，从伴随言语的全身动作，到手臂动作，再到简单地在腿上拍节奏。音乐治疗师应意识到，额外的动作可能会增强语音表达，但如果知觉运动差异太大，也可能会阻碍语音表达。

17.5.1.1.4　评估或结果

根据 Wambaugh 等人（2006）的研究，常见的评估包括语音音素的抄写和音素准确性评级。音乐治疗师可以录制患儿接受治疗后的语音，并由与患儿不熟悉但受过训练的监听人员记录。音素的准确性可以由音乐治疗师初步确定，受训过的监听人员可以定期完成正式评估，并加以改进。口腔轮替运动速度测试（如快速重复"啪－嗒－咔"的语音）、口语运动评估和语言韵律评估也常用于确定协调性以及语音发音和功能性技巧的改善（American Speech-Language-Hearing Association，2007）。

17.5.2　音素的获取和清晰度

17.5.2.1　目标群体：唐氏综合征

17.5.2.1.1　评估或治疗目标

当"运动技能不足以产生说话声音"时，就会出现发音问题（Farrell，2012，p.12）。在患有唐氏综合征的儿童中，下颌骨的大小与舌、舌突出、音高较低和运动困难有关，导致语音和音素产生困难。言语干预的目标是提高语音音素的产生和语言的清晰度。与第 17.5.1.1 节中语言序列所列举的不同，治疗师需要考虑功能残疾的本质差异。例如，唐氏综合征的认知差异和解剖结构的差异直接影响了交流沟通。

17.5.2.1.2　非音乐训练

与第 17.5.1.1 节中的语音排序示例一样，可以将诸如模型复制和重塑口腔肌肉语音目标提示法之类的体系用于清晰度和发音练习。根据 Kumin（2003）的研究，有一种表达方法是让患儿练习使用带有目标音素的不同单词。根据患儿的功能水平，可以将它们作为声音、独立单词或短语中的目标词来加以练习。节奏板可用于帮助词句生成。例如，当患儿说出短语中的每个组成部分时，就会触摸板上的四个圆形标记。Kumin 还建议使用书籍作为针对练习特定音素的一种方式，并提供了适当的书单（Kumin，2003，p.153）。

17.5.2.1.3　音乐转换

应首先单独训练发音的清晰度，然后是功能性词语。例如，如果患儿对音素 /b/ 发音有困难，那么他们可以练习说 "ba，ba，ba，ba，ball（球）"。由于参与对学习很重要，因此音乐治疗师可以在更大量、更集中的范围内完成对这些音素的重复。例如，他们可以创建一个使用转换设计模型的体验，在转换设计模型中，用一首歌来帮助患儿产生音节重复，然后在语境中练习使用单词。在上面的例子中，这可能涉及滚动一个球、弹跳一个球或者玩不同颜色的球（见图 17.2）。这项活动不限于一个物体，也可以用不同的物体来练习不同的元音和辅音的组合。这还可以用来练习短语，以便进行关于需要和需求的交流（例如，"我想要'这个球'"）。

音乐的创造力也可以补充到儿童的书籍中，使用音乐提高参与性，创造结构和预期以协助目标生成。在这一领域内，音乐治疗师应当了解音乐的形式，并选择自然流畅且在歌曲中表现良好的书籍（例如，具有重复主题的书籍可以作为音乐的锚点以及不断带来变化的故事中的变量）。

由于许多患儿的治疗目标是沟通，而不是独立地发音，音乐治疗师应该考虑使用更加具体的经验，提供机会来实践现实的沟通技巧，并致力于发展各种年龄段的单词或短语。有了各种语言丰富的经验，患儿将有更多的机会练习使用单词并进行交流。

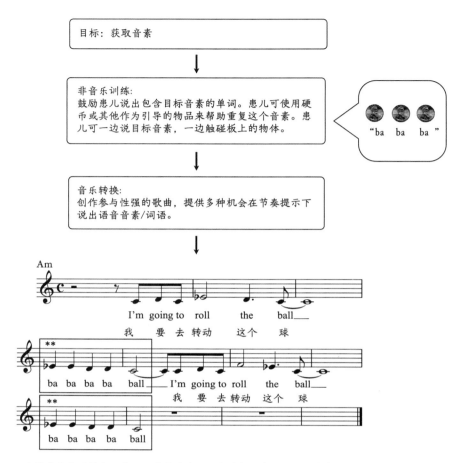

在这首歌的示例中，患儿一边滚动球，一边重复。患儿做出反应的部分（标记为**）。使用相同的音乐训练结构以促进对反馈的预期。可通过各种使用球的方式来持续参与练习。音乐治疗师可以选择不同的模式，感受不同的动作，进一步让患儿参与歌曲活动。

图 17.2　音素的获得

17.5.2.1.4　评估或结果

　　有几种策略可用来确定患儿是否获得了更高水平的运动言语能力。首先，可以由训练有素但不熟悉患儿的监听人员（如言语语言病理学家或其他音乐治疗师）来记录和转录。例如，音乐治疗师可以要求患儿描述一幅适合其自身能力的图片，以便让患儿产生自发的语言。然后由一位陌生听众复述患儿说的话。这可以在一个疗程后重复，以确定听者是否能更好地理解患儿的言语。还有一些标准化的语音评估［例如，戈德曼－弗里斯透发音测试（Goldman-Fristoe Test of Articulation），或卡恩－刘易斯语音分析（Kahn-Lewis Phonological Analysis）］，可以由专业人员完成。

17.5.3　前语言期

17.5.3.1　目标群体：脆性 X 染色体综合征和自闭症谱系障碍

17.5.3.1.1　评估或治疗目标

患有脆性 X 染色体综合征和自闭症谱系障碍的儿童可能表现出长期的沟通困难。可以利用早期干预来建立前语言行为，包括参与、模仿技能和（语言）替换。这些技能之所以重要，是因为它们被用于以后的沟通工作，并为社交沟通提供了基础。出于本示例的目的，我们将专注于获得前语言阶段儿童的模仿游戏技能。请注意，典型儿童的前语言阶段为 9—24 个月大时；然而，残疾儿童的这一阶段可能会长期存在。

17.5.3.1.2　非音乐训练

前语言阶段的干预通常会包括让患儿进行运动和声音模仿的条件。Sundberg 和 Partington（1998）概述了儿童模仿游戏的各种活动。这些游戏包括捉迷藏、做鬼脸或发出有趣的声音之类的游戏，或者是简单地命令"这样做"并做出动作或发出声音（Sundberg and Partington，1998，pp. 95-97）。作者评论说，这些练习应该是能让儿童感到兴奋和有趣的，以便提高参与性，促进这些行为。

17.5.3.1.3　音乐转换

音乐治疗师可以通过在模仿游戏中使用简单的歌曲结构来同形态转换上述练习，以促进期待感和参与性。音乐天生具有吸引力，所以音乐治疗师天然拥有出色的前语言模仿工具。其中可能包括常见的配有动作的儿童歌曲或自己创作的歌曲，提供了模仿的机会。父母和看护者也可以学习这些音乐游戏，从而为儿童提供可以在家庭环境中进行练习的具体支持（见图 17.3）。重要的是，音乐游戏是儿童成长的自然组成部分。音乐治疗师采用多种多样的练习来捕捉具有核心功能的技能（在本例中为模仿）。

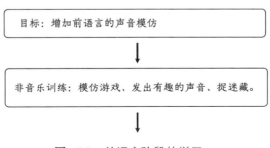

图 17.3　前语言阶段的学习

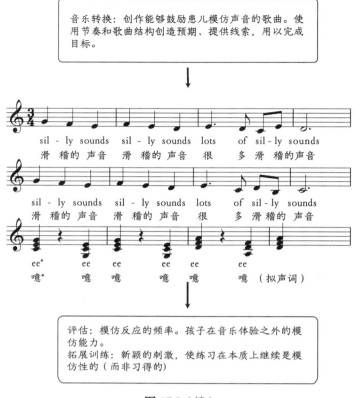

图 17.3（续）

17.5.3.1.4 评估或结果

可以通过观察来测量模仿反应的数量，以查看其频率是否增加。专业人员可以利用早期的语言评估方法来确定儿童在接受和表达能力（包括模仿）方面的改善，例如，使用沟通发展的顺序清单（Sequenced Inventory of Communication Development）或符号游戏测验（Symbolic Play Test）。

17.5.4 替代或辅助表达性沟通

17.5.4.1 目标群体：天使综合征

17.5.4.1.1 评估或治疗目标

尽管患有天使综合征的儿童通常会表现出亲社会行为，但他们通常还会出现认知发育迟滞和严重的语言障碍（Williams，2010）。这些患儿通常只表现出少量语言甚至没有语言，并且会表现出比表达能力更强的接受能力（Gentile et al.，2010）。由于缺乏言语交流，替代辅助沟通（alternative and augmentative communication，AAC）通常是沟通的主要方法。根据 Calculator 和 Black（2010）的研究，需求的最高领域之一是表达需求的能力。就本例而言，我们将重点讨论使用图片交换沟通系统（Picture Exchange Communication System，PECS）来实现表达需求的目标。

17.5.4.1.2　非音乐训练

儿童应有机会利用替代辅助沟通来表达自己的需求。如果患儿被计算机或平板电脑上的美术程序吸引，治疗师需要给患儿提供使用图片交换沟通系统的不同内容的机会，例如，虚拟画笔的颜色。用于沟通的图片可以贴在纸板上，并指示患儿通过将其中一张图片从板上取下来并交给治疗师来做出选择。在使用电子图片系统的情况下，患儿会触摸图片，有时需要触摸"说话"键才能使设备朗读单词。他们将有机会根据提示做出选择，并且将重复此过程以进行后续选择。

17.5.4.1.3　音乐转换

音乐治疗师需要在同一前提下，让患儿在音乐项目、喜欢的项目或歌曲中做出选择。转换不在患儿选择的项目中（任何喜欢的项目），而是使用音乐帮助患儿做出的预期反应或回应，然后由他们来选择，引发他们的积极性。例如，适合各年龄段的音乐结构可以提示可用的选项，提出一个问题，问患儿想要哪一个，然后用"我想要……"的短语来提示患儿做出反应（见图 17.4）。音乐刺激应该能激励儿童并令其兴奋，应该是他们会去选择的潜在条目。应该有不同的可以重复的条目。音乐结构可以提示表达一种需求的新机会。

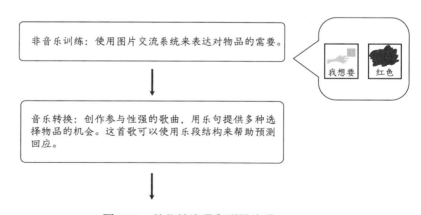

图 17.4　替代性沟通和增强沟通

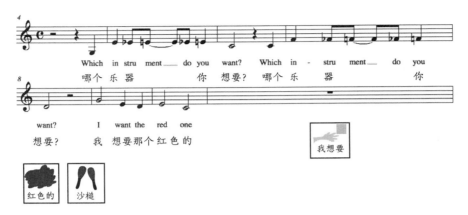

在这项示例中，患儿要么将词卡交给音乐治疗师，要么将它们放在魔术贴黑板上。音乐治疗师会为每个单词使用节奏和音乐的提示（根据需要提供音乐支持），并唱出这些词语来回应患儿传递或放下的词卡。音乐治疗师可以根据患儿的语言能力进行适当的调整，可以使用也可以不使用形容词和/或乐器名。

图 17.4（续）

17.5.4.1.4　评估或结果

这项训练的重点不是决策，而是患儿拿起图片并将其交给治疗师（或触摸电子图片）。有一个基本的因果关系公式，患儿通过交流表达自己的需求，然后接收该物品。较为积极的结果是，患儿会更加主动地使用符号进行交流，独立选择符号并将其交给周围的人。随着他们能力的提高，这个目标可能会提高到患儿在环境中寻找可以交流的工具或个人。初始的评估数据可以包括选择的频率。一些治疗团体可能会使用干扰项（例如空白图片）或不喜欢的物品，以确定患儿是否真正传达了他们的需求。在这种情况下，治疗团体也需计算传达非干扰项的频率。

17.5.5　语义

17.5.5.1　目标群体：智力障碍

17.5.5.1.1　评估或治疗目标

智力障碍患儿会表现出语义使用上的困难，包括理解单词的含义、标签或分类，以及通过词语表达。治疗目标可以包括识别语言条目，对条目进行分组，区分语境中具有多种含义的词语，或通过单词进行口头表达。就本示例而言，我们将重点关注通过词语条目来增加词语的表达。

17.5.5.1.2 非音乐训练

该练习通常针对患儿所处环境中的功能性项目进行训练。Kumin（2003，pp.100-103）和 Hilsen（2012，pp. 71-81）概述了几种识别活动。这项活动要求患儿识别环境中的实际物品。这通常是由治疗师举起物品或图片并问"这是什么？"来完成的。参与到患儿的游戏环境中也可以完成这个练习。例如，成人可以在自然的游戏环境中与患儿一起工作，比如玩具厨房游戏。可要求患儿通过游戏般的互动来识别其中的许多物品。例如，治疗师可以通过说"看，我有 _____"，来让患儿识别并表述这些物品。治疗师可能需要提供一个模型，首先识别不同的物体，例如，"看，我有一个苹果"。治疗师也可以跟随患儿的目光，促使他们谈论目前吸引其注意力的物品，例如，"看，这是一个 _____"或"你有什么？"。

17.5.5.1.3 音乐转换

富有表现力的沟通是音乐干预可以同形态转换的另一个领域，这可以促进预期性的、结构化的回应和参与。在玩具厨房的例子中，音乐治疗师可以使用相同的材料来创作当前主题的互动歌曲，并定期提示患儿做出反应，识别不同的厨房物品。音乐的游戏体验不仅可以问"这是什么？"，还可以使用音乐来创造一种情境，以恰当地识别物品并参与其中的演奏（见图 17.5）。

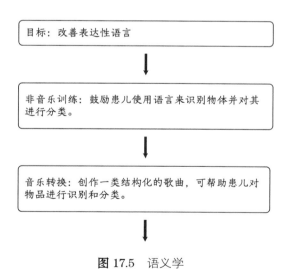

图 17.5 语义学

在下面的歌曲示例中，患儿正在思考食物的识别和分类。歌曲的A部分是患儿跳舞、做标记或寻找新方法。B部分用于分类和识别物品。在此示例中，重点是认识两种苹果。这项活动为孩子提供了图片、卡片或塑料卡。患儿预期的回答也在选框中。

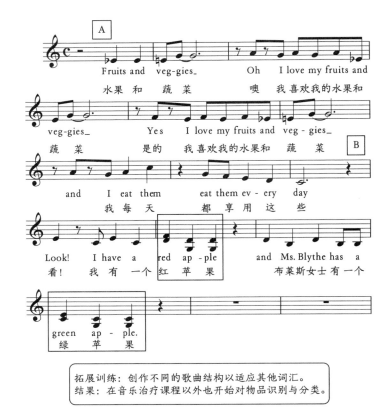

图 17.5（续）

词语也由受过训练的指导者进行评估，这些测试工具包括皮博迪图片词汇测验、表达性词汇测试（Expressive Vocabulary Test）或单词图片词汇测试（One-Word Picture Vocabulary Test）。

17.5.6 接受性语言能力

17.5.6.1 目标群体：特发性语言障碍

17.5.6.1.1 评估或治疗目标

患有特发性语言障碍的儿童或许能够遵守标准的接受任务指令（例如，"触摸卡车"），但是在涉及功能、特征和等级的任务中（例如，"触摸父亲开的卡车"）会表现出困难或遗漏某些内容（例如，"触摸爸爸开的那辆卡车"）（Sundberg and Partington，1998）。他们也可能会表现出复杂或多步的言语指令理解困难（例如，"到餐桌旁拿起杯子，然后交给妈妈"）。

17.5.6.1.2　非音乐训练

该部分的练习包括让患儿对语言指令做出反应。这些指令的复杂性取决于患儿的接受性语言能力。本例将重点关注一个在功能、特征和类似接受性语言方面表现出困难的患儿。如前所示，出于提高参与性的目的，非音乐训练通常会使用患儿感兴趣的刺激来完成。例如，如果患儿和治疗师在与农场动物玩耍，治疗师可能会问："牛在哪里？"在患儿识别出牛后，治疗师可以问一个同样需要分类的问题，比如，"有斑点的那头牛在哪里？"。可以在患儿所在的正常环境中，根据不同的情境进行重复，包括玩耍和非玩耍情况（例如，食物的辨认条目、衣服类别等）。

17.5.6.1.3　音乐转换

为有助于接受性语言，可使用音乐来促进言语结构，预期并提高进一步参与的程度。为了跟随患儿的兴趣，通常需要音乐治疗师快速地生成音乐素材。例如，如果与患儿进行会话并自然地被围巾所吸引，这些围巾可以用于接受性语言体验，只要有不同的围巾可以按照功能或特征进行分类（例如，将带有蝴蝶的围巾和特殊颜色的围巾来回移动；将不同的图案、不同大小的围巾来回移动等）。音乐素材可以被组织起来，让患儿能够预测反应，甚至可以用来帮助患儿使用自己的语言完成任务（见图 17.6）。例如，如果一个提示语呈现了某种音乐结构，那么这个结构可以被复制，而孩子是在完成任务的同时，以内部生成语言来完成任务的。

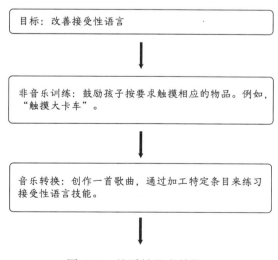

图 17.6　接受性语言技能

在下面的歌曲示例中，要求孩子挥舞不同样式（包括不同大小和款式)的围巾。音乐需根据训练条目进行更改，用"小"表示较小的间隔，用"大"表示较大的间隔。请注意，因为目标是改善接受性语言，孩子可能会唱歌，也可能不会唱。

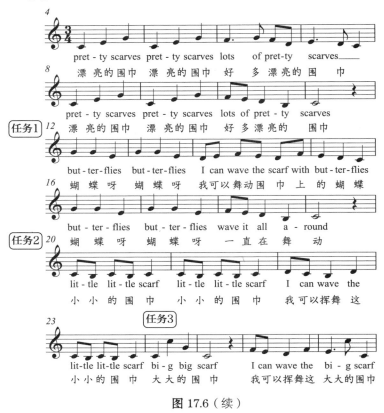

图 17.6（续）

17.5.6.1.4　评估或结果

可以通过频率计算和提示来统计患儿完成的接受性语言任务。目标是让患儿全面归纳并能够在音乐治疗课程之外完成分类、使用或描述任务。这意味着应该将非音乐内容的使用整合到会话中。有资质的评估人员可以通过接受性 – 表达性语言测试（Receptive-Expressive Emergent Language Test）或表达性单词图片词汇测试（Expressive One-Word Picture Vocabulary Test）来评估语言能力。

17.6　**总结**

系统地应用音乐来提高言语和语言目标是音乐发育性言语和语言训练技术的根基。音乐治疗师可以通过已知的诊断、目标和非音乐训练的信息来指导治疗有言语和语言困难的儿童。随后，音乐治疗师可以探索音乐的创造力，将同形态转换的非音乐训练转换为音乐训练，并在治疗中应用。在音乐发育性言语和语言训练创建的音乐体验中，遵循转换设计模型将有助于避免以活动为基础的治疗，并将治疗的重点放在激励和创造性的音乐体验中。

参考文献

American Speech-Language-Hearing Association (2007). *Childhood Apraxia of Speech.*

Azan, A. M. (2010). *The comparison of three selected music/reading activities on second-grade students' story comprehension, on-task/off-task behaviors, and preferences for the three selected activities.* Florida State University. ProQuest Dissertations and Theses.

Brendel, B. and Ziegler, W. (2008). Effectiveness of metrical pacing in the treatment of apraxia of speech. *Aphasiology*, *22*, 77-102.

Brown, S., Martinez, M. J., and Parsons L. M. (2006). Music and language side by side in the brain: a PET study of the generation of melodies and sentences. *European Journal of Neuroscience*, *23*, 2791-2803.

Calculator, S. N. and Black, T. (2010). Parents' priorities for AAC and related instruction for their children with Angelman syndrome. *Augmentative and Alternative Communication*, *26*, 30-40.

Cooley, J. (2012). *The use of developmental speech and language training through music to enhance quick incidental learning in children with autism spectrum disorders.* Unpublished thesis. Fort Collins, CO: Colorado State University.

Corradino, G. (2009). *Improving letter recognition and beginning sound identification through the use of songs with special education kindergarten students.* Unpublished thesis. Caldwell, NJ: Caldwell College.

Corrigall, K. A. and Trainor, L. J. (2011). Associations between length of music training and reading skills in children. *Music Perception*, *29*, 147-155.

Dauer, K. E., Irwin, S. S., and Schippits, S. R. (1996). *Becoming Verbal and Intelligible: a functional motor programming approach for children with developmental verbal apraxia.* San Diego, CA: Harcourt Publishers Ltd.

Dworkin, J. P. and Abkarian, G. G. (1996). Treatment of phonation in a patient with apraxia and dysarthria secondary to severe closed head injury. *Journal of Medical Speech-Language Pathology*, *2*, 105-115.

Dworkin, J. P., Abkarian, G. G., and Johns, D. F. (1988). Apraxia of speech: the effectiveness of a treatment regime. *Journal of Speech and Hearing Disorders*, *53*, 280-294.

Emanuele, E. et al. (2010). Increased dopamine DRD4 receptor mRNA expression in lymphocytes of musicians and autistic individuals: bridging the music-autism connection. *Neuroendocrinology Letters*, *31*, 122-125.

Farrell, M. (2012). *The Effective Teacher's Guide to Autism and Communication Difficulties.* New York: Routledge.

Gentile, J. K. et al. (2010). A neurodevelopmental survey of Angelman syndrome with genotype-phenotype correlations. *Journal of Developmental and Behavioral Pediatrics*, *31*, 592-601.

Gerenser, J. and Forman, B. (2007). Speech and language deficits in children with developmental disabilities. In: J. H.

Jacobson, J. A. Mulick, and J. Rojahm (eds) *Handbook of Intellectual and Developmental Disabilities*. New York: Springer. pp. 563-579.

Grosz W, Linden U, and Ostermann T (2010). Effects of music therapy in the treatment of children with delayed speech development-results of a pilot study. *BMC Complementary and Alternative Medicine, 10*, 39.

Hilsen, L. (2012). *Early Learners with Autism Spectrum Disorders*. Philadelphia, PA: Jessica Kingsley Publishers.

Jentschke S and Koelsch S (2009). Musical training modulates the development of syntax processing in children. *NeuroImage, 47*, 735-744.

Jentschke S, Koelsch S, Sallat S, and Friederici A (2008). Children with specific language impairment also show impairment of music-syntactic processing. *Journal of Cognitive Neuroscience, 20*, 1940-1951.

Koegel, R. L., Shirotova, L., and Koegel, L. K. (2009). Brief report: using individualized orienting cues to facilitate first-word acquisition in non-responders with autism. *Journal of Autism and Developmental Disorders, 39*, 1587-1592.

Koelsch, S. et al. (2002). Bach speaks: a cortical "language-network" serves the processing of music. *NeuroImage, 17*, 956-966.

Kouri, T. and Winn, J. (2006). Lexical learning in sung and spoken story script texts. *Child Language Teaching & Therapy, 22*, 293-313.

Kumin, L. (2003). *Early Communication Skills for Children with Down Syndrome: a guide for parents and professionals*. Bethesda, MD: Woodbine House.

Lai, G., Pantazatos, S. P., Schneider, H., and Hirsch, J. (2012). Neural systems for speech and song in autism. *Brain, 135*, 961-975.

Lathroum, L. M. (2011). *The role of music perception in predicting phonological awareness in five- and six-year-old children*. Doctoral dissertation. Coral Gables, FL: University of Miami.

Lim, H. A. (2010). Effect of "developmental speech and language training through music" on speech production in children with autism spectrum disorders. *Journal of Music Therapy, 47*, 2-26.

Lim, H. A. and Draper, E. (2011). The effects of music therapy incorporated with applied behavior analysis verbal behavior approach for children with autism spectrum disorders. *Journal of Music Therapy, 48*, 532-550.

Marin, M. (2009). Effects of early musical training on musical and linguistic syntactic abilities. *Annals of the New York Academy of Sciences, 1169*, 187-190.

Mauszycki, S. C. and Wambaugh, J. (2011). *Acquired Apraxia of Speech: a treatment overview.*

Moreno, S. et al. (2009). Musical training influences linguistic abilities in 8-year-old children: more evidence for brain plasticity. *Cerebral Cortex, 19*, 712-723.

Moreno, S. et al. (2011 a). Short-term music training enhances verbal intelligence and executive function. *Psychological Science, 22*, 1425-1433.

Moreno, S., Friesen, D., and Bialystok, E. (2011 b). Effect of music training on promoting preliteracy skills: preliminary causal evidence. *Music Perception, 29*, 165-172.

National Institute on Deafness and Other Communication Disorders. (2013). *Specific Language Impairment Across Languages.*

Paul, R. (2007). *Language Disorders from Infancy through Adolescence: assessment and intervention*, 3rd edition. St Louis, MO: Mosby.

Register, D. (2001). The effects of an early intervention music curriculum on prereading/writing. *Journal of Music Therapy*, *38*, 239-248.

Register, D., Darrow, A., Standley, J., and Swedberg, O. (2007). The use of music to enhance reading skills in second grade students and students with reading disabilities. *Journal of Music Therapy*, *44*, 23-37.

Schon, D. et al. (2010). Similar cerebral networks in language, music and song perception. *NeuroImage*, *51*, 450-461.

Square, P. A., Martin, R. E., and Bose, A. (2001). Nature and treatment of neuromotor speech disorders in aphasia. In: R.H. Chapey (ed.) *Language Intervention Strategies in Adult Aphasia*, 4th edition. Philadelphia, PA: Lippincott Williams & Wilkins. pp. 847-884.

Strait, D., Hornickel, J., and Kraus, N. (2011). Subcortical processing of speech regularities underlies reading and music aptitude in children. *Behavioral and Brain Functions*, *7*, 44.

Sundberg, M. and Partington, J. (1998). *Teaching Language to Children with Autism or Other Developmental Disabilities*. Concord, CA: AVB Press.

Wambaugh, J. L. and Martinez, A. L. (2000). Effects of rate and rhythm control treatment on consonant production accuracy in apraxia of speech. *Aphasiology*, *14*, 851-871.

Wambaugh, J. L. and Mauszycki, S. C. (2010). Sound production treatment: application with severe apraxia of speech. *Aphasiology*, *24*, 814-825.

Wambaugh, J. L. et al. (2006). Treatment guidelines for acquired apraxia of speech: a synthesis and evaluation of the evidence. *Journal of Medical Speech-Language Pathology*, *14*, 35-65.

Wan, C.Y. et al. (2011) Auditory-motor mapping training as an intervention to facilitate speech output in non-verbal children with autism: a proof of concept study. *PLoS ONE*, *6*, e25505.

Williams, C.A. (2010). The behavioral phenotype of the Angelman syndrome. *American Journal of Medical Genetics. Part C, Seminars in Medical Genetics*, *154C*, 432-437.

Winter, S. (2007). Cerebral palsy. In: J. H. Jacobson, J. A. Mulick, and J. Rojahm (eds) *Handbook of Intellectual and Developmental Disabilities*. New York: Springer. pp. 61-80.

（滕文佳　译）

第 18 章
音乐象征性交流训练

Corene P. Thaut

18.1　定义

音乐象征性交流训练（symbolic communication training through music，SYCOM）是神经音乐治疗学中的一种方法，它通过非口语化的"语言"系统，利用音乐表演练习来模拟和训练恰当的沟通举止、语用能力、言语手势和情绪表达。音乐象征性交流训练是为了严重的语言表达障碍患者（例如，脑损伤或脑卒中患者）、言语功能障碍患者和完全性语言功能发育障碍患者而设计的。它通过音乐训练，譬如结构化的即兴乐器演奏或者人声，来模仿和练习沟通规则。这些训练可以有效地应用于结构性的沟通行为，比如，对话、问答、倾听与回应、适当的语言手势、辨认交流开始的时机并回应、交流的开始与结束、辨认交流信息，以及现实社交生活中其他的交流方式（Thaut，2005）。

18.2　目标群体

音乐象征性交流训练是为了那些语言功能完全丧失的患者（如患有脑卒中、脑损伤或神经系统疾病以及语言表达发育缺失）所特殊设计的。尽管很少有患者在脑卒中或脑损伤后完全丧失语言功能，但是患者会因为严重的失语症和/或认知障碍，而无法有效地与外界的交流，从而产生沮丧和孤立感。在音乐即兴演奏中使用音乐象征性交流训练，可以为情感表达和非言语交际提供机会。

在某些病例中，治疗师也许会遇见患有功能性语言障碍的患者，比如广泛性发展障碍、自闭症、阿斯伯格综合征、雷特综合征和脑瘫。在这些人群中，音乐象征性交流训练可以起关键作用，可以通过音乐来模仿和训练个体的交流行为、语用能力、语言手势和情绪表达。

18.3　研究总结

来自不同背景和文化的作曲家、表演者、美学家和音乐评论家都不会否认演出者和听众在音乐里是有交流的。无论交流的信息是源于音乐作品本身的抽象含义，还是源于音乐世界以外的概念，诸如行为、情绪状态、性格，都离不开"无标题音乐主义者"和"标题音乐主义者"的观点（Berlyne，1971）。然而，无论是音乐语言还是口语语言，两者都受社会和文化环境背景影响，也受交流发生时的意图和期待影响（Kraut，1992；Merriam，1964）。

Deutsch（2013）描述了听觉系统整体与各种简单规则间的关系，这些规则被称为格式塔原则（gestalt principles，Wertheimer，1923）。这种遵从原则使人们能够更准确地与自身的生活环境沟通与交流。由于音素的自然分组通过格式塔模式的复杂性、相似性和良好的延续性而天然地存在于音乐中，所以它是一个有效的非语言工具，用以创造条理分明的沟通模式。

18.4　治疗机制

语言语用学是指社会语言的规则，如为达到不同目的而使用语言进行交流（例如，沟通问题、陈述或需求），根据倾听者、情境、交流与对话环境的变化而转变语音语调，或者遵守交流和沟通的规则。虽然音乐没有特定的语义意义，但是通过音乐的结构性和在音乐以外传递的信息，可以使音乐将语言的实用含义与听觉情态相结合，来达到言语的意义。音乐化的训练可以创造机会来锻炼对话、提问与回答、倾听与回应、准备反应及在对话中给出适当的反应。除了练习交流的语言成分以外，非语言模式和手势，如轮流和倾听，也可以通过音乐象征性交流训练来练习。音乐性语言和口语之间的其他相同点可以在音韵学、韵律学、形态学和句法中看到。

18.5　临床方案

音乐象征性交流训练可以通过各种即兴的音乐训练来实现，这些训练用于训练语言和非语言的结构性交流，例如，轮流、手势、对话、提问与应答、倾听与回应、启动与回应的适当时机、沟通的启动与终止，以及对交流信息的恰当识别。音乐象征性交流训练对于患者无音乐水平限制。为了确保音乐训练的完成和效果，治疗师需对患者的认知能力和身体状况有良好的了解与判断。由于患者的音乐水平和能力各有不同，需要通过使用可调适的设备、视觉提示和音乐模拟来调整音乐。以下示例是包含了语言和非语言方面音乐象征性交流训练的典型临床场景。

18.5.1　轮流和手势

在一个治疗环境中，如果患者的语言功能发展不足，音乐象征性交流训练可以从非常简单的练习开始，练习适当的手势和非语言的规则与结构来进行功能性的交流。例如，治疗师与患者面对面坐下，两人中间放置木琴。治疗师在木琴上弹奏 8 拍旋律，之后与患者眼神交流并把木槌递给患者。然后，患者也应在木琴上敲打几下，与治疗师进行眼神交流，并把木槌递回给治疗师。如此重复几次，患者可能会进展到拥有他自己的乐器与小木槌，在训练过程中，自己停下并且示意轮到治疗师来弹奏。要达到这个程度的音乐象征性交流训练，可能需花费几个疗程或是几个月，具体时间长短由患者的损伤水平决定。

18.5.2　给予回应前的倾听

语用学在交际中的一方面是遵循对话和互动的原则。如果所有人都同时说话，就会很难听清楚别人在讲什么，也就很难以适当的方式做出回应。治疗师可以从一个需要患者倾听等待的音乐训练开始，然后才可以让患者给予恰当的回应，以此来练习适当的倾听与回应。

18.5.3　音乐里的对话与回应

如果患者可以用音乐进行沟通，并且在一系列的练习后可以在回应前先倾听，那么音乐象征性交流训练的下一步就是治疗师与患者进行对话训练。比如，治疗师可以先让患者在木琴上弹奏短的乐句，接着治疗师在木琴上对患者所演奏的乐句进行回应，此过程可以重复几次，接着治疗师和患者可以互换角色。由治疗师先在木琴上弹奏，患者对所演奏的乐句进行回应。这种互动可以作为二人交流的象征，治疗师和患者倾听了彼此，并且做出了回应。

18.5.4　提出问题并且给予应答

在音乐象征性交流训练的这个阶段，治疗师可首先以提出问题作为本环节的开始，而不是要求患者陈述。治疗师可以和患者一起探讨，一个音乐化的问句可能听起来是什么样的声音？（例如，用上行音阶来模仿疑问句音调上扬的语气。）接下来，治疗师和患者将一起寻找音乐性的陈述句或者是回答问题的声音。然后，治疗师和患者轮流问对方一个问题，并以音乐的形式回答出来。

18.6　总结

音乐象征性交流训练是一种通过非口语化的"语言"系统，使用结构性音乐即兴练习来训练和练习适当的交流行为、语言语用、言语手势和情绪表达的技术。由于音乐是一种可感受的声音结构，需要具有一定的社交意识，带有强烈的情感特征，并且具有即刻的时效性，因此它在治疗环境中是模拟沟通结构和社会互动的有效工具（Thaut，2005）。

参考文献

Berlyne D E (1971). *Aesthetics and Psychobiology*. New York: Appleton-Century-Crofts.

Deutsch D (2013). Grouping mechanisms in music. In: D Deutsch (ed.) *The Psychology of Music*, 3rd edition. San Diego, CA: Elsevier. pp. 183-248.

Kraut R (1992). On the possibility of a determinate semantics for music. In: M Riess Jones and S Holleran (eds) *Cognitive Bases of Musical Communication*. Washington, DC: American Psychological Association. pp. 11-22.

Merriam A P (1964). *The Anthropology of Music*. Evanston, IL: Northwestern University Press.

Thaut M H (2005). *Rhythm, Music, and the Brain: scientific foundations and clinical applications*. New York: Routledge.

Wertheimer M (1923). Untersuchung zur Lehre von der Gestalt II. *Psychologische Forschung*, *4*, 301-350.

（马存英　邵璇　译）

第 19 章

音乐感觉定向训练

Audun Myskja

19.1 定义

音乐感觉定向训练（musical sensory orientation training，MSOT）是一种临床上针对患者注意力、唤醒和感觉反应等症状进行干预的神经音乐治疗学技术。根据 Michael H. Thaut 的解释：

> 这个技术使用现场音乐或录制音乐来刺激唤醒，恢复清醒状态，对时间、地点和人物的定向反应有积极的促进作用。在更高级的恢复或进步阶段，患者可以主动地参与简单的音乐性训练来提高警觉程度，训练基本注意力。此时最重要的是反应的数量而不是反应的质量（Ogata，1995）。在音乐感觉定向训练中，训练可以包括感觉刺激、唤醒、空间定向、警觉和注意力维持。

> （Thaut，2005，p.196）

19.2 目标群体

音乐感觉定向训练在以下临床应用里有显著效果。

- **神经认知障碍**：阿尔茨海默病、血管性神经认知障碍、路易体神经认知障碍和额叶神经认知障碍。
- **发育障碍**：脑外伤、先天缺陷、学习障碍和染色体异常（比如唐氏综合征）。
- **意识障碍**：昏迷、植物状态和创伤后恢复。

此外，在自闭症谱系障碍患者中，也有对音乐感觉定向训练应用的相关报道。对于注意缺陷/多动障碍（attention deficit hyperactivity disorder，ADHD）、注意缺陷障碍（attention deficit disorder，ADD）及其他相关疾病，音乐感觉定向训练也具有潜在的可能性。

19.3 研究总结

既往文献综述肯定了音乐在神经认知障碍患者中的应用（Sherratt et al.，2004），并且强调了针对神经认知障碍核心症状的具体音乐治疗方法的需求（Myskja，2005）。在神经认知障碍患者的日常护理中，音乐在现有的支持性治疗中成为越来越重要的一部分，并系统化地应用在卫生服务部门（Hara，2011）。但研究中最主要的难度来自如何记录对特定症状最有效的方法，以及如何记录最佳治疗模式的实施（Myskja，2006）。歌曲技术的应用在临床中非常有潜力，比如用歌曲帮助感觉定向，或者将歌曲与个人卫生清洁或者其他日常步骤相结合（Gottel et al.，2009）。音乐治疗在发育障碍中的基础证据越来越多（Wigram and De Backer，1999）。在柯克兰系统性回顾中，音乐治疗对自闭症谱系障碍患者的应用显示出了有效的成果（Gold et al.，2006）。关于音乐治疗对意识障碍应用的研究也呈上升趋势（O'Kelly and Magee，2013a），经改进的评估方法可能有助于治疗师更精确地使用音乐元素，以此帮助患者改善注意力和唤醒（O'Kelly and Magee，2013b）。随机对照试验显示出音乐对脑卒中和脑外伤引起的后遗症是有效果的（Sarkamo，2011）。

19.4 治疗机制

音乐对神经认知障碍患者、发育障碍患者和意识障碍患者有关认知和感觉康复的治疗机制包括以下几个方面（Myskja，2012）。

- 听觉信号与运动激活之间的直接相互作用可能会提高执行功能和运动功能。
- 听觉皮质的可塑性即使在大脑受损的情况下，也可作为再训练功能的基础。
- 听觉刺激可以通过其他替代途径来增强认知中的自传体回忆。
- 具体的音乐治疗方法，如空间识别（检索）技术，可以改善记忆丧失中的人脸或姓名识别。
- 音乐感知中自带的不同认知信息可以提供一系列刺激，从愉悦等基本的听觉刺激，到更复杂的感觉刺激。

● 熟悉的音乐刺激可以创建一个模板，帮助保留记忆功能中隐含的模式，从而形成工作记
忆回路的再认。

关于音乐对认知、记忆和注意力的影响，神经科学中的研究进展迅速（Koelsch，2009）。
其中一个研究方向是有关镜像神经元系统如何调节感知和行动之间的连接作用（Molnar-
Szakacs and Overy，2006）。虽然这仍然是一个推论，但对于如何将此项基础研究成功地用于
临床策略已有所说明（Wan et al.，2010）。这项研究可能有助于神经认知障碍患者如何更好
地使用心理—社会模式来帮助自己。例如，已有研究证明，描述动作的句子可以激活额叶的
运动通路（Tettamanti et al.，2005）。因此，强调给出清晰且简单的指令，并且在进行下一步
之前确保这些指令被理解了，可能会在大脑的学习系统中打下良好的基础（Avanzini et al.，
2005）。对情绪唤醒假说的综合研究指出，唤醒水平和情绪状态的相互影响可以使人们获得认
知和注意力方面尚未开发的资源（Thompson et al.，2001）。

19.5　临床方案

音乐感觉定向训练有多种应用方式，范围可从简单的治疗步骤，到需要特定技巧进阶的
神经音乐治疗学技术。音乐感觉定向训练技术按照复杂性和认知需要分为逐步递增的三个层
次，以下会逐一描述。

19.5.1　感觉刺激

在这一阶段，音乐感觉定向训练会使用基础的刺激技术与声音——也有可能结合其他感
觉形式，使患者对声音产生不同程度的回应，以此来引起生理性唤醒。感觉刺激常用于低水
平意识障碍或意识恢复期、严重的发育障碍或者神经认知障碍晚期。播放（患者）熟悉的录
制音乐、使用不同音色的乐器演奏持续的长音、人声唱歌，以及让患者触摸"音乐"（乐器）
的表面等，都可以帮助患者建构具有结构性的听觉感觉输入，有助于患者以类似"因果关系"
的方式对刺激源产生精神运动反应。

19.5.2　唤醒与定向

这一阶段中的治疗性音乐训练是为了帮助患者达到或者维持认知加工的基本能力。唤醒
与定向练习对于意识障碍患者恢复状态、发育障碍患者建立基础认知加工的能力以及神经认
知障碍患者保持定向功能和警觉性，都是非常重要的。训练可以患者熟悉的歌曲和音乐为主，

帮助患者适应时间、地点和旁人。音乐也可以减缓焦虑和不安。除此之外，乐器可以在不同的位置演奏，以帮助患者追踪和定位音源。简单的认知需求可以通过唤醒和定向练习建立，比如"如果喜欢这首歌就点点头""音乐开始时请转动椅子或抬起胳膊""如果你听过这首歌，就请一起唱"。

19.5.3　警觉性和注意力保持

警觉性和注意力保持（vigilance and attention maintenance，VAM）训练是音乐感觉定向训练里最高层次的训练。它们经常作为一种通往更具体认知康复训练的通道，比如音乐注意力控制训练（musical attention control training，MACT）或听觉感知训练（auditory perception training，APT）。与其他训练对比，警觉性和注意力保持的重点以患者持续（定量）参与音乐活动为主，而不像音乐注意力控制训练那样，对患者的具体回应（定性）做出要求。音乐治疗师必须提供易操作且具有音乐意义的音乐资源，以此帮助患者参与音乐训练。治疗达成的目标取决于患者参与的时长，和其在活动间注意力的持续性；而不是患者如何回应或如何参与等定性的标准。治疗师可以唱一首患者熟悉的歌曲，并为患者提供易操作的乐器——乐器需简单，且可以发出声音——可以使患者与治疗师合奏。用电子触摸屏作为音乐提示，或者使用电自鸣筝，都是使音乐具备可操作性的好范例。治疗师可以提前设置持续长音的音型，比如琶音或刮奏。在治疗过程中，患者可以在治疗师唱歌时，在乐器表面移动他们的手指，治疗师通过和弦按钮来转换和弦。风铃、摇铃或大号音砖也是有效的音效选择。电子触摸（音）板或带有数字接口的电子（音）槌也值得一试。此外，持续的即兴器乐演奏也可以用在警觉性和注意力保持的训练里。治疗师可事先将调式音阶准备好，例如，由五个自然音构成的五声调式（do、re、mi、so、la）的一种，四类五声调式（大调、小调、弗里几亚调式或者带有五度音程的利底亚调式）的一种，或者七种七声音阶（伊奥尼亚、多利亚、弗里几亚、利底亚、混合利底亚、爱奥尼亚或洛克里亚调式）的一种，以帮助患者在带音高的打击乐器（例如，马林巴、木琴或者钢片琴）上自由弹奏，而这些调式为患者的即兴弹奏提供了最广泛的旋律范围。治疗师需在调性和声里用缓慢的速度，避免突出节拍节奏的回应，给予结构、指导、引导或者稳定患者的弹奏。在调性音乐里——考虑到单纯的音级并没有"垂直的"和声功能性——多声部音乐可以轻松地通过同步的旋律线或者音程合成，并且没有弹"错"音或者弹"错"和弦的感觉。

19.5.4　其他临床方案

19.5.4.1　对于神经认知障碍患者和意识障碍患者日常清洁和其他程序的照护性歌唱

至少两位评估人员会以个性定制音乐的评估方法分别为患者进行其音乐偏好评估（Myskja，2012），这一过程是为了找到至少两首可以使患者在重复的评估中产生强烈积极反应的歌曲。在评估开始阶段，所有工作人员和家庭成员都会先统一接受指导，以了解如何唱这些歌曲，如何为患者提供对唤醒状态最有效且可识别的感觉输入，以及如何吸引患者的注意力来构成合作。参与者必须有意识地创造并且维持这个充满安全性与支持性的环境（Whall et al.，1997）。对于那些对自己的歌唱能力并不自信的工作人员来说，照护性歌唱可以通过角色扮演的方式进行指导和练习。挑选好的歌曲的歌词可打印出来，贴在长期卧床患者的床头以及具有行动能力患者的洗手间里。在整个过程中，照护性歌唱会根据需要来周期性地进行，以监测刺激、唤醒和注意力的最佳水平。照护性歌唱在音乐感觉定向训练中通常作为感觉刺激层次或者唤醒与定向层次的音乐干预。

19.5.4.2　通过（预先录制和现场弹奏的）个性定制音乐来调节感觉刺激、唤醒和注意力

首先对患者进行偏好评估来确定其个性定制音乐（Gerdner，2005）。治疗师会选取至少六首可以让患者做出最大积极反应的歌曲选段，将其剪辑在一起（Myskja，2005）并播放给患者听，同时根据患者的反应来调节音量和播放距离。治疗师跟随预先录制的歌曲一起唱歌，加强并且调节音乐的输出，以此观察患者对音乐节奏的反应，诸如患者的面部表情、手势和肢体动作。在歌唱过程中，治疗师需要灵活地改变唱歌的方式，以此帮助患者达到刺激、唤醒和注意力的最佳水平。个性化音乐是音乐感觉定向训练里感觉刺激或者唤醒与定向训练里的一部分。

19.5.4.3　个性定制音乐在团体练习里的使用

治疗师应该首先根据个性定制音乐评估方法，对参与团体治疗的患者所偏好的音乐进行评估（Myskja，2012）。治疗师按照可以进行感觉刺激的最适阶段来选取患者所熟悉的歌曲，即选择熟悉并且带有节奏的歌曲，以此为患者提供主动刺激，诱导患者对音乐进行对话。能够普遍引起患者反应的乐句例子可能会在与患者互动的歌曲中出现，比如歌曲《蹦跳着跑向我的甜心》（*Skip to my Lou*）。

以刺激唤醒为治疗目标时（感觉刺激以及唤醒与定向水平），治疗师需要注意调整节奏和

音量，以避免过低唤醒和过度唤醒。例如，引起患者强烈的治疗性反应时，应该在引起运动性反应的节奏歌曲和较慢的抒情歌曲之间转换。

以定向为治疗目标时（唤醒与定向层次），治疗师可以使用包含患者已知信息框架的歌曲，比如歌曲里有患者的名字、家乡、季节或者童谣（但治疗师需注意介绍此类歌曲的方式，避免造成过于幼稚的误会）。

若以注意力维持为治疗目标（警觉性及注意力保持层次），治疗师可以在弹奏时注意调整歌曲，使歌曲在稳定性或可预测性以及变奏性或新颖性这两个层面转换得恰到好处。同时，治疗师需要格外注意乐句的节奏性、音量细微的变化以及与患者的位置间距，确保治疗可以恰当地结束。

参考文献

Avanzini, G., Lopez, L., Koelsch, S., and Majno, M. (eds) (2005). *The Neurosciences and Music II: From perception to performance*. New York: New York Academy of Sciences.

Gerdner, L. A. (2005). Use of individualized music by trained staff and family: translating research into practice. *Journal of Gerontological Nursing*, *31*, 22-30

Gold C, Wigram T, and Elefant C (2006). Music therapy for autistic spectrum disorder. *Cochrane Database of Systematic Reviews*, *2*, CD 004381.

Gotell, E., Brown, S., and Ekman, S. -L. (2009). The influence of caregiver singing and background music on vocally expressed emotions and moods in dementia care: a qualitative analysis. *International Journal of Nursing Studies*, *46*, 422-430.

Hara, M. (2011). Music in dementia care: increased understanding through mixed research methods. *Music and Arts in Action*, *3*, 15-33.

Koelsch, S. (2009). A neuroscientific perspective on music therapy. *Annals of the New York Academy of Sciences*, *1169*, 374-384.

Molnar-Szakacs, I. and Overy, K. (2006). Music and mirror neurons: from motion to emotion. *Social Cognitive and Affective Neuroscience*, *1*, 235-241.

Myskja A (2005). Musikk som terapeutisk hjelpemiddel i sykehjemsmedisin. *Tidsskrift for den norske Laegeforening*, *120*, 1186-1190.

Myskja A (2006). *Den Siste Song*. Bergen: Fagbokforlaget.

Myskja A (2012). *Integrated music in nursing homes–an approach to dementia care*. Doctoral thesis. Bergen: University of Bergen.

Ogata S (1995). Human EEG responses to classical music and simulated white noise: effects of a musical loudness component on consciousness. *Perceptual and Motor Skills*, *80*, 779-790.

O'Kelly, J. and Magee, W. L. (2013a). Music therapy with disorders of consciousness and neuroscience: the need for dialogue. *Nordic Journal of Music Therapy*, *22*, 93-106.

O'Kelly, J. and Magee, W. L. (2013b). The complementary role of music therapy in the detection of awareness in disorders of consciousness: an audit of concurrent SMART and MATADOC assessments. *Neuropsychological Rehabilitation*, *23*, 287-298.

Sarkamo T (2011). *Music in the recovering brain*. Doctoral dissertation. Helsinki: University of Helsinki.

Sherratt, K., Thornton, A., and Hatton, C. (2004). Music interventions for people with dementia: a review of the literature. *Aging & Mental Health*, *8*, 3-12.

Tettamanti M et al. (2005). Listening to action-related sentences activitates fronto-parietal motor circuits. *Journal of Cognitive Neuroscience*, *17*, 273-281.

Thaut M H (2005). *Rhythm, Music, and the Brain: scientific foundations and clinical applications*. New York: Routledge.

Thompson, W. F., Schellenberg, E. G., and Husain, G. (2001). Arousal, mood, and the Mozart effect. *Psychological Science*, *12*, 248-251.

Wan CY et al. (2010). From music making to speaking: engaging the mirror neuron system in autism. *Brain Research Bulletin*, *82*, 161-168.

Whall A et al. (1997) The effect of natural environments upon agitation and aggression in late stage dementia patients. *American Journal of Alzheimer's Disease and Other Dementias*, *12*, 216-220.

Wigram T and De Backer J (1999). *Clinical Applications of Music Therapy in Developmental Disability, Paediatrics and Neurology*. London: Jessica Kingsley Publishers.

（马存英　邵璇　译）

第 20 章
听觉感知训练

Kathrin Mertel

20.1 定义

听觉感知训练（auditory perception training，APT）是针对听觉感知、感觉统合的练习。它可以由不同的音乐训练组成，以帮助人们识别和区分声音及音乐中的组成元素，例如，时间、节奏、持续长度、音高、节奏模式和语音等信息。听觉感知训练通过积极的音乐训练，整合了不同的感觉方式（视觉、触觉和运动觉），例如，演奏符号化或者图像化的乐谱，来利用触觉声音传输或整合运动与音乐。

听觉感知训练在认知训练领域包括听觉感知和感觉统合。

20.2 目标群体

听觉辨识能力对于增强认知功能、恢复或发展言语和语言能力非常重要。听觉感知障碍表现为不同的形式，且病因多种多样，可能是由神经损伤、遗传或不同程度的发育迟缓等造成的。

适用听觉感知训练的目标群体包括以下内容。

- 有发育障碍的患者，如感觉能力延迟或其他障碍者。
- 不同病因（如怀孕期间产前护理不足、围生期不足或出生后不久出现并发症）导致智力残疾的患者。
- 在不同年龄层患有不同类型和程度的听力障碍、听力损伤患者。儿童早期的先天性或后天性听力障碍及听力损失可能会对其一生的交流能力产生严重影响。听觉训练针对这一情况能够提高理解语音和环境声音的能力。听觉训练的另一常见目标是提高对语音的理解能力。

- 患有中枢听觉加工障碍（central auditory processing disorder，CAPD）或听觉加工障碍（auditory processing disorder，APD）的患者。中枢听觉加工障碍是基于听觉的接受性交流或语言学习障碍。这些症状可能是由中枢听觉系统发育迟缓引起的，并且可能是由某些神经系统疾病或发育异常触发的。患有这种疾病的儿童或成人的听觉器官可能结构完整，但是大脑在加工或解释听觉刺激上有异常的困难，在听觉条件不佳时尤为明显。

其他影响听觉感知和认知功能的疾病如下。

- 唐氏综合征是最常见的染色体异常疾病，因遗传性原因而智力低下。发生唐氏综合征的可能性有多种，但是约有95%的病例是由于全部或部分21号染色体变异而导致的，称为21-三体综合征。唐氏综合征与认知能力低下有明显关系，患者有特定的面部特征、心脏缺陷、白血病和早发性阿尔茨海默病等情况。在受影响的个体中，语言和沟通技巧往往差异很大。调查表明，多达80%的唐氏综合征患者的听力有一定问题（Shott，2000），而这一点可能很难被发现。语言交流能力、社会化和一般智力发展等能力主要是通过听力获得的，所以听力和听觉加工的重要性不言而喻。因此，对患有唐氏综合征的孩子来说，及早发现并治疗听力障碍至关重要（Kirk et al.，2005；Sacks and Wood，2003）。
- 自闭症谱系障碍是表现为沟通不畅和社交互动低下、由发育不平衡或发育延迟而导致的认知功能障碍，是关联在一起的一系列障碍，其感觉能力仍完整保持。在通常情况下，诊断过程会忽略或掩盖听力或视力问题。由听觉和视觉问题引发的行为可能会导致自闭症的典型症状，例如，缺乏注意力、说话问题、行动笨拙、缺乏眼神接触或目光躲避。

基本的认知功能和感觉缺陷（如听觉感知力和辨别力缺陷，中枢性听力损失）可能出现在不同类型的神经系统损害中，其中包括以下内容。

- 脑外伤是导致死亡和终身残疾的主要原因，程度严重并且影响范围广泛。头部受伤可能会对大脑造成弥漫性的损害，导致患者发生许多复杂的肢体、语言、认知、社交和行为改变。
- 脑卒中，又称卒中，可大致分为缺血性卒中及出血性卒中两种类型。缺血性卒中更为常见，被认为占80%，是由大脑动脉血管梗阻引起的，由此导致血液供应中断，继而造成脑组织死亡。出血性卒中（约占20%）是由于大脑内血管破裂导致局部组织破坏而引起的。脑卒中后通常会出现持续性的运动障碍（轻度瘫痪或麻痹）、语言和认知能力受损，具体表现取决于脑卒中的部位和严重程度。

20.3　研究总结

通过对比了音乐专业人员和非音乐专业人员的各种研究，我们能看到特定听觉训练带来的益处。一般而言，无论是在有意识还是无意识的条件下进行测量，与非音乐专业人员相比，音乐家对音乐刺激的神经生理反应都更加强烈和快速。

音乐专业人员能够更准确地辨别音高差异、预估音的持续长短、识别音符之间的空拍、识别音色、辨识声音强度并在三维场景下准确定位声音的来源。通过有意识的训练，创作和感知音乐的能力能得到极大提升，而这些训练能改变大脑的听觉系统。例如，有多个研究团体已经证明，与非音乐专业人员相比，音乐专业人员的听觉中枢灰质密度更高。我们发现，音乐专业人员的大脑颞横回中的灰质密度是非音乐专业人员的 2 倍。此外，在音调和声音加工过程中，音乐专业人员的神经细胞的活动速度比非音乐专业人员快 4 倍。甚至在比较音乐家和音乐专业学生时也可以发现这种现象，音乐家的听觉神经活动速度是音乐专业学生的 2 倍。这样的结果表明，在有意的音乐训练后，大脑发生了神经生理性的变化。与非音乐专业人员合作时，也可发现此类结果。例如，经过 14 小时的音高辨别训练，非音乐专业人员的听觉辨别力得到了显著改善，几乎可以达到音乐专业人员的水平（Koelsch et al.，1999；Tervaniemi et al.，2006）。经过 2 小时的短暂训练，在一组非音乐专业人员中也观察到了类似的结果，例如，参与者能够检测到 10 种不同声音中的微小差异（Watson，1980）。

Pantev 等人（2001）发现，长期练习一种乐器后，在听到相同乐器的演奏时，听觉皮质里的神经会出现强烈反应。在区别及辨识自己学习过的乐器声音时，音乐专业人员明显表现出了更强的神经活动。

Anvari 等人（2002）的研究表明，语音感知、短时记忆和音乐能力之间存在联系，特别是对于声音、音调、节奏和旋律的感知。与非音乐专业人员相比，音乐专业人员听音乐或声音时，在脑电图测量中表现出了更强的频率跟随反应（frequency following response，FFR）（Musacchia et al.，2007）。类似的效果也表现在对有声调语言（普通话）和非声调语言（英语）使用者（Song et al.，2008）的比较研究中，此类结果为进行过针对音乐和语言中的声音加工的音乐训练后脑干水平的神经功能改变提供了证据。

类似的效果还表现为在语言和音乐方面的听觉训练后，P2 值①都出现了升高。Reinke 等人（2003）的研究显示，尝试者在参加了一系列较短的辨别元音的训练后，与未接受过此训练序列的个体相比，P2 值更加显著。同年，Shahin 等人（2003）的实验记录了与音乐家类似的效果。他们在实验中发现，音乐专业人员在区分音高时的能力优于非音乐专业人员。经过集中的音乐语音基础训练，检测到更高的 P2 幅度可作为一种指标，表明人脑存在共享的神经网络，可以在音乐和语音上进行谱系和时间层面上的分析。基于这些发现，可以得出结论：音乐训练在很大程度上有助于神经语音分析。Marie 等人（2011）表明，与非音乐家相比，音乐家在检测语音中的韵律结构方面更胜一筹。音乐家组中较高的 P2 值也表明了这种差异。更高的 P2 振幅可被看作音乐训练的结果，它可以帮助患者更好地理解语言韵律的要素，从而对分析语言的韵律结构有积极的影响。

20.4　治疗机制

如前所述，听觉系统的塑造在很大程度上是通过长期的音乐训练来完成的。音乐家的专业知识是花费大量时间来学习、分析和练习而获取的。过去 15 年间的各项研究都在对比音乐专业人员和非音乐专业人员之间的区别，并证明了这一点。

音乐主要是一种听觉的艺术形式，只要能配合个人的听觉和沟通特点，它就可以成为令人愉快且优秀的治疗手段。听觉辨别对于认知功能的塑造以及发展或恢复语言功能至关重要。在听觉感知训练中，音乐训练旨在帮助患者鉴别不同的声音元素，例如，时间、速度、持续时间、音高、音色、节奏模式和语音等。

Gaab 等人（2005）在研究中证明音乐训练对阅读和写作的技巧起积极作用，并得出结论：在聆听口语和获取新信息时，识别并检测到韵律的特征非常重要。 Moreno 等人（2009）证实了音乐能力向语言能力迁移的可能性。在他们的研究中，一些 8 岁的孩子上了为期 6 个月的音乐或美术课程。在后期测试中，只有上过音乐课的孩子表现出了阅读能力的提高。音乐训练可以改善基本的听觉分析能力，使人能够区分声音和音调中细微的差别。这些技能可以帮助孩子发展语音表达能力，从而延伸到发展阅读技能上。这些结果证明，经过音乐训练，大脑可塑性增强了。

积极聆听乐器演奏有助于重新定义声音及音乐元素，而演奏乐器可以为患者提供持续的听觉反馈。演奏音乐可以是一种鼓励人们参与康复治疗的、高度奖励性的方式，并且很可能

---

① 此处 P 指原实验中事件相关电位的外源性刺激指标。——译者注

自发迁移到在现实世界中的听觉辨识力上。

对于患有听力障碍的个体，听觉训练是一种可以使其最大限度地利用其残余听力的干预措施，或在植入人工耳蜗后帮助其开发新的听力技能的训练。对这些患者进行听觉训练的最终目标通常是提高他们理解口语和区分环境声音的能力。因为音乐和语音具有共同的结构特征，例如音高和持续时间，所以音乐可以通过激励其残余听觉能力来有效地推进听觉训练计划（Amir and Schuchman，1985；Bang，1980；Darrow and Gfeller，1996；Fisher and Parker，1994；Gfeller，2000）。

对于大多数人来说，听觉系统的训练是早在儿童时期就通过暴露在日常环境里来进行的。患有脑损伤或各种感觉功能障碍的个体必须在许多方面重新学习这些能力，并主动执行。弹奏乐器可使人看到动作（击打或触碰乐器）和反应（所产生的声音）之间的因果关系。对于许多患者而言，在弹奏乐器的过程中激发的创造力和声音感知力可给他们带来学习的动力和积极正面的体验感。

20.4.1 对儿童使用听觉感知训练

与在成人中的应用相似，听觉感知训练可以在不同听觉障碍的儿童身上应用。自闭症或有听力障碍的儿童往往表现出表达性和接受性交流能力的不足。在音乐治疗中，我们可以鼓励其练习基本的认知功能、接受性语言（听、理解手语和手势）和表达性语言（唱歌和说话）。

几乎所有孩子都喜欢玩乐器，使用治疗性的音乐训练可鼓励儿童长时间地聆听，并延长保持听觉注意力的时间。演奏不同音效的乐器有助于改善他们的对声音和音调的听觉辨别力。

20.5 临床方案

听觉分辨能力对于增强认知功能、发展或恢复语言能力都至关重要。在听觉感知训练中，音乐训练包括对不同声音成分（时间、节奏、持续时间、音高、音色、节奏模式和语音）的识别和辨认。 听觉感知训练还可以通过主动参与的音乐训练，例如，将符号化乐谱或图形化乐谱作为演奏提示，使用触觉进行声音传输，或将自己的动作融入音乐中来练习。如此一来，在儿童进行主动音乐训练时，不同的感觉（例如，视觉、触觉和运动觉）将被整合起来。

打击乐器和低音槌乐器（例如，木琴、钟琴）可以有效地用于实现以下目标：声音检测（有无声音）、声音分辨（相同或不同的声音）、声音识别（识别声源）和声音理解（Darrow and Gfeller，1996）。

使用听觉感知训练的音乐治疗可以针对个人进行，也可以在目标相仿的团体患者中进行。

这里要强调的是，听觉感知练习的主要目标是改善基础的认知功能，有足够的意识对声音进行区分，而不是纠正声音或乐器演奏的质量。

20.5.1　声音

专栏 20.1　声音探测：有声与无声

针对性训练目标：	声音探测
神经音乐治疗学技术：	听觉感知训练
期望目标：	介绍或练习有声与无声的概念
患者描述：	听力障碍儿童
	需进行康复治疗的植入人工耳蜗的成人
	有神经系统疾病或损伤的患者
治疗形式：	团体（3~4 人）
	个体
所需设备或乐器：	汤汤鼓和鼓架

分步过程：

有视觉提示的"有声与无声"练习

- 所有参与者围成一圈。将汤汤鼓放在圆圈中间的架子上，以便所有参与者都看到乐器。
- 治疗师开始演奏乐器，给予"我听到声音"的提示并持续演奏。
- 治疗师停止演奏乐器并给予"停止—安静"的提示。
- 每个参与者重复此过程。

无视觉提示的"有声与无声"练习

- 所有参与者在房间内四处走动。将汤汤鼓放在房间边角的架子上，治疗师演奏时不遮挡乐器。
- 治疗师演奏乐器，在乐器发出声音时，参与者持续在房间里走动。
- 治疗师停止演奏时，所有参与者停止动作，并在再次听到乐器的声音时重启动作。
- 每个参与者依次轮流演奏汤汤鼓。

专栏 20.2　声音探测：定向听觉

针对性训练目标：	声音探测
	定向听觉

神经音乐治疗学技术：	听觉感知训练
期望目标：	介绍或练习空间定位
患者描述：	听力障碍儿童
	需进行康复治疗的植入人工耳蜗的成人
	有神经系统疾病或损伤的患者
治疗形式：	团体（3~4 人）
	个体
所需设备或乐器：	四个音砖
	四个鼓
	各种不同的节奏乐器

分步过程：

有视觉控制的声音探测（"前和后"）

- 在房间四个角落都放一把椅子，并在每把椅子上放置一个音砖、一个鼓和一个节奏型乐器。

- 一把椅子放在房间中间。

- 一名参与者 M 坐在中间的椅子上，其余的参与者和治疗师则坐在另外的椅子上。

- 让坐在中间的参与者 M 面前的另外两位演奏者一起演奏鼓或音砖，使中间的参与者 M 可以听到来自前面的声音。

- 让位于参与者 M 后面的另外两位演奏者一起演奏鼓或音砖，使中间的参与者 M 可以听到来自后面的声音。

- 参与者 M 将听到其他参与者从前到后交替演奏的声音。

- 每个参与者轮流坐在房间中央，聆听从他们前面和后面传来的声音。

有视觉控制的声音探测："左和右"

- 活动使用与上面相同的房间设置和声音演奏过程。

- 坐在中间的参与者 M 的右侧坐两位演奏者，一起演奏鼓或音砖，使中间的参与者 M 可以听到来自其右侧的声音。

- 坐在中间的参与者 M 的左侧坐两位演奏者，一起演奏鼓或音砖，使中间的参与者 M 可以听到来自左侧的声音。

- 坐在中间的参与者 M 听到其他参与者从右到左交替演奏的声音。

- 每个参与者轮流坐在房间中央，聆听从他们右侧或左侧传来的声音。

无视觉控制的声音探测

- 活动使用与上面相同的场地设置，但是坐在中间的参与者 M 需蒙住眼睛。

- 重复上述步骤，并且参与者 M 必须指出所听到的声音的方向（左、右、前、后）。
- 在房间的每个角落使用不同的乐器（例如，右前，鼓；左前，音砖 c1；右后，响板；左后，音砖 g2），以便更容易识别方向。
- 更改这些乐器的位置，坐在中心的参与者 M 必须指向其所听到的声音的方向。
- 作为活动变式，所有乐器都可以轮流演奏，并且中间的参与者 M 必须确定声音是沿顺时针方向还是逆时针方向演奏的。
- 每个人轮流坐在房间中央。

20.5.2 节拍或速度

专栏 20.3 区分拍子 I

针对性训练目标：	区分拍子 I
神经音乐治疗学技术：	听觉感知训练
期望目标：	介绍和练习慢速节奏和快速节奏的概念
患者描述：	听力障碍儿童
	需进行康复治疗的植入人工耳蜗的成人
	有神经系统疾病或损伤的患者
治疗形式：	团体（3~4 人）
	个体
所需设备或乐器：	每位参与者一对响棒
	每位参与者一个康加鼓

分步过程：

- 所有参与者围坐成一圈，每个参与者都有康加鼓或一对响棒。
- 治疗师用康加鼓或响棒演奏慢速节奏型，参与者一起重复演奏节奏型。
- 治疗师用康加鼓或响棒演奏快速节奏型，参与者一起重复演奏节奏型。
- 向参与者演示了两种节奏模式后，治疗师会选择其中一种模式，并为参与者演奏。
- 参与者聆听并仅在识别了快速节奏型后重复该节奏。如果听到慢速节奏型，就不重复。
- 重复几次后，治疗师邀请其他参与者为团体演奏两种节奏之一。

变式

- 治疗师为参与者随机演奏慢速或快速的节奏。

- 参与者聆听，只重复快速的节奏。
- 参与者聆听，只重复慢速的节奏。

专栏 20.4　区分拍子 Ⅱ

针对性训练目标：	区分拍子 Ⅱ
神经音乐治疗学技术：	听觉感知训练
期望目标：	介绍和练习慢速节奏和快速节奏的概念
患者描述：	听力障碍儿童
	需进行康复治疗的植入人工耳蜗的成人
	有神经系统疾病或损伤的患者
治疗形式：	团体（3~4 人）
	个体
所需设备或乐器：	每位参与者一对响棒或一个康加鼓
	钢琴

分步过程：

- 所有参与者围坐成一圈，每个参与者都有康加鼓或一对响棒。
- 治疗师在钢琴上演奏稳定的慢速（自然步行般的）节奏。
- 在演奏时，治疗师请参与者用康加鼓或响棒用慢速节奏加入。
- 治疗师使用相同的节奏型在钢琴上加快速度。
- 在演奏时，治疗师邀请参与者用自己的乐器演奏快速节奏型。
- 治疗师和参与者一起演奏。参与者必须聆听治疗师的节奏，并与由快到慢的变化同步，反之亦然。

变式

- 为了更细微地改变节奏，治疗师在演奏中会"渐强"和"渐弱"，因此参与者必须仔细聆听，才能使自己的动作与治疗师保持同步。

20.5.3 持续时间

专栏 20.5　区分声音的持续时间 I

针对性训练目标：	区分声音的持续时间 I
神经音乐治疗学技术：	听觉感知训练
期望目标：	区分并产生长音和短音
患者描述：	听力障碍儿童
	需进行康复治疗的植入人工耳蜗的成人
	有神经系统疾病或损伤的患者
治疗形式：	团体（3~4 人）
	个体
所需设备或乐器：	长音效乐器，包括钹、汤汤鼓、音砖、雨声棒
	短音效乐器，包括军鼓、手鼓、音块
	长短音效的乐器，包括钢琴、电颤琴、长笛

分步过程：

- 所有参与者围坐成一圈，所有乐器都位于圆圈的中心。
- 治疗师为参与者介绍并演奏所有短音效乐器。
- 邀请参与者亲自尝试这些乐器。
- 治疗师为参与者介绍并演奏所有长音效乐器。
- 邀请参与者亲自尝试这些乐器。
- 治疗师介绍可以产生短音效和长音效乐器。
  - ——钢琴：有踏板（长）或无踏板（短）弹奏音符
  - ——电颤琴：有踏板（长）和无踏板（短）弹奏音符
  - ——对于更细微的变化，治疗师将演示在电颤琴上使用不同音槌时声音的变化
  - ——长笛：吹 4 拍（长）或仅吹 1 拍（短）。
- 邀请参与者亲自尝试这些乐器，并演示长音和短音之间的差异。

专栏 20.6　区分声音的持续时间 II

针对性训练目标：	区分声音的持续时间 II
神经音乐治疗学技术：	听觉感知训练
期望目标：	区分并制造长音和短音
患者描述：	听力障碍儿童
	需进行康复治疗的植入人工耳蜗的成人
	有神经系统疾病或损伤的患者
治疗形式：	团体（3~4 人）
	个体
所需设备或乐器：	各类音砖或电颤琴
	各类鼓和槌
	合成器或钢琴
	参与者用的纸和铅笔

分步过程：

- 所有参与者围坐成半圈，每个参与者拿着一张纸和一支铅笔。治疗师使用钢琴或合成键盘，所有其他乐器都在参与者面前。

- 治疗师在钢琴、音砖或电颤琴上演奏和弦，来示范长音，踩踏板持续演奏 4 拍左右，然后通过使乐器静音来停止发出声音，由此来举例说明长音。

- 治疗师击打鼓来表示四分音符（1 拍）或在不使用踏板的情况下演奏钢琴或电颤琴（持续 1 拍），由此来举例说明短音。

- 此过程可以重复几次。

- 治疗师会弹奏长短不同的和弦，参与者在每次演奏后判断听到了长的和弦还是短的和弦。

- 每个参与者都应尝试在钢琴或电颤琴上弹奏不同长短的音，其他参与者则聆听并给予反馈。

- 将鼓分给参与者。

- 治疗师和参与者一起演奏，治疗师会在长音和短音间随机切换，而参与者只有在听到短音时才与治疗师一起演奏（每个音符 1 拍）。（确保参与者看不到治疗师了再开始演奏。）

- 治疗师会连续演奏三种声音，参与者必须记下他们听到的音（例如，短—长—长—长），并一起讨论结果。

变式（针对成人）：

- 参与者会收到带有短音和长音图像模板的示例。

    例如：■■ 代表长音，- 代表短音

1. ▇▇ ▇▇ - -
2. - - - ▇▇
3. ▇▇ - ▇▇ -
4. ▇▇ - - ▇▇

- 参与者须聆听并检查所呈现的线条图示是不是治疗师演奏的。
- 参与者必须确定演奏了哪个线条图示。

20.5.4　节奏

专栏 20.7　区分节奏型

针对性训练目标：	区分节奏型
神经音乐治疗学技术：	听觉感知训练
期望目标：	识别两个节奏型是否相等
患者描述：	听力障碍儿童
	需进行康复治疗的植入人工耳蜗的成人
	有神经系统疾病或损伤的患者
治疗形式：	团体（3~4 人）
	个体
所需设备或乐器：	治疗师使用康加鼓或其他节奏型乐器
	参与者用的纸和铅笔

分步过程：

- 所有参与者围坐成一圈，每人拿着一张纸和一支铅笔。治疗师坐在康加鼓前。
- 治疗师演奏两个一致的节奏型。在康加鼓上演奏一个短的节奏型，短暂休息后再演奏同样的节奏型。
- 治疗师给出两个不同的节奏型。在康加鼓上演奏一个短的节奏型，短暂休息后再演奏一个不同的节奏型。
- 治疗师按顺序演奏两种节奏型，参与者须在每对节奏之后区分节奏型是否相同。
- 此过程可以重复几次。
- 治疗师将接连演奏五对节奏，而参与者必须区分它们是否相同。
- 参与者和治疗师讨论结果。

- 此过程重复几次。
- 也可以播放预先录制的节奏对。

专栏 20.8　识别节奏型

针对性训练目标：	识别节奏型
神经音乐治疗学技术：	听觉感知训练
期望目标：	识别不同的节奏模式
患者描述：	听力障碍儿童
	需进行康复治疗的植入人工耳蜗的成人
	有神经系统疾病或损伤的患者
治疗形式：	团体（3~4 人）
	个体
所需设备或乐器：	每位参与者一个康加鼓
	一个阿戈戈铃

分步过程：

- 所有参与者围坐成一圈，治疗师加入团体，每个人都有康加鼓。
- 治疗师介绍三种不同的节奏型（4/4 拍），参与者学习如何演奏。
- 治疗师演奏其中一个节奏，参与者将跟随重复演奏。这个过程重复进行几次。
- 所有参与者开始一起演奏，治疗师则在三个节奏型之间进行选择并演奏，参与者注意到节奏变化后将和治疗师的节奏同步（所有参与者同步演奏当前的节奏模式后，治疗师将变化节奏型）。
- 如果很难区分参与者和治疗师发出的康加鼓音，治疗师可以使用阿戈戈铃来演奏节奏型。
- 对于更具挑战性的听觉条件，可以让参与者坐成一排，治疗师在参与者后面随机演奏节奏（同样，如果治疗师的康加鼓音太难辨认，可以使用阿戈戈铃）。

20.5.5　音高

专栏 20.9　区分音高：高与低

针对性训练目标：	区分音高——高与低
神经音乐治疗学技术：	听觉感知训练

期望目标：	体验并识别音的高低
患者描述：	听力障碍儿童
	需进行康复治疗的植入人工耳蜗的成人
	有神经系统疾病或损伤的患者
治疗形式：	团体（3~4 人）
	个体
所需设备或乐器：	钢琴或键盘
	每位参与者一对响棒
	大三度（g–b–d）的三个低音音砖
	大三度（g2–b2–d2）的三个音砖
	鼓槌

分步过程：

- 所有参与者围坐成半圈，每人拿一对响棒。治疗师坐在钢琴或键盘前，面对参与者。

- 治疗师通过在钢琴或键盘的高音部分演奏简短的乐句（五度内）来展示高音。

- 治疗师通过在钢琴或键盘的低音部分演奏简短的乐句（五度内）来展示低音。

- 此过程可以重复几次。

- 治疗师在低音或高音上演奏短乐句，参与者必须在演奏后判断听到了低或高的旋律。

- 治疗师和参与者一起演奏，治疗师会在高音和低音旋律之间随机切换，而参与者只有在听到高音旋律时才与治疗师一起演奏。（确保参与者看不到治疗师，再开始演奏。）

- 也可以使用音砖重复此步骤。

变式

- 参与者分为两个组，一组演奏高音旋律，另一组演奏低音旋律。

变式（针对成人）：

- 为参与者提供模板，标注高音和低音序列。例如，"H"表示高音，"L"表示低音（单个音在这里仅以一个字母表示，例如 c4 和 C）：

  1. H H L H L L H 2. L L H H L H L 3. H H H L L H L 4. L L H H H L H

- 参与者须在聆听时判断治疗师是否正确演奏了模板提供的序列。

- 参与者须判断治疗师演奏了哪个序列。

专栏 20.10　区分音高：相等与不相等

针对性训练目标：	区分音高——相等与不相等
神经音乐治疗学技术：	听觉感知训练
期望目标：	识别两个音是否相等
患者描述：	听力障碍儿童
	需进行康复治疗的植入人工耳蜗的成人
	有神经系统疾病或损伤的患者
治疗形式：	团体（3~4 人）
	个体
所需设备或乐器：	治疗师使用钢琴或键盘
	参与者使用纸和铅笔

分步过程：

- 所有参与者围坐成半圈，每个参与者拿一张纸和一支铅笔。治疗师坐在钢琴或键盘前，面对参与者。
- 治疗师举例说明两个音高相同的音。
- 治疗师在钢琴上弹一个音，停顿，再弹相同的音。
- 治疗师将举例两个音高不同的音，并在钢琴上弹奏一个音，停顿，然后会弹奏一个更高的音或更低的音。
- 此过程重复几次。
- 治疗师连续弹奏两个音，无论两个音高相同或不同，参与者都需在演奏后做出判断。

成年参与者

- 治疗师连续演奏五对音，参与者必须记下每组两个音是相同还是不同。
- 参与者和治疗师讨论结果。
- 该过程重复几次。
- 也可以使用预先录制的音频。

变式

- 为参与者提供表格提示，上面有序列图示。

  例：" ="表示相等的单音，" +"表示不相等的单音。

  1. = = + = + + =　 2. + + + = = + = +　 3. = = = + + = +　 4. + + = = = + =

- 参与者必须在聆听的同时决定治疗师是否正确播放了所呈现的旋律线。

专栏 20.11　音高识别

针对性训练目标：	音高识别
神经音乐治疗学技术：	听觉感知训练
期望目标：	学习、识别和区分不同音高
患者描述：	听力障碍儿童
	需进行康复治疗的植入人工耳蜗的成人
	有神经系统疾病或损伤的患者
治疗形式：	团体（3~4 人）
	个体
所需设备或乐器：	七个音砖（c1、e1、g1、c2、e2、g2、c3）
	每个参与者一根鼓槌

分步过程：

- 参与者和治疗师围着桌子坐着，并在桌子上随机放置音砖。

- 所有参与者都按顺时针顺序演奏其中一个音砖，并要保持安静和注意音高变化。

- 一个参与者演奏一个音砖，后指向下一个参与者，引导他们演奏下一个音砖。

- 所有参与者讨论第二个音比第一个音高或低。

- 演奏和音高识别会持续几轮。

- 治疗师会连续随机演奏音砖，并请参与者识别音高最低的音砖。

- 确定最低音的音砖后，治疗师将其拿出，并放在桌子的一边。

- 治疗师继续演奏剩余的所有音砖，并请参与者识别音高最高的音砖。

- 在识别出最高音的音砖后，治疗师将其拿出，并放在最低音的音砖旁。

- 从剩余的音砖中识别出最低音或最高音的音砖，继续该过程。

- 这样，随机放置将逐个消失，并且建成了所有音砖从最低音到最高音排成一排的顺序。

- 这时，每个参与者一同参与，从最低音到最高音演奏音砖，反之亦然。

专栏 20.12　区分音高：旋律走向

针对性训练目标：	区分音高——旋律走向
神经音乐治疗学技术：	听觉感知训练
期望目标：	认识并识别旋律走向
患者描述：	听力障碍儿童

需进行康复治疗的植入人工耳蜗的成人

有神经系统疾病或损伤的患者

治疗形式：　　　　团体（3~4 人）

个体

所需设备或乐器：　治疗师使用钢琴或键盘

参与者使用纸和铅笔

分步过程：

- 所有参与者围坐成半圈，每个参与者拿一张纸和一支铅笔。治疗师坐在钢琴或键盘前，面对参与者。

- 治疗师在钢琴上弹奏由 5 个音组成的上行旋律，分别在低音、高音和中音区域弹奏，并使用不同节奏、拍子和音程（如八度、五度、三度、二度和混合）。

- 治疗师在钢琴上示范弹奏没有变化的旋律，在低音、高音和中音区域弹奏，并使用不同节奏、拍子和音程（如八度、五度、三度、二度和混合）。

- 治疗师在钢琴上弹奏由 5 个音组成的下行旋律，在低音、高音和中音区域弹奏，并使用不同节奏、拍子和音程（如八度、五度、三度、二度和混合）。

- 该过程可以重复几次。

- 一段时间后，治疗师弹奏一组旋律，参与者必须判断它是上行、下行还是没有变化的旋律。

对于成年参与者

- 治疗师连续弹奏五个音序，参与者需用记号记下音序的种类。

　　—— "A" 表示升序

　　—— "D" 表示降序

　　—— "U" 表示不变

- 参与者和治疗师讨论结果。

- 此过程重复几次。

- 也可以使用预先录制的旋律。

变式

- 参与者会收到有六个序列组合模板的示例，每个示例代表旋律的走向。

　　例如：

　　" ╱ " 是指上行旋律线

　　" ╲ " 是指下行旋律线

"_____" 是指不变的旋律线

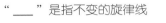

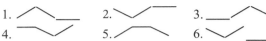

● 参与者需分辨治疗师所演奏的旋律是哪个走向。

20.5.6 音色

专栏 20.13 识别音色 I	
针对性训练目标：	识别音色 I
神经音乐治疗学技术：	听觉感知训练
期望目标：	学习、识别和区分不同的乐器
患者描述：	听力障碍儿童
	需进行康复治疗的植入人工耳蜗的成人
	有神经系统疾病或损伤的患者
治疗形式：	团体（3~4 人）
	个体
所需设备或乐器：	每个参与者和治疗师一个手鼓、一个音砖和一个响板
	鼓槌

分步过程：

● 所有参与者围坐成一圈，乐器放在一旁。

● 治疗师给每位参与者分发带有槌的手鼓，并告知其名称为"鼓"。

● 每个参与者在说出"听我的鼓点"后依次打鼓，参与者聆听鼓的声音。

● 治疗师给每个参与者发响板，并告知其名称为"响板"。

● 每个参与者在说出"听我的响板"后依次摇动响板，参与者聆听响板的声音。

● 治疗师演奏鼓或响板，参与者需要相应地演奏正确的乐器。

● 每个参与者依次成为引导者。

● 治疗师给每个参与者分发一个音砖，并告知其名称为"音砖"。

● 每个参与者在说出"听我的音砖"后依次演奏音砖，参与者聆听音砖的声音。

● 治疗师演奏其中一种乐器，参与者需要相应地演奏正确的乐器。

● 每个参与者依次成为引导者。

治疗师被置于团体之后的更具挑战性的版本

- 治疗师演奏其中一种乐器，参与者一起重复出正确的声音。
- 治疗师演奏其中一种乐器，参与者需轮流重复出正确的声音，而其他人则判断其对声音的识别是否正确。
- 治疗师选择其中一种乐器，参与者使用同种乐器与声音同步。当演奏的乐器发生变化时，做出反应。
- 声音引导者的角色也可以由参与者扮演，引导者和另外一个参与者背靠背坐下，引导者需要确认其他参与者已经正确识别了所呈现的乐器声音。

专栏 20.14　识别音色 II

针对性训练目标：	识别音色 II
神经音乐治疗学技术：	听觉感知训练
期望目标：	识别并体验不同的音色
患者描述：	听力障碍儿童
	需进行康复治疗的植入人工耳蜗的成人
	有神经系统疾病或损伤的患者
治疗形式：	团体（3~4 人）
	个体
所需设备或乐器：	三种音色明显不同的乐器（例如，钢琴或键盘、木琴和长笛）

分步过程：

- 所有参与者围坐成一圈，所有乐器都位于圆圈中间。
- 治疗师通过依次演奏所有乐器来进行介绍，表述其名称并提供一定的背景信息（例如，乐器的历史和起源，以及最常用的方式和音乐风格）。
- 所有乐器应展示不同的音高，并以相同的旋律结尾。
- 邀请参与者亲自体验乐器。
- 参与者排成一排，治疗师再次在每种乐器上演奏旋律。
- 参与者转过身，治疗师在其中一种乐器上随机演奏旋律，参与者必须辨认是哪种乐器。
- 结束时，治疗师播放每个乐器的代表曲目。

变式（针对成人）

- 此过程可使用音效相似的乐器（例如，长笛、录音机、管风琴，或者军鼓、康加鼓和汤汤鼓）。

- 对于此变式，电子键盘是一个不错的选择，因为在同一个旋律上可以产生不同音效。
- 在这种情况下，治疗师应在介绍乐器时使用图片提示。
- 使用电子键盘时，治疗师可以预先录制短的上行和下行旋律（如六个旋律）。每条旋律应有一个或两个小节的间隔（例如，上行旋律 / 间隔 / 下行旋律 / 间隔 / 不同音高的下行旋律 / 间隔）。
- 选择有图片示例的两种或三种乐器（如小号、钢琴或大提琴），并且每个音色（乐器）呈现不同的乐曲（可以选择非常不同或非常相似的音色）。
- 治疗师使用其中一种音色（乐器）随机演奏旋律，参与者须辨认是哪种乐器。
- 为了使活动更具挑战性，治疗师可以在乐曲间隔时改变音色。
- 治疗师告诉参与者将以什么顺序聆听到乐器，并演奏示例片段。

    参与者拿到纸和笔，并聆听不同的片段，尝试记下音色（乐器）的顺序。参与者会拿到带有音色（乐器）序列的模板和选项。例如，"T"指小号，"P"指钢琴，"C"指大提琴。

    1. T T C P P C T　　2. C C P P T T　　3. P T C C T P　　4. C C T P T P

- 参与者必须聆听治疗师是否正确演奏了给出的序列。
- 或者参与者找出治疗师演奏了哪个序列。

20.5.7　感觉统合

除了声音刺激之外，在主动参与式的音乐训练中还可以整合不同的感知觉（例如，视觉、触觉或运动觉）。

专栏 20.15　在强振动乐器中进行声音辨认：有声与无声	
针对性训练目标：	在强振动乐器中进行声音辨认——有声与无声
神经音乐治疗学技术：	听觉感知训练
	感觉统合
期望目标：	学习或练习有声与无声的概念
患者描述：	需进行康复治疗的植入人工耳蜗的儿童
	感觉能力低下的患者
治疗形式：	个体
所需设备或乐器：	振动强烈的乐器（如低音木箱琴、卡林巴琴、汤汤鼓、大铜钹、三角钢琴和低音鼓）
	对于无法集中注意力的低功能患者（如神经损伤）或低言语功能患者（如人工耳蜗植入后的婴

儿），音乐触觉元素可能会引起警觉反应（如眨眼、微笑、眼神交流和哭泣）。对于无法在言语层面做出反应的个体，音乐的听觉和触觉刺激可能是初始引发适应性反应的极佳工具（Gfeller，2002a）。音乐的触感是很有价值的感觉输入形式，特别是对于聋哑人或很少通过听觉获得信息输入的患者。

分步过程：

有声与无声

- 乐器放置在参与者可以接触到的位置。
- 对于卡林巴琴、汤汤鼓、大铜钹和低音鼓，治疗师可将参与者的手或其他身体部位放在乐器上，并做出表示"无声"的信号。
- 治疗师开始演奏该乐器，并在参与者感觉到振动的时间内做出"有声"的信号。
- 治疗师停止演奏，使乐器静音。然后再次给予"无声"的信号。
- 此过程重复几次。
- 对于三角钢琴或低音木箱琴，如果身体的大小、体重和其他因素允许，可以将参与者摆在适当的位置，以使他们躺在三角钢琴或低音木箱琴的上面。
- 治疗师开始演奏乐器，并在演奏该乐器且参与者感觉到振动的时间内给出"有声"的信号。
- 治疗师停止演奏，使乐器静音。然后再次给予"无声"的信号。
- 此过程重复几次。

专栏 20.16　区别声音组合和进行动作

针对性训练目标：	区别声音组合和进行动作
神经音乐治疗学技术：	听觉感知训练
	感觉统合
期望目标：	识别声音模式并匹配粗大肌肉动作功能
患者描述：	听力障碍儿童
	需进行康复治疗的植入人工耳蜗的儿童
	不同程度残疾的儿童
治疗形式：	团体（3~6 人）
	个体
所需设备或乐器：	大鼓
	钢琴

分步过程：

- 孩子们围坐在地板上的低音鼓周围。

- 治疗师在钢琴上介绍一段设定的乐句（"鼓乐"），孩子们用鼓跟随音乐。

- 在演奏时，孩子们须注意一个代表停止鼓声并站起来的特殊信号（"站立信号"）。

- 治疗师在高音区演奏特定乐句，孩子们在鼓的周围踮起脚尖跳舞，同时仔细聆听演奏的音乐（"踮脚舞"）。

- 节奏越快，孩子们跳舞的速度就越快。在任务中，孩子们必须仔细聆听，在治疗师示意时停止游戏。

- 治疗师停止演奏后，孩子们再次坐在鼓周围，跟随"鼓乐"，直到再次响起"站立信号"提示他们起立。

- 治疗师会在键盘低音部分弹奏沉重的和弦，孩子们必须将脚踩在和弦节奏上（"踩踏舞"），直到治疗师停止弹奏。

- 游戏将在治疗师敲鼓时重新开始，孩子们需判断出现的是"站立""踮脚舞"还是"踩踏舞"的信号。

专栏 20.17　结合触觉刺激与声音

针对性训练目标：	结合触觉刺激与声音
神经音乐治疗学技术：	听觉感知训练
	感觉统合
期望目标：	三种不同的触觉刺激配合三种声音
患者描述：	听力障碍儿童
	需进行康复治疗的植入人工耳蜗的儿童
	不同程度残疾的儿童
	脑外伤患者
治疗形式：	团体（3~6人）
	个体
所需设备或乐器：	每位参与者一个康加鼓
	钢琴

分步过程：

- 治疗师用手掌拍扫过鼓面，让孩子看到并听这种动作产生的声音。然后鼓励孩子们尝试同样的动作。

- 治疗师和儿童描述声音并命名（例如，"起风"）。

- 治疗师在钢琴的高音调上弹奏特定乐句。孩子们听这种乐句时必须敲鼓。同时，他们必须注意"起风"的开始和结束。

- 治疗师向孩子们展示他们用手指敲打康加鼓的声音。同样，孩子们首先必须观察和聆听，然后必须尝试相同的演奏方式。这种声音可以称为"雨滴"。

- 治疗师将此动作转换为钢琴中音区的特定乐句。与第一步一样，演奏"雨滴"时还要额外注意"雨滴"的开始和停止。

- 治疗师将手平放在鼓上敲打，让孩子们听这种新声音，然后鼓励他们自己尝试。新的打鼓方式可以称为"雷声"。

- 治疗师使用低音区域的钢琴，"雷声"转换成钢琴上特定的乐句。该过程与前两个步骤一样继续。

- 在介绍了所有三种动作模式及其匹配的声音模式后，孩子们必须在每个停顿处聆听接下来的音乐提示，然后识别音乐，并将其与相应的打鼓模式进行匹配。

专栏 20.18　结合视觉和听觉刺激

针对性训练目标：	结合视觉和听觉刺激
神经音乐治疗学技术：	听觉感知训练
	感觉统合
期望目标：	对视觉提示做出反应，并将其与听觉反应相结合
患者描述：	听力障碍儿童
	需进行康复治疗的植入人工耳蜗的儿童
	不同程度残疾的儿童
	脑外伤患者
治疗形式：	团体（3~6 人）
	个体
所需设备或乐器：	四个响板
	四个音砖
	四个鼓
	四个三角铁
	鼓槌

六张彩色大卡纸（如两张红色、两张蓝色和两张黄色）

分步过程：

版本 1

- 所有参与者以治疗师为中心围坐成一圈。

- 治疗师给第一位参与者响板，给第二位参与者音砖，给第三位参与者三角铁。

- 治疗师将三张彩纸放在圆圈的中心。

- 请孩子们给颜色起名字，并讨论决定在哪里放置哪种乐器和彩色（例如，响板在红色上，音砖在蓝色上，三角铁在黄色上）。

- 孩子们辨认哪种颜色是指代他们自己的乐器，然后他们将收到第二张彩纸，并在上面放置自己的乐器。

- 治疗师带着响板站在红纸上，请带响板的孩子与他一起演奏。

- 此过程继续至黄纸（三角铁）和蓝纸（音砖）。

- 治疗师从一种颜色走到另一种颜色，孩子们根据对应颜色演奏相应乐器。

- 过一会儿，孩子们离开原来的位置，每个人都坐在不同的颜色上，游戏重新开始。

- 另一种选择为改变彩纸上的乐器，而不必改变彩纸的位置，重新开始游戏。

变式 1

- 所有参与者以治疗师为中心围坐成一圈。

- 治疗师向每个参与者分发响板、音砖和三角铁。

- 治疗师将三张彩纸放在圆圈中心。

- 孩子们说出颜色名，并讨论决定每种乐器应放置在哪种颜色上（例如，响板在红纸上，音砖在蓝纸上，三角铁在黄纸上）。

- 治疗师带着响板站在红纸上，请带响板的孩子与他一起演奏。

- 过程继续至黄纸（三角铁）和蓝纸（音砖）。

- 治疗师从一种颜色走到另一种颜色，孩子们根据对应的颜色演奏相应的乐器。

- 一段时间后，将乐器分配到不同的颜色上，游戏重新开始。

- 其中一个孩子将代替治疗师在几种颜色之间转换，其他孩子则演奏与这些颜色相对应的乐器。

变式 2

- 当一个孩子选择颜色时，其余的孩子则演奏与这些颜色相对应的乐器，治疗师则弹吉他和唱歌。

20.5.8 语音

专栏 20.19 语音和声音识别 I

针对性训练目标：	语音和声音识别 I
神经音乐治疗学技术：	听觉感知训练
期望目标：	识别语音或乐器声音
患者描述：	需进行康复治疗的植入人工耳蜗的成人
	有神经系统疾病或损伤的患者
治疗形式：	团体（3~4 人）
	个体
所需设备或乐器：	预先录制的歌曲和器乐音乐
	音乐播放器

分步过程：

- 所有参与者围坐成马蹄形，治疗师将音乐播放器放在团体前面。
- 治疗师用音乐播放器播放歌曲或器乐曲。
- 参与者需判断他们听到了声乐演唱还是器乐演奏。然后，治疗师给每个参与者发响板，并告知其名称为"响板"。

变式：

- 参与者需判断声音是男性还是女性。

专栏 20.20 语音和声音识别 II

针对性训练目标：	语音和声音识别 II
神经音乐治疗学技术：	听觉感知训练
期望目标：	识别语音或乐器声音
患者描述：	听力障碍儿童
	需进行康复治疗的植入人工耳蜗的成人
	有神经系统疾病或损伤的患者
治疗形式：	团体（3~4 人）
	个体

所需设备或乐器：	治疗师弹奏的钢琴
	每位参与者一对响棒
	所有参与者都知道的流行歌曲的乐谱

分步过程：

- 所有参与者坐成一条直线，治疗师位于团体前面的钢琴前。
- 参与者和治疗师一起无伴奏合唱准备的歌曲。
- 参与者聆听治疗师在钢琴上弹奏简单的伴奏。
- 参与者轮流交替唱这首歌，及聆听器乐版本。
- 参与者向后转身，治疗师坐在团体背面。
- 治疗师给参与者演唱或播放歌曲的旋律。
- 当参与者确定是演唱的版本时就参与演唱。
- 如果参与者确定是器乐版本，就通过演奏响棒来配合歌曲的节拍。

参考文献

Amir, D. and Schuchmann, G. (1985). Auditory training through music with hearing-impaired preschool children. *Volta Review, 87,* 333-343.

Anvari, S.H, Trainor, L. J., Woodside, J., and Levy, B. A. (2002). Relations among musical skills, phonological processing, and early reading ability in preschool children. *Journal of Experimental Child Psychology, 83,* 111-130.

Bang, C. (1980). A work of sour and music. *Journal of the British Association for Teachers of the Deaf, 4,* 1-10.

Darrow, A. A. and Gfeller, K. E. (1996). Music therapy with children who are deaf and hard of hearing. In: C. E. Furman (ed.) *Effectiveness of Music Therapy Procedures: documentation of research and clinical practice,* 2nd edition. Washington, DC: National Association for Music therapy, pp. 230-266.

Fisher, K. V. and Parker, B. J. (1994). A multisensory system for the development of sound awareness and speech production. *Journal of the Academy of Rehabilitative Audiology, 25,* 13-24.

Gaab, N. et al. (2005). Neural correlates of rapid spectrotemporal processing in musicians and nonmusicians. *Annals of the New York Academy of Sciences, 1060,* 82-88.

Gfeller, K. (2000). Accommodating children who use cochlear implants in the music therapy or educational setting. *Music Therapy Perspectives, 18,* 122-130.

Kirk, J. W., Mazzocco, M. M., and Kover, S. T. (2005). Assessing executive dysfunction in girls with fragile X or Turner syndrome using the Contingency Naming Test (CNT). *Developmental Neuropsychology, 28,* 755-777.

Koelsch, S, Schröger, E., and Tervaniemi, M. (1999). Superior pre-attentive auditory processing in musicians.

Neuroreport, *10*, 1309-1313.

Marie, C., Magne, C., and Besson, M. (2011). Musicians and the metric structure of words. *Journal of Cognitive Neuroscience*, *23*, 294-305.

Moreno, S. et al. (2009). Musical training influences linguistic abilities in 8-year-old children: more evidence for brain plasticity. *Cerebral Cortex*, *19*, 712-723.

Musacchia, G, Sams, M., Skoe, E., and Kraus, N. (2007). Musicians have enhanced subcortical auditory and audiovisual processing of speech and music. *Proceedings of the National Academy of Sciences of the USA*, *104*, 15894-15898.

Pantev, C. et al. (2001). Timbre-specific enhancement of auditory cortical representations in musicians. *Neuroreport*, *12*, 169-174.

Reinke,K.S, He, Y ., Wang, C., and Alain, C. (2003). Perceptual learning modulates sensory evoked response during vowel segregation. *Brain Research: Cognitive Brain Research*, *17*, 781-791.

Sacks, B. and Wood, A. (2003). Hearing disorders in children with Down syndrome. *Down Syndrome News and update*, *3*, 38-41.

Shahin, A. J., Bosnyak, D. J., Trainor, L. J., and Roberts, L. E. (2003). Enhancement of neuroplastic P2 and N1c auditory evoked potentials in musicians. *Journal of Neuroscience*, *23*, 5545-5552.

Shott, S. R. (2000). Down syndrome: common paediatric ear, nose and throat problems. *Down Syndrome Quarterly, 5,* 1-6.

Song,J.H, Skoe, E., Wong, P. C., and Kraus, N. (2008). Plasticity in the adult human auditory brainstem following short-term linguistic training. *Journal of Cognitive Neuroscience*, *20*, 1892-1902.

Tervaniemi, M., Castaned, A., Knoll, M., and Uther, M. (2006). Sound processing in amateur musicians and nonmusicians: event-related potential and behavioral indices. *Neuroreport*, *17*,1225-1228.

Watson, C. S. (1980). Time course of auditory perceptual learning. *Annals of Otology, Rhinology and Laryngology Supplement*, *89*, 96-102.

（陈琛　译）

第 21 章
音乐注意力控制训练

Michael H. Thaut, James C. Gardiner

21.1　定义

音乐注意力控制训练（musical attention control training，MACT）提供"结构化的活动式或接受式音乐训练，其中包括对事先创作曲目的演奏或即兴演奏。在这个过程中，音乐元素的提示引发不同的音乐反应，用以练习……注意功能。（Thaut，2005，p.196）"当与非音乐信息相联系时，音乐增加了信息的结构和组织、情绪和吸引力，从而提高了集中、保持或转移注意力的可能性。

注意力是一个人选择并专注于一项心理或行为任务的能力，根据需要尽可能专注于该任务，并在需要时在多个任务之间转移注意力。注意力是良好认知功能的基础技能。没有注意力，人们就不可能进行思考、学习、记忆、交流或采取行动来解决问题。有关注意力的神经科学基础的更多信息可参阅 Posner（2011）。

大脑有三种基本的方式来控制注意力。首先是选择和聚焦。为了完成一项思考任务，先需把数以百万计的、会牵扯到注意力的事情屏蔽在外，只把注意力完全集中在手头的任务上。当人的注意系统工作正常时，就会排除所有干扰因素，只专注于想要完成的事情。其次，需要在完成工作所需的时间内保持注意力。在此，大脑有能力运用人本身的执行能力来控制和切换注意力，这种能力有时被称为注意力的交替或转换，涉及按照顺序专注于不同的活动。最后，有些任务可能需要同时注意两个以上的活动对象或刺激源，这个过程被称为注意力分配。大脑通过快速切换注意力的焦点来实现这一点，因此感觉像是我们在同时追踪多个刺激源。然而，生理上的注意力分配是一种极快速地切换注意力操作的亚级形式。

Klein 和 Lawrence（2011）开发并完善了另一个研究注意功能的框架，其中提出了两种注意模式。无意注意通过感官在外界寻求关注。例如，大楼里响起的火警警报会引起你的注意并去关注警报的原因。有意注意则由内而外地源于自身，是目标与意图的结果。除了注意模式，Klein 和 Lawrence 还提出了注意力运转的四个领域。

1. 对**空间**的注意力，包括：（1）用感知觉公开地搜寻环境，以获得关于周围空间和物体的有用信息；（2）心算空间信息，以帮助大脑更好地理解和使用最新获得的知识。
2. 对**时间**的注意力让你能够察觉到时间的流逝，并组织时间进度表以完成任务和目标。
3. 对**感官**领域的注意力让你能够注意到感官接收的信息，并有效地在不同感官之间切换注意力，以便检查和比较各种形式的传入信息。
4. 对**任务**的注意力可以让你专注于行为目标，并在实现目标所需的各种行为之间进行注意力的切换。

大脑在经受了神经性损伤或疾病后，注意力也有可能受到损害，通常有必要提供康复治疗来提高这些能力。幸运的是，注意力往往可以通过成功的康复手段来恢复（Cicerone et al.，2011；Mateer，2000），这通常是康复专家最先要改善的认知领域之一。治疗性音乐训练为我们大脑中的注意系统提供了强大而复杂的感官刺激，从而促进康复。事实上，节奏被认为是训练注意力的必不可少的因素（Klein and Riess Jones，1996；Miller et al.，2013；Sohlberg and Mateer，1989；Thaut，2005）。

21.2　**目标群体**

研究表明，神经音乐治疗学对改善各种人群的注意功能是有效的，包括那些有过脑外伤、脑卒中、自闭症或神经认知障碍的患者。神经音乐治疗学还可能有助于应对与脑瘤、多发性硬化症、帕金森病和其他神经系统疾病或损伤相关的认知障碍。当健康人群希望提高专注力时，音乐治疗也能够帮助他们增强注意力。

21.3　**研究总结**

当前已有一些文献综述是关于注意力和其他认知能力的康复的。Manly 等人（2002）报告说，康复训练对于改善视觉扫描是有效的。有证据表明，用功能化的、目标导向的方法来鼓励患者专注于现实世界中的成果，能够有效地训练注意力。通过训练患者的视觉扫描、响应准备和警觉性等能力，他们的空间注意力得到了成功的改善。应该强调的是，我们需要仔细评估患者的注意缺陷，以便康复训练准确地符合患者的具体需求。认知康复学会（Society for Cognitive Rehabilitation）建议，"应将注意功能视为所有其他认知功能的基础"（Malia et al.，2004，p.27）。Gordon 等人（2006）曾报道，使用注意力程式训练和代偿性方法对提高注意力是有用的。Cicerone 等人（2011）建议在脑损伤后的康复治疗中纳入注意力训练。O'Connell 和 Robertson（2011）总结了认知训练对于改善注意力的有效性的研究，认为这种训练是"认知康复中的一种很有前景的方法"。他们还强调需要帮助患者将改善后的技能泛化到日常任务当中。

Sohlberg 和 Mateer（1988，1989）研发了注意力程式化训练，并对其进行了临床试验及有效性研究。这一训练方法囊括了注意力的各种特定层面，其中包括持续性、选择性、交替性和分配性注意力，并将它们按照等级进行了划分。大量研究表明，注意力程式化训练提高了各类临床人群的注意功能（Bennett et al.，1998；Mateer，2000；Palmese and Raskin，2000；Pero et al.，2006；Sohlberg et al.，2000）。他们强调需要对注意力进行评估，对注意力训练进行个性化设计，并将注意力任务推广泛化到日常生活中。注意力程式化训练也包括用手指敲击来追踪听觉节奏。

研究者已针对注意力训练在各种康复环境中的有效性进行了一些研究（Barrow et al.，2006；Ben-Pazi et al.，2003）。在一项针对系统性认知康复的脑损伤患者进行疗效观察的研究中，Bennett 等人（1998）通过神经心理学测试和对日常生活技能的评估发现，针对注意缺陷的系统性训练可提高注意功能。McAvinue 等人（2005）的另一项研究表明，脑损伤患者很可能存在注意缺陷，而对他们的认知缺陷进行反馈可以持续改善他们的注意力。

一组年龄在 70—95 岁、有认知缺陷的老年人参加了两次团体音乐治疗，干预内容包括倾听并分辨他们听到的歌曲名称。结果表明，有认知缺陷的老年人对音乐的注意力可以持续3.5 分钟左右（Gregory，2002）。在另一项针对神经认知障碍患者的研究中，团体歌唱活动对注意力有积极的影响（Groene，2001）。

有视觉障碍的学龄前儿童在听音乐时的注意行为比游戏时有着显著的改善（Robb，2003）。进行即兴演奏式音乐治疗的自闭症儿童在注意行为上的改善明显大于那些进行正式游戏治疗的自闭症儿童（Kim et al.，2008）。

在一个招募了 60 例脑动脉卒中后恢复期患者的试验中，参与者被随机分配到日常听音乐、日常听有声书组或空白对照组当中，并于脑卒中后的 1 周、3 个月和 6 个月时接受神经心理学评估。他们都参加了标准的医疗和康复护理。比起听有声书组或空白对照组的患者，音乐组患者的注意力有更显著的改善（Sarkamo et al.，2008）。

在一项案例报道中，一位有大脑损伤的患者参与了音乐注意力训练项目，该项目要求患者在一段旋律和一段鼓声之间切换注意力。结果表明，患者的交替性注意力得到了提高

（Knox et al., 2003）。

在一个以神经音乐治疗为主的认知康复团体中，患者的视觉注意力和语言注意力都有了明显的改善。Gardiner 和 Horwitz（2012）研究了 22 名脑外伤患者参与神经音乐治疗和心理教育团体治疗后的结果，平均参加次数为 53 次。结果显示，参与者专注于语言和视觉材料上的能力有了显著的提高。

21.4　治疗机制

音乐作为一种听觉感官语言，为注意力的康复过程拓展了新的维度。

1. 音乐的"节奏模式通过耦合机制，与注意力的（脑电波）振荡进行交互影响，从而驱动注意力的集中"（Thaut，2005，p.74）。Thaut 的研究证实，音乐能够增强与切换注意的能力相关的脑电振荡。Robertson 等人（1997）的研究表明，听觉刺激能够激活大脑右半球支配的持续性注意系统，从而可以对空间注意力产生调节性（增强）影响，包括单侧忽略。
2. 音乐可以通过提供多维度刺激，如旋律和节奏，来促进分配性（交替性）注意。
3. 音乐能够提供定时、编组和规划，从而让注意持续。
4. 音乐能够动员共有的或相同的大脑系统，来辅助额叶完成交替性注意。
5. 音乐提供了额外的情绪与动力维度，以帮助人们集中注意力，保持专注（Thaut，2005）。

21.5　临床方案

21.5.1　注意力：听觉感知

选用的神经音乐治疗学技术：音乐注意力控制训练（选择性和持续性）。

目标认知领域：注意力。

针对的大脑系统和功能：注意力系统（包括额叶和脑干）和听觉感知系统（包括右颞叶和右顶叶区域）。

训练目标：每位参与者能够将注意力持续集中在特定的刺激上，并且能够正确地理解所感知的信息的内容。

适用群体：任何希望提高听觉注意力和感知能力的人。

　　形式设置：个人或团体。

　　所需设备：录音音乐播放器（CD、MP3 等）、录制好的带有歌词的歌曲、乐队录音、交响乐录音、纸、铅笔和写字板。

　　步骤：

1. 如果以团体的方式进行干预，首先把患者召集到一个可以舒服地坐着并能听到录制音乐的地方。

2. 治疗师需要仔细解释将要引导参与者完成的治疗过程的目的，这样他们就能轻松地理解需要达成的治疗目标了。

3. 在开始之前，回答参与者可能提出的任何问题。

4. 播放一首带歌词的歌曲录音，让团体成员仔细倾听，并告诉他们每次在听到一个特定词语时（例如，骑在马鞍后面的"后面"）都记录下来。歌曲结束后，让团体成员相互对比记录，看一看他们听到的所选单词的次数。

5. 播放另一首已录制的歌曲，这次让团体成员聆听并记录歌曲中出现的两个单词。同样的，参与者需要在歌曲结束后与其他团体成员交换意见。

6. 播放一首乐队（军乐队、爵士乐队或伴舞乐队）的乐曲，告诉参与者写下他们听到的每一种乐器的声音。歌曲结束后，询问团体成员听到了什么乐器。然后再放一遍这首歌，在每一个乐器出现的时候都让团体成员进行识别。

7. 用交响乐的录音重复第 6 步。

　　在日常生活中的应用：对于家庭作业，可以要求参与者与朋友或家人一起听各种录制的歌曲。然后，让他们识别所听到的乐器，或歌曲中所唱的特定歌词。在这之后，他们可以将自己的结果与他人的结果进行比较，以便获得关于感知准确性的反馈。这项练习将进一步提高参与者的倾听技巧，并使参与者专注于在倾听他人时接收的信息。

　　可以测量变化的方法：

1. 在参加完训练后，立即要求参与者对自己倾听准确度的信心进行 10 分制的评分。

2. 在参加这个练习的几周后，可以要求参与者以口头或书面的方式来描述他们需要对听觉刺激进行准确倾听的场景。

21.5.2　注意力：活在当下 [①]

选用的神经音乐治疗学技术：音乐注意力控制训练（持续性）。

目标认知领域：注意力。

针对的大脑系统和功能：注意力系统、双侧额叶和脑干。

训练目标：参与者能够持续地把注意力集中在环境中的某个刺激上。

适用群体：任何希望提高持续注意能力的人。

形式设置：个人或团体。

所需设备：放松的音乐和能提供节奏的乐器（例如，鼓、竖琴、吉他或钢琴）。

步骤：

1. 如果治疗师在一个团体中工作，就让参与者舒适地围坐成一圈，且拥有足够的个人空间。

2. 治疗师需要仔细解释引导他们完成治疗过程的目的，这样他们就能轻松地理解希望达成的目标。

3. 在开始之前，回答参与者可能提出的任何问题。

4. 向参与者解释和演示"活在当下（living in the here and now，LITHAN）"的概念。通过"将想法说出来"做到这一点，并描述治疗师在一段时间内的每一个意图和行动。例如，"现在我要为你演奏一首歌。首先，我会把脚放在正确的位置，站起来，小心地走到桌边，然后拿起我的吉他。仔细观察我的动作，我会走回团体中，坐在我能看到你们所有人的地方，然后开始弹吉他。"演唱完这首歌之后，指导者可以再一次大声地描述吉他被收起来时所做的每一个动作。

5. 团体成员将运用"活在当下"做一个"追踪钥匙"的练习，具体步骤如下所示。

6. 治疗师开始播放柔和的背景音乐，引导成员进入舒服、自在的状态，并让他们闭上眼睛，密切地关注自己的呼吸。

7. 等每个人都放松下来，关掉正在播放的音乐，用钢琴、吉他、自鸣筝或鼓建立一个适合吟唱的节奏。

8. 参与者从口袋或钱包里拿出钥匙，治疗师让他们跟着节奏唱："我正在拿出我的钥匙，我正在拿出我的钥匙……"

9. 让每个人都把自己的钥匙放在一张空椅子上，并吟唱："我的钥匙在椅子上，我的钥

---

① 关于 21.5.2 中的注意力训练活动举例，各位读者可根据临床实际情况设计并替换本活动。——译者注

匙在椅子上……"在参与者朝门口走去时，让他们吟唱："我正在走出门，我正在走出门……"

10. 让参与者回去拿钥匙，并吟唱："我的钥匙在椅子上，我正要过来拿钥匙……"

11. 让参与者拿起钥匙，并吟唱："我正在拿起我的钥匙，我正在拿起我的钥匙……"

12. 让参与者把钥匙放回口袋或钱包，并吟唱："这串钥匙在我的口袋（钱包）里，这串钥匙在我的口袋（钱包）里……"

13. 参与者对此练习进行讨论。治疗师询问每位参与者将如何在日常生活中使用这个方法。

可以测量变化的方法：

1. 在参加完训练后，立即要求参与者对自己能够有效保持注意力的信心进行 10 分制的评分。

2. 在参与音乐训练后，可以对参与者进行持续性注意力的标准化测量。

21.5.3　注意力：选择性和聚焦性注意力[①]

选用的神经音乐治疗学技术：音乐注意力控制训练（选择性和聚焦性）。

目标认知领域：注意力。

针对的大脑系统和功能：注意力系统和双侧额叶。

训练目标：参与者能够成功地从环境中选择一个刺激，保持对该刺激的关注并做出适当的反应，同时忽略无关刺激的干扰。

适用群体：任何希望提高选择性和聚焦性注意的人。

形式设置：团体（4 人及以上）。

所需设备：鼓、打击乐器（例如，沙槌、摇铃或音块）。

步骤：

1. 参与者围坐成一圈，找到可以舒服地坐着并有足够的个人空间的位置。

2. 治疗师需仔细地解释引导参与者完成治疗过程的目的，这样参与者就能轻松地理解需要达成的目标。

3. 在开始之前，回答参与者可能提出的任何问题。

[①]　关于 21.5.3 中的注意力训练活动举例，4/4 拍与 3/4 拍同时演奏会造成"音乐"节奏听觉结构的混乱。读者也可根据临床实际情况设计并替换本活动。——译者注

4. 把打击乐器分发给参与者。

5. 将参与者交替编号为 1、2、1、2 等。

6. 使用鼓或其他节奏乐器，治疗师用 1、2、3、4 这样的拍子，持续演奏简单的 4/4 拍节奏。

7. 治疗师邀请编号为 1 的参与者练习这个节奏。

8. 治疗师停止演奏 4/4 拍节奏。

9. 邀请编号为 2 的参与者练习 1 拍、2 拍、3 拍的持续 3/4 拍节奏。

10. 治疗师停止演奏 3/4 拍节奏。

11. 治疗师只在每小节的第一个拍子上用摇铃或响棒演奏，同时让团体里所有的 1 号参与者演奏 4/4 拍的节奏，所有的 2 号参与者演奏 3/4 拍的节奏。团体里的每位参与者都将一起打第 1 拍，但他们的节奏是不和谐的，即 1 号参与者用第 2、3、4 拍将小节四等分，而 2 号参与者用第 2、3 拍将同一小节三等分。因此，在这个团体的体验当中，每个人的身边都坐着两名与自己演奏的节奏完全不同的同伴。

12. 在几分钟的练习之后，将两组的节奏型进行交换。让所有的 2 号参与者一起演奏 4/4 拍，让所有的 1 号参与者一起演奏 3/4 拍。

13. 击鼓几分钟后，治疗师停止击鼓，开始和团体一起讨论这次经历。

在日常生活中的应用：在这个训练项目中，参与者练习忽略身边正在发生的其他事情，只专注于手头的任务。在日常生活中，参与者能够在面对干扰时，更好地专注于需要全神贯注的日常事件。

可以测量变化的方法：在参与练习之后，可以要求参与者对自己排除无关干扰、有效地选择和集中注意力的信心进行 10 分制的评分。

注：有关音乐注意力控制训练的更多练习，请参考《节奏、音乐和大脑》（*Rhythm, Music, and the Brain*；Thaut，2005）一书的附录 C、附录 D、附录 E、附录 F 和附录 G。

21.5.4　持续性注意：提高注意力的治疗性音乐训练

选用的神经音乐治疗学技术：音乐注意力控制训练（持续性）。

目标认知领域：注意力。

针对的大脑系统和功能：注意力系统、双侧额叶和脑干。

训练目标：对持续性的听觉刺激保持注意力，并跟随其中的变化。

适用群体：任何想要提高对刺激物保持注意的能力的人。

形式设置：这种治疗性的音乐训练通常在个体治疗中进行，因为这样的环境让来访者能够在没有其他刺激物或在场人员影响的情况下，专心地保持自己的注意力。然而，此训练也适用于团体治疗环境，让多名参与者共同追踪治疗师的音乐提示。

所需设备：乐音乐器（例如，木琴、钢片琴和马林巴等）和噪声乐器（例如，鼓、定音鼓、康加鼓、邦戈鼓、轮鼓和手鼓等）。

如果使用了乐音乐器——比如，如果治疗师使用键盘，而参与者使用木琴——我们也可以利用音高或音域的变化来增加维度。

步骤：基本结构如下所示。治疗师和参与者一起用乐器演奏，参与者尽可能紧密地跟随治疗师演奏中的变化。

治疗师可以使用的音乐变化元素包括：

- 演奏和休止之间的变化
- 速度的变化
- 节奏型的变化
- 音符时值的变化
- 音量变化
- 音高或音域的变化

如果使用的是乐音乐器，治疗师应该只使用单音或旋律线，永远不要使用和弦结构。这样参与者就可以很容易地跟随。

任务难度应该围绕两个层面来进行设计，即变化元素的数量和练习的持续时间。

根据参与者的注意力水平，治疗师最开始可能只在较短的时间内使用一个层面的变化，练习的持续时间要依照参与者的注意持续时间。最佳的基础变化是"演奏对休止"，因为这项训练聚焦于最基本的听觉注意功能，即"声音的存在"与"声音的消失"。然后，治疗师可以依次增加其他变量，一次一个，并逐步增加练习的持续时间。在较高的注意功能水平上，治疗师最终可以通过混合所有的变化元素，来挑战参与者的持续性注意力。

在日常生活中的应用：这个练习适用于任何需要持续性注意力的日常活动。这可以帮助参与者做好完成其他日常活动的准备，比如，阅读一本书中的一章或完整地做一顿饭。

可以测量变化的方法：

1. 在完成训练后，要求参与者用 10 分制评估他们对自己有效地保持注意力的信心进行 10 分制的评分。

2. 在参加音乐训练后，可以让参与者进行一项针对持续性注意力的标准化测试，比如数字广度测试。

21.5.5　选择性注意力：提高注意力的治疗性音乐训练

选用的神经音乐治疗学技术：音乐注意力控制训练（选择性）。

目标认知领域：注意力。

针对的大脑系统和功能：注意力系统、双侧额叶和脑干。

训练目标：从一组连续的听觉刺激中选择一个听觉目标并对其做出反应。

适用群体：任何希望提高选择性注意力的人。

形式设置：这种治疗性音乐训练通常在个体环境中进行，以帮助参与者最大限度地将注意力集中于手头任务。然而，它也可以被调整并用于团体环境。在这种环境中，可以让所有参与者都对治疗师给出的选择性注意提示做出反应，或者只要求一个参与者做出反应，其他人则继续按照基本的音乐轮廓进行演奏。

设备和流程：治疗师和参与者按照一个基本的即兴方式共同演奏。治疗师会时常随机地给出特定的音乐提示，而参与者必须对这个提示做出音乐上的反应。例如，治疗师和参与者在两个木琴上以多利亚调式进行自由复调演奏。在即兴演奏中，治疗师会随机弹出一个有3个或4个音符的旋律动机；这个动机在即兴演奏开始前就已经向参与者展示过了，但在即兴演奏期间从未被弹出过。如果治疗师在键盘乐器或具有半音的马林巴上演奏，可以采用升、降音来做动机，以凸显区别。治疗师也可以准备另一种乐器（如三角铁），在即兴演奏时随机敲击。参与者的任务是对"信号"做出特定的音乐反应。最基本的反应之一是，当信号响起时停止演奏，当信号再次出现时恢复演奏。

这种练习结构为选择性注意力提供了训练，因为参与者必须从许多信号中——在这个情境下，许多信号的表现形式为音乐事件——"选择"一个截然不同的听觉事件，并对它做出反应。音乐包含许多元素，这样便于创造一个范围。在音高、音量、音色和节奏等多个维度中，可以创造出从非常简单到非常复杂的听觉结构，从而非常有效地创建多样化的"任务挑战"，以训练选择性注意力。

在日常生活中的应用：通过练习忽略周围发生的事情，只专注于手头的任务，参与者能够更好地专注于需要全神贯注的日常事件，且能够排除干扰。例如，当周围有人在谈话时，参与者应该能够更好地在电话上交谈。

可以测量变化的方法：在参与练习之后，可以要求参与者对自己能够有效地选择和集中注意力并排除无关干扰因素的信心进行10分制的评分。

21.5.6　交替性注意力

　　选用的神经音乐治疗学技术：音乐注意力控制训练（交替性注意力）。

　　目标认知领域：注意力。

　　针对的大脑系统和功能：注意力系统、双侧额叶和脑干。

　　训练目标：交替注意两个或多个听觉刺激，并在每个刺激出现时跟随它。

　　适用群体：任何希望改善交替性注意力的人。

　　形式设置：这项治疗性音乐训练本身更适合团体环境，也可以用于个体治疗环境，但很可能需要借助一些科技设备。这项练习可以使用简单的手持打击乐器或身体打击乐（例如，拍手）来完成。

　　设备和流程：当交替性的音乐提示出现于两个或多个不同的提示源且音乐模式截然不同时，参与者必须用音乐反应进行跟随。每个提示都必须有不同的反应，这样交替性注意力的转移就会引出不同的"行为"反应。

　　例如，在一个团体中，两个发出"信号"的治疗师被安排在房间或圆圈的两端。1 号治疗师拍出一个简短的节奏模式（如"长—短—短—长"），并让参与者进行跟随。当 1 号治疗师停止时，2 号治疗师开始无缝地提供一个不同的拍手节奏（如"短—长—短—长"），参与者现在必须跟随这个节奏型。治疗师在随机的时间段内来回切换，这样参与者就无法预测何时该将注意力转移到新的提示源上。

　　如果参与者闭上眼睛，对听觉注意力的挑战就会加强。此外，治疗师之间明确的空间间隔也有助于将任务焦点放在"交替"上。如果提示源之间的距离很近，参与者就会开始接收到带有一些变化的单一提示，这样就与持续性注意力的练习非常相似了。

　　如果在个体治疗中实施，治疗师可以设置两个声源，彼此间隔一定的距离，然后使用遥控器交替地激发它们。

　　在日常生活中的应用：这个练习将帮助参与者在基本的日常活动中将注意力从一个进程转移到另一个进程，然后在适当的时候回到最初的地方。比如，通过提高参与者的交替性注意力，他们能够在与几个朋友进行共同对话时，注意到第一个人在说什么，再将注意力切换到第二个人在说什么，再切回第一个人在说什么，等等。

　　可以测量变化的方法：

1. 在训练后，可以立即让参与者对自己有效地在两件不同的事情之间转换注意力的信心进行 10 分制的评分。

2. 在音乐训练后，可以让参与者完成连线测试的 B 部分，以测试他们的交替性注意技能。

21.5.7　注意力分配：提高注意力的治疗性音乐训练

选用的神经音乐治疗学技术：音乐注意力控制训练（注意力分配练习）。

目标认知领域：注意力。

针对的大脑系统和功能：注意力系统、双侧额叶和脑干。

训练目标：同时追踪和回应两个或更多的听觉刺激。

适用群体：任何希望改善注意分配能力的人。

形式设置：此类治疗性音乐训练最好在团体活动中进行。

设备和流程：参与者必须同时跟踪两个音乐刺激，并在其中一个音乐刺激发生变化时调整自己的演奏方式。每个音乐刺激都在向参与者"传达"一个不同的音乐任务。

例如，在三人团体中，"目标"参与者演奏高低康加鼓或高低轮鼓。第二个参与者演奏马林巴或木琴，第三个参与者演奏筒鼓或定音鼓。马林巴演奏者在低音区或高音区进行演奏；音域之间是用彩色的点隔开的。马林巴的演奏者以此向"目标"参与者发出信号，让其演奏低音或高音乐器。第三名参与者则在演奏和休止之间进行变化，以此向"目标参与者"发送信号以执行相同的操作。

"发信号的参与者"会在随机的时刻改变他们的演奏方式，从而要求"目标参与者"同时关注两种音乐提示，以便做出相应的反应。

在个体治疗环境中，治疗师必须同时演奏两种不同的乐器，并相应地改变每种乐器的演奏方式，以此挑战参与者的注意分配系统。

在日常生活中的应用：这种练习有益于让参与者在日常生活中应对需要同时对多件事情保持注意力时的情景，例如在开车的同时注意到交通信号、其他行驶车辆或道路上是否有儿童经过。

可以测量变化的方法：在参与练习后，可以立即让参与者对自己有效地将注意力分配在两件事情上的信心进行 10 分制的评分。

参考文献

Barrow, I. M., Collins, J. N., and Britt, L. D. (2006). The influence of an auditory distraction on rapid naming after mild traumatic brain injury: a longitudinal study. *Journal of Trauma, 61*, 1142-1149.

Bennett, T. et al. (1998). Rehabilitation of attention and concentration deficits following brain injury. *Journal of Cognitive*

Rehabilitation, *16*, 8-13.

Ben-Pazi, H. et al.(2003). Abnormal rhythmic motor responses in children with attention-deficit- hyperactivity disorder. *Developmental Medicine and Child Neurology*, *45*, 743-745.

Cicerone,K.D.et al. (2011). Evidence-based cognitive rehabilitation: updated review of the literature from 2003 through 2008. *Archives of Physical Medicine and Rehabilitation*, *92*, 519-530.

Gardiner, J. C. and Horwitz, J. L. (2012). *Evaluation of a cognitive rehabilitation group featuring neurologic music therapy and group psychotherapy*. Unpublished manuscript.

Gordon, W. A. et al. (2006). Traumatic brain injury rehabilitation: state of the science. *American Journal of Physical Medicine and Rehabilitation*, *85*, 343-382.

Gregory, D. (2002). Music listening for maintaining attention of older adults with cognitive impairments. *Journal of MusicTherapy*, *39*, 244-264.

Groene, R. (2001). The effect of presentation and accompaniment styles on attentional and responsive behaviors of participants with dementia diagnoses. *Journal of Music Therapy*, *38*, 36-50.

Kim, J., Wigram, T., and Gold, C. (2008). The effects of improvisational music therapy on joint attention behaviors in autistic children: a randomized controlled study. *Journal of Autism and Developmental Disorders*, *38*, 1758-1766.

Klein, J. M. and Riess Jones, M. (1996). Effects of attentional set and rhythmic complexity on attending. *Perception and Psychophysics*, *58*, 34-46.

Klein, R. M. and Lawrence, M. A. (2011). On the modes and domains of attention. In: M I Posner (ed.) *Cognitive Neuroscience of Attention*,2nd edition. New York: Guilford, pp. 11-28.

Knox, R., Yokota-Adachi, H., Kershner, J., and Jutai, J. (2003). Musical attention training program and alternating attention in brain injury: an initial report. *Music Therapy Perspectives*, *21*, 99-104.

McAvinue, L., O'Keeffe, F., McMackin, D., and Robinson, I. H. (2005). Impaired sustained attention and error awareness in traumatic brain injury: implications of insight. *Neuropsychological Rehabilitation*,*15*, 569-587.

Malia, K. et al. (2004). *Recommendations for Best Practice in Cognitive Rehabilitation Therapy: acquired brain injury*. Exton, PA: Society for Cognitive Rehabilitation.

Manly, T., Ward, S., and Robertson, I. (2002). The rehabilitation of attention. In: P. J. Eslinger (ed.) *Neuropsychological Interventions: clinical research and practice*. New York: Guilford, pp. 105-136.

Mateer, C. A. (2000). Attention. In: S. A. Raskin and C. A. Mateer (eds) *Neuropsychological Management of Mild Traumatic Brain Injury*. New York: Oxford, pp.73-92.

Miller, E. K. and Buschman, T. J. (2011). Top-down control of attention by rhythmic neural computations. In: M. I. Posner (ed.) *Cognitive Neuroscience of Attention*, 2nd edition. New York: Guilford, pp.229-241.

Miller, J. E., Carlson, L. A., and McCauley, J. D. (2013). When what you hear influences when you see: listening to an auditory rhythm influences temporal allocation of visual attention. *Psychological Science*, *24*, 11-18.

O'Connell, R. G. and Robertson, I. H. (2011). Training the brain: nonpharmacological approaches to stimulating cognitive plasticity. In: M. I. Posner (ed.) *Cognitive Neuroscience of Attention*, 2nd edition. New York: Guilford. pp. 454–474.

Palmese, C. A. and Raskin, S. A. (2000). The rehabilitation of attention in individuals with mild traumatic brain injury, using the APT-II programme. *Brain Injury*, *14*, 535-548.

Pero, S. et al. (2006). Rehabilitation of attention in two patients with traumatic brain injury by means of attention process training'. *Brain Injury*, *20*, 1207-1219.

Posner, M. I. (ed.) (2011). *Cognitive Neuroscience of Attention*, 2nd edition. New York: Guilford.

Robb, S. L. (2003). Music interventions and group participation skills of preschoolers with visual impairments: raising questions about music, arousal, and attention. *Journal of Music Therapy*, *40*, 266-282.

Robertson, I. H. et al.(1997). Auditory sustained attention is a marker of unilateral spatial neglect. *Neuropsychologia*, *35*, 1527-1532.

Sarkamo, T. et al. (2008). Music listening enhances cognitive recovery and mood after middle cerebral artery stroke. *Brain*, *131*, 866-876.

Sohlberg, M. M. and Mateer, C. A. (1987).Effectiveness of an attention-training program. *Journal of Clinical and Experimental Neuropsychology*, *9*, 117-130.

Sohlberg, M. M. and Mateer, C. A. (1989). *Attention Process Training*. Puyallup, WA: Association for Neuropsychological Research and Development.

Sohlberg, M. M. et al. (2000). Evaluation of attention process training and brain injury evaluation in persons with acquired brain injury. *Journal of Clinical and Experimental Neuropsychology*, *22*, 656-676.

Thaut, M. H. (2005). *Rhythm, Music, and the Brain: scientific foundations and clinical applications*. New York: Routledge.

（李丹红　译）

第 22 章
音乐忽略训练

Mutsumi Abiru

22.1 定义

音乐忽略训练（musical neglect training，MNT）是指按照时间框架、速度和节奏的主动乐器演奏练习，使用适合的乐器空间配置将注意力集中在被忽略或视野能力之外的地方。第二项应用就是聆听音乐以刺激大脑半球的唤醒，同时进行视觉或注意力忽略的训练（Frassinetti et al.，2002；Hommel et al.，1990；Thaut，2005）。

22.2 目标群体

半侧空间忽略，也称为空间忽略或单侧视觉忽略，是一种神经解剖学疾病，是在一侧大脑半球损伤后出现的注意缺陷和一侧空间意识缺陷。一般定义为个体无法感知并加工来自身体或环境一侧的刺激，而这种缺损并不是由于感觉缺失引起的（Unsworth，2007）。多数半侧忽略通常与受损的对侧半球有关（Kim et al.，1999）。

半侧空间忽略多数是由于右半球脑损伤或脑卒中导致的（图 22.1），从而引起左侧视觉空间的忽略。一般右半侧空间忽略比较少见。这种差异反映出，大脑的右半球更擅长加工空间感知和记忆，而左半球是加工语言的"优势半球"——两侧半球都对右侧的视野进行了多余的加工。因此，右半球能够补偿左半球丧失的功能，反之亦然（Iachini et al.，2009）。

有忽略行为的患者就像左侧感觉空间不存在一样。例如，即使有忽略症状的患者抱怨根本吃不饱，他们也吃不到盘中左侧的食物。如果让有忽略症状的人画一个钟，他们的画可能只有数字 12 到 6，或者所有 12 个数字仅在钟的一侧半圆上，另一半会变形或空白。空间忽略的患者也可能忽视病变的对侧身体，仅给一侧未忽略的身体刮胡子或者化妆。这些患者可能经常与忽略侧的物体或建筑（例如，门框）发生碰撞。

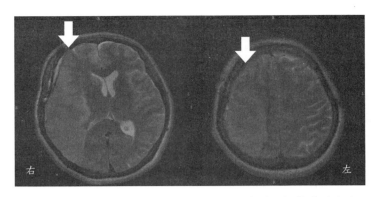

图 22.1　半侧空间忽略最常见的原因是右半球脑损伤或脑卒中

对半侧空间忽略的治疗就是寻找使患者注意力向左移的方法。一般来说是逐步完成的，只需经过中线几度，然后再从中线开始进行。空间忽略的康复治疗通常由神经心理学家、作业治疗师、言语治疗师、音乐治疗师和物理治疗师共同进行。

新的治疗方案包括使用棱镜、视觉扫描训练、心理图像训练、视频反馈训练和躯干旋转训练等。在这些新的治疗选择中，最有应用前途的干预措施是棱镜适应治疗，因为越来越多的证据表明，相对短期地使用棱镜适应治疗可以带来相对长期的功能恢复。但是，这些治疗干预措施因为比较新，证据量仍然有限。为了给循证实践提供更多的支持，必须在该研究领域进行进一步的研究（Luaute et al., 2006）。

22.3　研究总结

Hommel 及其团队研究了左侧视觉忽略的患者在被动刺激条件下模仿绘画时的变化。实验组为右半球卒中的患者，随机给予无感觉刺激、单侧和双侧触觉刺激以及言语或非言语（音乐、白噪声）的双侧听觉刺激条件。结果发现，只有非语言的刺激减少了忽略行为（Hommel et al., 1990）。在另一项音乐听觉研究中，当单侧忽略的患者聆听他们喜欢的音乐时，表现出了视觉觉知的增强，同时在 fMRI 的扫描中也发现其与情绪和注意力相关的区域相应地被激活了，但在聆听他们不喜欢的音乐或给予无声刺激时，未出现以上表现（Soto et al., 2009）。Frasinetti 等人（2002）曾报道，乐音聆听表现和听觉警觉性提示可以暂时性地改善单侧忽略患者的视觉空间注意缺陷（Robertson et al., 1998）。

为了确定究竟是哪种听觉刺激的条件引起了半侧空间忽略患者的空间和非空间偏侧化注意缺陷，Van Vleet 和 Robertson（2006）做了一项多模态交互机制的研究。尽管研究结果显示，一般警觉性提示和多模态空间交互都对视觉追踪效果存在有益的影响，但当目的性提示和声音提示都在健侧出现时，才会出现最有意义的功能提升。

来自日本的 Noto 等人（1999）进行的研究显示，在对一名左侧空间忽略的患者进行从右至左演奏反序放置上行音阶的马林巴训练之后，该患者在从左侧取掉琴板的测试中，其注意力有所提升。同样有一项使用了相同训练方法的研究，Kouya 和 Saito（2004）曾报道，在对一名左侧空间忽略的患者进行了反序演奏马林巴的训练之后，该患者在洁面的个人卫生活动中扩大了对左侧部分的清洁面积；并且对这名患者演奏上行旋律的强化训练提升了患者转移注意力的能力，也提升了从右侧到被忽略的左侧上肢运动的能力。

Abiru 等人（2007）报道，在对忽略的患者进行演奏训练时，根据其疾病的严重程度对音砖的空间顺序予以调整，经过练习后，患者在线段划消测试（图 22.2）和画花测试（图 22.3）中的功能性有所提升。同样，患者在轮椅运动中也减少了左侧碰撞。所有这些研究都建立在以演奏乐器为基础的音乐训练上，使用多种位置调整来强化被忽略的患侧的训练，或者使用和弦进行或旋律调式来转移注意力并进行运动位移，从而针对患者忽略程度的不同进行调整。半侧空间忽略是影响患者日常生活活动的主要因素。研究表明，接受式和主动参与性的音乐忽略训练可以为传统忽略治疗的持续性和效果带来更多的功能价值。

音乐忽略训练治疗前

第 1 次治疗　　　　　　　第 6 次治疗　　　　　　　第 10 次治疗

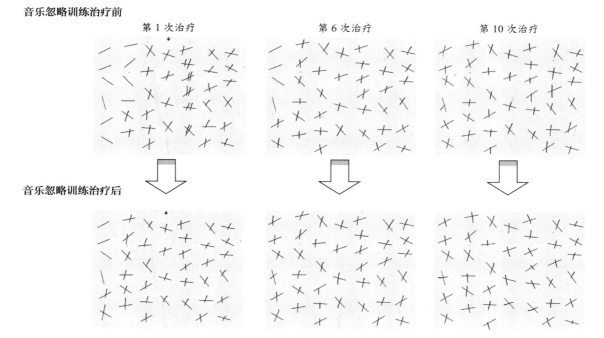

音乐忽略训练治疗后

图 22.2　左侧忽略患者在线段划消测试中的表现有所提升

音乐忽略训练治疗前

第 1 次治疗　　　　　　　　第 6 次治疗　　　　　　　　第 10 次治疗

音乐忽略训练治疗后

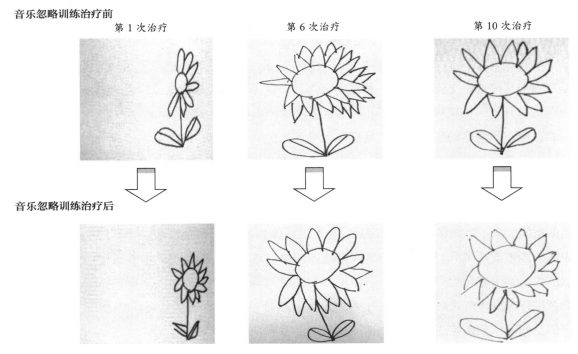

图 22.3　左侧忽略患者在画花测试中的表现有所提升

22.4　治疗机制

这里有很重要的一点，即听觉通路有双侧投射，可以同时激活同侧和对侧的半球（Carpenter，1978）。此外，听觉刺激可以用语言和非语言的形式呈现。在口头语言听觉和加工的过程中，不仅可以证明左半球大脑血流量的增加（Knopman et al.，1982；Larsen et al.，1977），而且右半球的脑血流量也有所增加。有研究者认为，这是因为右半球更多地参与了注意水平的提升和动机性（Heilman and van Den Abell，1980），从而引起右半球脑血流量或新陈代谢的增加。然而一般普遍认为，左右半球激活时，半球间的失衡是发生忽略的主要原因（Kinsbourne，1970）。由于大脑左半球在言语和语言加工方面的特殊性，所以只有口头听觉刺激并不能改变大脑半球间的失衡。相比之下，音乐加工涉及双侧半球的激活，大脑右半球的激活增强取决于给出的任务和加工方式。已有研究证明，听音乐时，脑的血流量会增加（Lassen et al.，1977；Roland et al.，1981），新陈代谢会加快（Mazziotta et al.，1982），但是这种增加的幅度和程度取决于加工刺激时所采用的策略。如果使用分析的（语法式）加工方式，左半球代谢加快得更明显。如果使用非分析式的（整体框架性的）方法，右半球会有更多的激活（Alluri et al.，2012；Peretz and Zatorre.，2005）。因此，音乐在忽略训练中的作用可能基于右半球参与的增强（Bhattacharya et al.，2001），而由于右半球更多地参与了注意机制（Bhattacharya et al.，2001），大脑双侧半球之间的交互联系增强了。除了基于一般音乐感知的机制外，音乐的情感加工也可能增强右半球的参与性，至少在接受式音乐忽略训练中是这样的（Soto et al.，2009）。

22.5 临床方案

22.5.1 接受式音乐聆听训练

对于有严重忽略的患者，音乐治疗师可以通过音乐听觉、触觉和 / 或振动刺激，来激发忽略侧的注意力。例如，治疗师可以通过演奏乐器的方式来提供现场音乐。另外，他们也可以一直演奏持续而柔和的声音，比如钟琴的声音或者比较浑厚的编钟声。当患者听到这样的声音时，他们可能会做声音定位，如果他们无法在视觉上将其定位，治疗师可以引导他们在忽略的区域触摸乐器，感受振动、温度或质地（图 22.4）。通过这些基本感觉的练习，患者可以通过激活视觉、听觉和触觉通道，意识到忽略空间中物体的存在。根据忽略的严重程度，刺激可能会逐渐减少。

另一项接受式技术——在研究数据的基础上——包括在具备完全空间意识（如吃饭、穿衣）的日常生活活动中，为患者播放熟悉的偏好音乐。

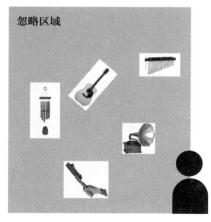

忽略区域　　　　　　　　　　　　　接受式音乐聆听

图 22.4 对于严重忽略的患者，只是给予忽略侧聆听演奏的音乐，或者播放 CD 上的音乐，就可能是有效的。音乐治疗师还可以在忽略侧演奏一些较松弛的声音，如钟琴。

22.5.2　在乐器上的主动演奏训练

对于严重忽略的患者，在乐器上进行简单的音乐演奏练习是首要选择。在所有方案中，治疗师均会以适合的伴奏形式，包括旋律、和声或节奏型来指导患者演奏。为了练习适当有序的技巧，一旦患者理解了训练模式，就可以使用节拍器作为外部的时间提示。例如，治疗师可以使用乐器从健侧区域到忽略的患侧区域设计一些简单的节奏型，比如"咚"（鼓）—"沙啦啦"（铃鼓）—"铃铃铃"（风铃）的节奏型（图 22.5a）。因为这个节奏型非常简单，患者在几次简单的重复之后就可以很轻松地记住"咚—沙啦啦—铃铃铃"的节奏音响。有忽略的患者往往会在无意识的情况下迅速回到未忽略的区域。所以他们可能演奏成"咚—沙啦啦—咚"，可能他们本来想演奏成"咚—沙啦啦—铃铃铃"。但是，听觉反馈会提醒他们在这个节奏型中漏掉的声音，并即刻启动在忽略区域的视觉搜索。

旋律部分的练习更适用于构建较长的空间器乐配置（例如，使用音砖），比如从非忽略区到忽略区演奏熟悉的旋律，类似简易的自然大调音阶下行"C—B—A—G—F—E—D—C"（图 22.5b）。因为这样的音阶进行即使对于没有音乐经验的人来说也是非常熟悉的，所以即使患者在非忽略区中已经用完了"可演奏"的音砖，他们也会寻求完成这个模式，从而在音乐结构的引导下在忽略的空间中寻找。音砖可以随时移动，以保证空间的精确间距，用以调整患者的忽略状态。一般可以从患者视野中心的两三个音砖开始，然后在左侧逐渐添加音砖。开始的时候，音砖应该在患者视野范围内的中线处或中线偏右处。

患者也可尝试使用"C—E—G—铃铃铃"模式的分解和弦（图 22.5c）。尽管这种方法包含了 C 和弦，但因为最后的声音是由风铃敲响的，因此声音和级进的音色会比较柔和，增加了声音的多样性，使患者能够重复这种级进的训练，并且将他们的注意力转移到忽略侧。完成这类音乐任务的附加反馈作用可能是由熟悉的歌曲引起的，因此患者在音乐记忆的引导下，不仅可以完成歌曲旋律的演奏，还能够跟随演唱歌词。患者可能会边演奏边唱，但是此类"双重任务"的参与仅在未超过患者执行能力和注意功能最大负荷的情况下适合。

最后，治疗师可以给患者增加乐器的视觉线索来挑战难度。例如，治疗师可以用不同颜色的音砖表示一个或多个八度内的同一性质三和弦。例如，C 和弦级进上行"C—E—G"可以用蓝色标出；F 和弦级进上行"F—A—C"可以用红色标出；G 和弦级进上行"G—B—D"可以用绿色标出。这个例子会需要 9 个音砖，同样，从非忽略区移动到忽略区需要有适当的间隔。在这项练习中，患者不仅要按顺序演奏相邻的音砖，而且需要找到在不同位置"相似"的音砖并按顺序演奏，跳过那些"不太像"的小节，并且重新开始每个和弦的根音。仅使用两三个或者稍多一点和弦的歌曲是比较合适的音乐素材。有些歌曲的和弦使用可能由简（例如，两个和弦交替规律地进行，仅简单重复）到难（例如，不对称的三个和弦变化或节奏布鲁斯）（图 22.5d）。

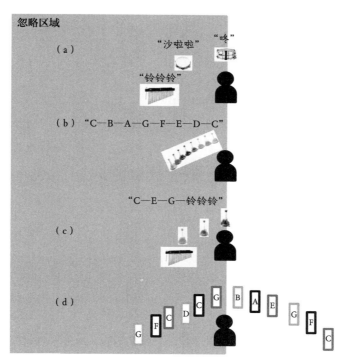

图 22.5 对于严重忽略的患者，在乐器上进行简单的音乐演奏练习是首要选择。(a) 从患者的非忽略区到忽略区，治疗师可以设计一些简单易上手的节奏型，例如 "咚"（鼓）— "沙啦啦"（铃鼓）— "铃铃铃"（风铃）的节奏型。(b) 在治疗中，患者可以尝试从非忽略区到忽略区演奏一些长且熟悉的旋律，例如 "C—B—A—G—F—E—D—C"。即使是没有音乐经验的人，也会很熟悉这种音阶进行。(c) 患者也可以尝试一些和弦模式。例如，如果和弦为 C，那么音高组合则为 "C—E—G—风铃声"。(d) 治疗师可以使用不同功能的和弦，从忽略区域到非忽略区域，给患者更大难度的挑战，比如 I（C）—IV（F）—V（C）。例如，治疗师可以将 C 和弦级进上行 "C—E—G" 用蓝色标出，F 和弦级进上行 "F—A—C" 用红色标出，G 和弦级进上行 "G—B—D" 用绿色标出，然后将每个音砖逐个从非忽略区移动到忽略区。患者就会用这三个和弦演奏一些歌曲，甚至是 12 小节的布鲁斯音乐。

使用简易熟悉或者容易识别的音乐模式来便于患者识别错误（例如，遗漏、漏音）是很重要的；通过调整他们注意的焦点来控制视觉和听觉空间领域的自我纠错同样重要。

22.5.3 临床环境中需注意的要点

● 患有空间忽略的偏瘫患者应在非忽略和非麻痹的一侧（例如，右侧）进行上肢运动训练，以集中注意力，不受运动控制问题的干扰。

● 对患者来说，训练时有一个舒适的座位较为重要，因此治疗师要事先将座位安排在患者非忽略的一侧。

22.6　评估

线段划消测试（图 22.2）和画钟或画花测试（图 22.3）是便于研究和使用的临床评估工具。如果患者被轮椅限制运动，治疗师还可以在音乐忽略训练前后检验忽略侧在轮椅使用时碰撞次数减少的情况。观察日常生活活动的记录也会有用，目的是检查患者在忽略侧的表现，或者他们如何用补偿性方式照料无法（自我）照料的一侧。

参考文献

Abiru M et al. (2007). The effects of neurologic music therapy on hemispatial neglect in a hemiparetic stroke patient. A case study. *Neurological Medicine*, *67*, 88-94.

Alluri V et al. (2012). Large-scale brain networks emerge from dynamic processing of musical timbre, key and rhythm. *NeuroImage*, *59*, 3677-3689.

Bhattacharya J, Petsche H, and Pereda E (2001). Interdependencies in the spontaneous EEG in the brain during listening to music. *International Journal of Psychophysiology*, *42*, 287-301.

Carpenter M B (1978). *Core Text of Neuroanatomy*. Baltimore, MD: Williams & Wilkins.

Frassinetti F, Pavani F, and Ladavas E (2002). Acoustical vision of neglected stimuli: interaction among spatially converging audiovisual inputs in neglect patients. *Journal of Cognitive Neuroscience*, *14*, 62-69.

Heilman K M and Van Den Abell T (1980). Right hemisphere dominance for attention: the mechanism underlying hemispheric asymmetries of inattention (neglect). *Neurology*, *30*, 327-330.

Hommel M et al. (1990). Effects of passive tactile and auditory stimuli on left visual neglect. *Archives of Neurology*, *47*, 573-576.

Iachini T, Ruggiero G, Conson M, and Trojano L (2009). Lateralization of egocentric and allocentric spatial processing after parietal brain lesions. *Brain and Cognition*, *69*, 514-520.

Kim M et al. (1999). Ipsilesional neglect: behavioural and anatomical features. *Journal of Neurology, Neurosurgery, & Psychiatry*, *67*, 35-38.

Kinsbourne M (1970). A model for the mechanism of unilateral neglect of space. *Transactions of the American Neurological Association*, *95*, 143-146.

Knopman D S, Rubens A B, Klassen A C, and Meyer M W (1982). Regional cerebral blood flow correlates of auditory processing. *Archives of Neurology*, *39*, 487-493.

Kouya I and Saito Y (2004). A report with regard to the efficacy of the Japanese drum therapy carried out for the rehabilitation of a cerebral apoplexy patient: Part 2. *Japanese Journal of Music Therapy*, *4*,198-207.

Larsen B et al. (1977). The pattern of cortical activity provoked by listening and speech revealed by rCBF measurements. *Acta Neurologica Scandinavica Supplementum*, *64*, 268-269, 280-281.

Lassen N A et al. (1977). Mapping of human cerebral functions: a study of the regional cerebral blood flow pattern during rest,its reproducibility and the activations seen during basic sensory and motor functions. *Acta Neurologica Scandinavica Supplementum*, *64*, 262-263.

Luaute J et al. (2006). Prism adaptation first among equals in alleviating left neglect:a review. *Restorative Neurology and Neuroscience*, *24*, 409-418.

Mazziotta J C, Pheips M E, Carson R E, and Kuhl D E (1982). Topographic mapping of human cerebral metabolism:auditory stimulation. *Neurology*, *32*, 921-937.

Noto S et al. (1999). Effect of "xylophone therapy" for a patient of unilateral spatial neglect. *Journal of the Japanese Occupational Therapy Association*, *18*, 126-133.

Peretz I and Zatorre R J (2005). Brain organization for music processing. *Annual Review of Psychology*, 56, 89-114.

Robertson I H, Mattingley J B, Rorden C, and Driver J (1998). Phasic alerting of neglect patients overcomes their spatial deficit in visual awareness. *Nature*, *395*, 169-172.

Roland P E, Skinhoj E, and Lassen N A (1981). Focal activations of human cerebral cortex during auditory discrimination. *Journal of Neurophysiology*, *45*, 1139-1151.

Soto D et al. (2009). Pleasant music overcomes the loss of awareness in patients with visual neglect. *Proceedings of the National Academy of Sciences of the USA*, *106*, 6011-6016.

Thaut M H (2005). *Rhythm, Music, and the Brain: scientific foundations and clinical applications*. New York: Routledge.

Unsworth C A (2007). Cognitive and perceptual dysfunction. In: T J Schmitz and S B O'Sullivan(eds) *Physical Rehabilitation*. Philadelphia, PA: F. A. Davis Company, pp.1149-1185.

Van Vleet T M and Robertson L C (2006). Cross-modal interactions in time and space: auditory influence on visual attention in hemispatial neglect. *Journal of Cognitive Neuroscience*, *18*, 1368-1379.

（张晓颖　译）

第 23 章
音乐执行功能训练

James C. Gardiner, Michael H. Thaut

23.1 定义

　　大脑拥有许多令人惊叹的能力，而执行功能（executive function，EF）是其中的巅峰。与执行功能相关的脑结构主要集中在前额叶区域，并扩展到整个大脑的诸多复杂网络。执行功能让人们能够创建新的志向、设定目标、制订计划来实现这些目标、拥有足够的动力来采取行动、对自己的规划进行统筹安排、抑制对目标无益的行为、启动并执行计划、监督努力的结果，并且让人们能够在必要时对计划进行调整，从而确保完成计划。有关执行功能的更多信息请参考 Goldberg（2001）、Stuss 和 Knight（2002）以及 Miller 和 Cummings（2007）。

　　经历过神经系统损伤或疾病的患者时常表现出执行功能障碍，这往往使他们很难重新融入那些以前能够让他们茁壮成长并取得成功的社会群体（Gordon et al.，2006）。有关执行功能的认知康复是一个非常重要且精密的过程；要想顺利进行，就需要了解有关执行功能理论的知识。患有执行功能障碍的人可能有额叶损伤，或患有会影响额叶的神经系统疾病，或在注意力、记忆力方面有障碍，或在其他与执行功能密切相关的大脑功能方面存在障碍。当对那些正在与执行功能障碍做斗争的人进行治疗时，进行全面的评估很重要，这样才可以确切地知道问题的根源。这样一来，为提高执行功能而进行的治疗就能针对问题的根源，从而更加成功。

　　音乐执行功能训练包括"以团体或个体为单位进行即兴演奏和作曲练习，以锻炼包含组织能力、问题解决能力、决策能力、推理能力和理解力在内的诸多执行功能"（Thaut，2005，p.197）。

23.2　目标群体

神经音乐治疗学有助于改善不同群体的执行功能。研究表明，对于患有注意缺陷障碍、脑外伤、脑卒中和行为障碍的患者来说，神经音乐治疗是有效的。对于那些因脑肿瘤、多发性硬化症、帕金森病、缺氧、中毒或其他神经系统疾病或损伤而引起执行功能障碍的患者，神经音乐治疗也有可能是有用的。同时，当健康人希望改善他们的执行功能时，神经音乐治疗也可以在健康训练中加强他们计划、组织和解决问题的能力。

23.3　研究总结

Cicerone 等人（2000）在对认知康复的文献进行了详尽的回顾之后总结出，多项研究显示，认知康复训练对执行功能有改善作用。他们提供了以下实践指南：针对执行功能缺陷而进行的康复治疗，应包括"正规的问题解决策略的训练，以及如何将这些策略应用到日常情景和功能性活动中"（Cicerone et al.，2000，p.1606）。此外，认知康复学会还建议"在认知发展的各个阶段，都注重执行功能和觉察能力"（Malia et al.，2004，p.27）。

Burgess 和 Robertson（2002）根据执行功能认知康复的理论、研究和实践，为执行功能的康复提出了六条有益的原则。

1. 使用即时反馈系统来提醒患者注意其目标和其行为的适当性。
2. 当患者脱离任务时，使用简单的中断促使他们重新定位目标行为。
3. 说明应简单明了。
4. 使用奖励和强化，且最好是行动与口头上的奖励和强化的结合，而不是单纯的口头鼓励。
5. 对执行功能的评估和治疗需要考虑患者在各种环境下的能力，这样"康复工作就能针对患者容易出现问题的特定情景开展"（Burgess and Roberston，2002，p.566）。
6. 与其从最令人困扰的行为开始康复，不如先训练那些可能导致不良行为的基础技能（例如，计划、觉察和注意）。

有证据表明，音乐创作会激活大脑额叶的执行区域。在一项使用近红外光谱的研究中，钢琴演奏组在大脑额叶区域产生的血红蛋白总量明显大于对照组（Hashimoto et al.，2006）。

在一项针对患有注意缺陷 / 多动障碍的儿童的研究中，其中一组儿童使用了脑电图神经反馈，另一组儿童进行了脑电图神经反馈加音乐治疗。结果表明，音乐组的儿童在几个执行功能的指标上都有明显的改善。Miller（2007）由此得出结论，比起非音乐反馈方案，在神经反馈中加入音乐对治疗注意缺陷 / 多种障碍有更好的效果。

一组健康老年人（60—85 岁）在接受个体化钢琴教学 6 个月后，执行功能有了明显改善。研究者建议将其作为延缓年龄相关认知衰退的干预措施（Bugos et al., 2007）。

Hitchen 等人（2010）研究了音乐治疗对两例脑损伤后神经系统疾病患者的影响。他们发现音乐治疗改善了患者的日常生活活动能力，增加了独立行为并减少了行为异常。他们的结论是，"对于神经行为障碍的患者，音乐治疗可能在减少激越和焦虑、克服启动困难、促进积极行为等方面有效"（Hitchen et al., 2010，p.63）。

Lane-Brown 和 Tate（2009，p.481）在对脑损伤后非药物治疗的文献综述中得出结论，对于那些有严重脑损伤的个体，"最有力的证据建议（使用）音乐治疗。"

Thaut 等人（2009）的研究表明，在一次 30 分钟的神经音乐治疗学训练中，让患者练习在不能预期的时间间隔内切换两种节奏的能力，显著地提高了他们的思维灵活性。

Gardiner 和 Horwitz（2012）评估了 22 名脑损伤患者执行功能的变化；这些患者平均参加了 54 次（频率为每周一次）神经音乐治疗和团体心理治疗。他们发现，这些患者的计划能力从低于平均水平显著提高到了平均水平。同时，他们的思维灵活性也从严重受损改善为轻度受损。

在一项试点研究中，Ceccato 等人（2006）将音乐应用扩展到精神病康复治疗中。然而，关于是否能将神经音乐治疗学的认知技术拓展应用于精神康复，我们还需要进一步的研究。

23.4　治疗机制

音乐为执行功能的康复过程增加了许多维度，包括以下内容。

1. 音乐可以刺激大脑，提高完成执行功能任务所需的活动水平。
2. 音乐可以与一个完成项目所需的特定任务相联系，并为其提供实质上的暗示和提醒。
3. 音乐为任务提供了时机、归类和架构，以便患者保持专注。
4. 音乐调动了那些相关或协同的大脑结构，来辅助额叶的执行功能。
5. 治疗性音乐训练创建了一个实时的任务过程和任务产物。
6. 音乐将情感和认知过程融入执行功能训练中，最后增加了使人专注于任务的情感和动力（Thaut，2005）。Schweizer 等人（2011）最近的研究指出了将执行功能训练扩展并将情感过程纳入其中的重要性。

23.5　临床方案

23.5.1　执行功能

选用的神经音乐治疗学技术：音乐执行功能训练，包括组织能力、问题解决能力、决策力、推理能力和理解力。

针对的大脑系统和功能：额叶执行控制系统。

训练目标：通过对下列任务进行训练，参与者将全面提高执行功能，包括将结果可视化，设置适当的目标，决定行动计划，组织所有必要的材料，主动采取行动，抑制会让自己偏离方向的行为，追踪行动的进展，以及在成功完成计划之前不断对行为进行调整。

适用群体：任何希望提高问题解决能力的人。

形式设置：个人或团体。

所需设备：鼓和打击乐器（如沙槌、摇铃和音块）。

步骤：

1. 在团体形式中，治疗师需让参与者围坐成一圈，并确保他们可以舒适地坐着且拥有足够的个人空间。

2. 治疗师需要仔细解释将要引导参与者完成的治疗过程的目的，这样他们就能轻松地理解治疗师需要达成的治疗目标。

3. 在开始之前，回答参与者可能提出的任何问题。

4. 为参与者准备鼓和打击乐器。

5. 请参与者描绘他们想要努力达成的结果，以及为了达到这个结果必须经历的过程。

6. 选择一个参与者作为领队，让这位参与者决定一个节奏，选择他想要合奏的人，并让这位参与者为其他成员选择一种乐器，并教他们演奏其选定的节奏。

7. 为这位参与者的计划设置障碍。例如，让另一位参与者演奏错误的节奏，或坐在圈外，或在一开始时拒绝参与。

8. 协助领队来对障碍进行调查，并克服障碍。

9. 当团体成功地完成目标时，向领队发出信号，示意其结束他们的节奏演奏。

10. 重复第6—9步，直到所有的参与者都有机会完成他们的计划。

11. 与团体讨论他们所经历的过程，着重讨论如何在日常生活中使用他们刚学到的技能。

在日常生活中的应用：参与者能够为一个团体活动设定目标，计划活动，组织活动，执行他们的计划，并在必要时做出调整。

可以测量变化的方法：

1. 在练习后，立即要求参与者对自己思考结果、设定目标以及计划、组织、执行、监控和成功完成计划的能力的信心进行 10 分制的评分。
2. 在完成这个练习的几周后，要求参与者以口头或书面的方式描述他们之前设定目标、进行计划并执行计划的情况。
3. 在参与者参加此音乐训练的前后，可以对他们进行执行功能的测试。

23.5.2　目标设定支持

选用的神经音乐治疗学技术：音乐执行功能训练，包括问题解决能力和决策力。

目标认知领域：执行功能和社会功能。

针对的大脑系统和功能：执行功能和额叶系统。

训练目标：每位参与者能够制定并实现他们选择的目标，并获得实现目标的社会支持。

适用群体：任何希望提高自己制定和实现目标能力的人。

形式设置：团体。

所需设备：鼓、打击乐器（如沙槌、摇铃和音块）。

步骤：

1. 让参与者围坐成一圈，确保他们可以舒适地坐着且拥有足够的个人空间。
2. 治疗师需要向参与者仔细解释将要引导他们完成的治疗过程的目的，这样他们就能轻松地理解治疗师希望达成的目标。
3. 在开始之前，回答参与者可能提出的任何问题。
4. 协助参与者选择特定的行为目标。
5. 为参与者分发鼓或其他打击乐器。
6. 协助每个参与者设计一种节奏型，让他们能够在这个节奏型中面对其他参与者吟唱自己的目标。
7. 帮助团队其他成员加入节奏，与这位参与者一起吟唱其目标。
8. 在练习结束后，与参与者们讨论他们的反应。

在日常生活中的应用：当参与者今后专注于实现他们的目标时，他们会感受到团体参与者的支持，从而在生活中也更有可能支持其他想要实现目标的人。

可以测量变化的方法：

1. 在练习后，可以立即要求参与者对自己在有额外支持的情况下实现目标的能力的信心进行 10 分制的评分。
2. 在完成这个练习的几周后，要求参与者以口头或书面的方式来描述他们在实现自己的目标方面取得的进展，或者是支持其他试图实现目标的人的情况。

23.5.3　外部互动激励

选用的神经音乐治疗学技术：音乐执行功能训练。

目标认知领域：执行功能和心理社会性。

针对的大脑系统和功能：额叶执行功能系统。

训练目标：参与者能够识别来自外部的激励，并决定对此做出反应。

适用群体：任何希望提高自己识别外部激励源并对其做出适当反应的能力的人。

形式设置：个人或团体。

所需设备：手鼓。

步骤：

1. 让参与者围坐成一圈，确保他们可以舒适地坐着且拥有足够的个人空间。
2. 治疗师需要向参与者仔细解释将要引导他们完成的治疗过程的目的，这样他们就能轻松地理解治疗师希望达成的目标。
3. 在开始之前，回答参与者可能提出的任何问题。
4. 把团体分成两人一组。
5. 在每对参与者中，发起者将向接收者呈现一个激励性节奏。
6. 接收者将模仿这个节奏作为回应，然后发起自己的激励性节奏，并将其呈现给发起者。
7. 发起者加入接收者，与其共同呈现新的激励节奏。
8. 在几次互换之后，发起者在鼓上敲一声"再见"，示意结束互换。
9. 在每一对进行对话之后，团体参与者共同讨论这一对所呈现的节奏、他们的观察以及他们对节奏的激励方面的反应。

在日常生活中的应用：参与者将能够使用音乐来激励自己和他人，并且希望他们提高对周围试图激励或说服他们的力量的认识。

可以测量变化的方法：在完成这个练习的几周后，要求参与者以口头或书面的方式描述他们如何处理他人的影响或激励的一些情况。

23.5.4　启动

选用的神经音乐治疗学技术：音乐执行功能训练，包括组织能力、决策力和任务启动。

目标认知领域：执行功能和社会功能。

针对的大脑系统和功能：参与任务启动的额叶执行功能系统。

训练目标：参与者将能够有效地启动和执行一个行动。

适用群体：任何想要提高自己行为启动能力的人。

形式设置：个人或团体。

所需设备：鼓和其他打击乐器（沙槌、摇铃和音块等）。

步骤：

1. 让参与者围坐成一圈，确保他们可以舒适地坐着且拥有足够的个人空间。
2. 治疗师需要向参与者仔细解释将要引导他们完成的治疗过程的目的，这样他们就能轻松地理解治疗师希望达成的目标。
3. 在开始之前，回答参与者可能提出的任何问题。
4. 为团体参与者分发节奏乐器。
5. 告知参与者，我们需要一个发动节奏的志愿者。
6. 指导志愿者选择一个节奏，与团体一起发起演奏，并在节奏完成后示意其他人停止。
7. 重复第 6 步，直到所有参与者都参与一遍。

在日常生活中的应用：在一个参与者过去可能一直表现得很被动的团队环境中，他们将能够采取主动。

可以测量变化的方法：

1. 在练习后，要求参与者对自己能够主动发起行动的信心进行 10 分制的评分。
2. 在完成这个练习的几周后，要求参与者以口头或书面的方式描述他们能够适当采取主动的情况。

23.5.5　冲动抑制

选用的神经音乐治疗学技术：音乐执行功能训练，包括问题解决能力和决策力。

目标认知领域：执行功能。

针对的大脑系统和功能：用于抑制冲动的眶额皮质系统。

训练目标：参与者能够预测不希望发生的行为，并阻止它们发生。

适用群体：任何希望提高冲动抑制能力的人。

形式设置：个人或团体。

所需设备：鼓和其他打击乐器（如沙槌、摇铃和音块）。

步骤：

1. 让参与者围坐成一圈，确保他们可以舒适地坐着且拥有足够的个人空间。
2. 治疗师需要向参与者仔细解释将要引导他们完成的治疗过程的目的，这样他们就能轻松地理解治疗师希望达成的目标。
3. 在开始之前，回答参与者可能提出的任何问题。
4. 领队教团体参与者一个简单的节奏型，如"1—2—3—4"，然后让参与者学习并跟随这个节奏型。
5. 领队指示参与者空出第3拍来引入对此节奏型的抑制。参与者将在这一轮中打"1—2—4"的拍子。
6. 领队通过消除其他节拍，即1、2或4，来改变抑制模式。
7. 让参与者自己想出一个节奏型，决定消除哪一拍，然后让他们用这个节奏带领团体其他人。

在日常生活中的应用：当面临需要控制自己行为的情况时，参与者将能够在进行不当行为之前犹豫、思考并停止自己的行为。

可以测量变化的方法：

1. 在练习后，立即要求参与者对他们能够抑制自己行为的信心进行10分制评分。
2. 在完成这个练习的几周后，要求参与者以口头或书面的方式描述他们能够恰当地感觉、思考或行动的情况。

23.5.6 抑制

选用的神经音乐治疗学技术：音乐执行功能训练——冲动抑制。

目标认知领域：执行功能。

针对的大脑系统和功能：额叶执行控制系统和眶额区域。

训练目标：当产生想要进行不当行为的冲动时，参与者将能够意识到这种冲动，并且能够阻止将这种冲动转化为行动。

适用群体：任何想要提高自己适当抑制冲动行为能力的人。

形式设置：个人或团体。

所需设备：鼓和打击乐器（如沙槌、摇铃和音块）。

步骤：

1. 让参与者围坐成一圈，确保他们可以舒适地坐着且拥有足够的个人空间。

2. 治疗师需要向参与者仔细解释将要引导他们完成的治疗过程的目的，这样他们就能轻松地理解治疗师希望达成的目标。

3. 在开始之前，回答参与者可能提出的任何问题。

4. 带领参与者用沙响蛋或其他打击乐器进行热身。

5. 为每个参与者提供一个鼓。

6. 领队训练参与者演奏基本的 4/4 拍节奏，节拍计数为"1—2—3—4"。

7. 要求参与者在其中一个节拍上停顿，从第 4 拍开始。做完这个练习后，在下一轮敲鼓中，团体要在第 3 拍上停顿。按照这样的流程，接下来分别在第 2 拍和第 1 拍上停顿。

8. 将参与者分为两个声部。第一个声部在第 4 拍上停顿，而另一个声部在第 2 拍上停顿。

9. 通过"1—2—3—4"这样的报数，将团体分为四个声部。所有的 1 号鼓只打第 1 拍，2 号鼓只打第 2 拍，3 号鼓只打第 3 拍，4 号鼓只打第 4 拍。最开始时，领队需要数出每一小节中的所有节拍，以便参与者较为轻松地跟上指示。随着节奏的进行，领队停止数拍子，这就要求参与者记住自己何时需要演奏。

10. 在完成练习后，要求团体讨论他们刚才的体验，并让他们分辨日常生活中的哪些情况可以从这个练习中受益。

在日常生活中的应用：在社交场合，参与者能够在恰当的时候抑制自己的行为。

可以测量变化的方法：

1. 在练习后，立即要求参与者对自己能够在必要时成功抑制行为的信心进行 10 分制评分。
2. 在完成这个练习的几周后，要求参与者以口头或书面的方式描述他们在必要时能够有效抑制自己行为的情况。

23.5.7　承担责任

选用的神经音乐治疗学技术：音乐执行功能训练，包括问题解决能力和决策力。

目标认知领域：执行功能和社会功能。

针对的大脑系统和功能：与主动性、计划能力和目标设定相关的额叶系统。

训练目标：提供社会支持，并由此提高自信心。

适用群体：任何希望提高自己对生活挑战做出积极反应的能力的人。

形式设置：团体。

所需设备：手鼓。

步骤：

1. 让参与者围坐成一圈，确保他们可以舒适地坐着且拥有足够的个人空间。
2. 治疗师需要向参与者仔细解释将要引导他们完成的治疗过程的目的，这样他们就能轻松地理解治疗师希望达成的目标。
3. 在开始之前，回答参与者可能提出的任何问题。
4. 给每个参与者发一面鼓。
5. 邀请每个参与者选择他们在生活中面临的一个困境。
6. 请他们决定可以采取什么样的具体措施来克服这个困难。
7. 让他们想象自己成功地采取了这些步骤。
8. 伴随着敲鼓的节奏，让他们向其他参与者自信地说出"我可以 _____"。
9. 其余的参与者用他们的鼓声来回答"是的，你可以""当然，你可以"，或任何其他该组参与者决定使用的鼓励语句。
10. 在每个人都有机会分享他们对自己应对挑战的能力的信心之后，参与者共同讨论这项练习对每个人的影响，以及它将如何影响他们对解决问题的能力的信心。

在日常生活中的应用：通过在表达自信的过程中获得社会支持，完成了这项练习的参与者能够用这种感觉应对现实生活中的挑战。

可以测量变化的方法：

1. 在练习后，立即要求参与者对他们能够克服训练中所提到的困难的信心进行 10 分制的评分。

2. 在完成这项练习的几周后，要求参与者以口头或书面的方式描述他们克服了困难或信心倍增的情况。

23.5.8　创造性地解决问题

选用的神经音乐治疗学技术：音乐执行功能训练——决策力。

目标认知领域：注意力、语言、执行功能和心理社会性。

针对的大脑系统和功能：额叶执行功能系统和边缘系统。

训练目标：增加创造性行为，并让参与者获得乐趣。

适用群体：任何希望提高创造力并获得乐趣的人。

形式设置：团体。

所需设备：伴奏乐器（如吉他、钢琴或自鸣筝）、用来呈现歌曲的黑板或者放了纸的画板，以及用来书写的粉笔或记号笔。

步骤：

1. 让参与者围坐成一圈，确保他们可以舒适地坐着且拥有足够的个人空间。

2. 治疗师需要向参与者仔细解释将要引导他们完成的治疗过程的目的，这样他们就能轻松地理解治疗师希望达成的目标。

3. 在开始之前，回答参与者可能提出的任何问题。

4. 在开始团体活动前，准备几首歌曲并删除关键词，这样团体就可以用一个相关但不同的词来"填空"。领队可以选用各个种类的歌曲，并自行选择需要替换的词的数量（从100% 地替换，到只替换 2~3 个词。当单词留空时，说明要替换的单词的类型（例如，复数名词或以 ing 结尾的动词等）。

5. 将创造力的理念引入团队，鼓励他们在这个过程中享受创造的乐趣，并让新的想法自由浮现。

6. 在黑板或画板上，为每个要替换的单词画一条线。

7. 在参与者提供所有替代词之前，领队需要将歌曲的名字保密。这将增加这项练习的惊喜感和趣味性。

8. 在每一个空行的后面写出所需要的单词类型（例如，名词、专有名词、动作词或描述性词语等）。

9. 让团体找单词来填空。

10. 带领团体演唱这首包含新词的歌曲。

11. 在唱完这首歌之后，为了让这首歌更有意义或更有趣等，可以让团体根据自己的意愿修改之前填入的任何词语。

12. 完成这个练习后，换一首新歌继续。

"音乐库"的例子包括：

1. 《牧场是我家》（*Home on the Range*）：噢，给我一个 _____（名词），在那里有一个 _____（名词）_____（动词），还有 _____（复数名词）和 _____（复数名词）_____（动词）。在那里，_____（副词）是 _____（动词的过去式），一个 _____（副词）_____（名词），而天空不是 _____（形容词）都是 _____（名词）。

2. 《你是我的阳光》（*You Are My Sunshine*）：你是我的 ____（名词），我唯一的 _____（相同的名词）。当天空是 _____（颜色），是你使我 _____（情绪）。你永远不知道，_____（同一个名词），我有多 ____（动词）你。请不要 _____（动词）我的 _____（同一个名词）。

3. 《迈克尔，将你的船划靠岸》（*Michael Row Your Boat Ashore*）：迈克尔，_____（动词）你的 _____（物体）靠岸，哈利路亚，迈克尔，_____（动词）你的 _____（物体）靠岸，哈利路亚。

4. 《小星星》（*Twinkle, Twinkle, Little Star*）：一闪一闪 _____（形容词）_____（名词），挂在天上放光明。挂在 _____（名词）上 _____（形容词），就像天上的 _____（名词）。一闪一闪 _____（形容词）_____（名词），挂在天上放光明。

5. 《她将绕山而来》（*She'll Be Comin' Round the Mountain*）：当她来时，她将要 _____（动词）着 _____（名词）而来。当她来时，她将要 _____（同一动词）着 _____（同一名词）而来。她将要 _____（同一动词）着 _____（同一名词），她将要 _____（同一动词）着 _____（同一名词）。当她来时，她将要 _____（同一动词）着 _____（同一名词）而来。

6. 《老灰马》（*The Old Gray Mare*）：那个 _____（形容词、颜色、名词），她已不再是

以前的模样，不再是以前的模样，不再是以前的模样。那个 _____（形容词、颜色、名词），她已不再是以前的模样，不再是很多年前的模样。在很多年以前，很多年以前，那个 _____（形容词、颜色、名词），她已不再是以前的模样，不再是多年前的模样。

在日常生活中的应用：参与者会在日常生活中体验到丰富的创造力。

可以测量变化的方法：

1. 在练习后，参与者会被要求对自己创新能力的信心进行 10 分制的评分。
2. 在完成这个练习的几周后，要求参与者以口头或书面的方式描述他们能够发挥创造力的情况。

23.5.9　创造性地决策与推理：用于改善执行功能的治疗性音乐训练

选用的神经音乐治疗学技术：音乐执行功能训练，包括问题解决能力、决策力、创造力和推理能力。

目标认知领域：执行功能。

针对的大脑系统和功能：额叶或大脑执行系统。

训练目标：这个音乐治疗练习包括一个作曲游戏。在这个游戏中，治疗师指导参与者完成一系列执行功能任务，从而进行现场作曲和演奏。

适用群体：任何希望提高自己的创造、推理、决策和问题解决能力的人。

形式设置：这个练习通常更适用于一对一的指导，因为这样的环境可以让参与者在没有其他人或刺激物在场的情况下，专注于执行功能的各个层面。然而，这个练习也可以被稍加改造后用于团体。在团体中，每位参与者都可以率领团队对他的作曲进行演奏。

所需设备：具有不同演奏功能和音色的电子合成器、鼓、打击乐器（如沙槌、摇铃和音块）与键盘。

步骤：

1. 治疗师将向参与者提出一系列问题和建议，从而完成一次结构化的音乐创作。通过这种形式，参与者必须使用执行功能来解决问题。在作曲的每一步中，都让参与者或由参与者所指挥的团体将创作好的部分演奏出来。
2. 治疗师所提出的问题和建议，必须要求参与者在作曲过程的每一步中都使用某些执行功能，包括但不限于做出决策、解决问题、推理、理解、组织、评估和创造性地思考。

3. 所用到的乐器可以包含有音高或无音高的打击类乐器、键盘和电子合成器等。

4. 在向参与者解释了这个治疗性音乐训练的基本内容和目标之后，治疗师通常会以一些问题和建议开展一段需要使用执行功能的对话。例如：

- 你想怎样开始作曲？你想用一个音乐创意作为开端，还是用一段想象、一幅画或是一种心境作为开端？

- 什么样的声音能表达你的创意？

- 你希望自己的作品产生变化，还是自始至终地遵循一个想法？

- 你想使用什么样的乐器？

- 你想如何选择声音类型（或者旋律、声音组合、节奏或速度等）？

- 你希望让一群人共同参与演奏吗？

- 你将如何让他们明白该做什么？

- 你愿意指挥自己的作品吗？

电子合成器具有不同的演奏功能和音色储备，这可以让参与者较轻易地作曲，并拥有在现场进行乐器演奏的亲身体验。合成器还可以对作品进行存储，这样参与者就可以通过一点一点地添加，来逐步完成作品。

打击乐器的好处是既可以用于团体演奏，又可以用于个人。在个案情况下，可以为参与者准备一套架子鼓，然后由治疗师使用键盘。团体演奏则特别增加了社交能力和领导能力方面的训练内容。

根据功能水平的不同，治疗师提出的执行功能问题可以是封闭式的，也可以是开放式的。一个封闭式问题的举例是："我会为你弹奏两段悲伤的旋律。你更喜欢用哪一段旋律来表达你的创作？"开放式问题的举例是："告诉我 / 向我展示一下，你想要的悲伤旋律应该是什么样的？"

在日常生活中的应用：参加过这个练习的参与者将能够在自己有进行不当行为的冲动时迅速觉察，告诉自己不要那样做，然后以适合自己的方式行事。

可以测量变化的方法：

1. 在练习后，可以立即对参与者进行问卷调查，要求他们对自己的推理能力、解决问题的能力或创造新事物的能力的信心进行评估。

2. 在完成这个练习的几周后，要求参与者以口头或书面的方式描述他们有效地进行推理、解决问题或创造新事物的情况。

3. 可以使用一些正式的心理评估量表来测试参与者的执行功能，包括推理能力（例如，韦氏智力测验中有关相似性的子测验）或问题解决能力（例如，Delis-Kaplan 执行功能系统中有 20 个问题的子测验）。

参考文献

Bugos J A et al. (2007). Individualized piano instruction enhances executive function and working memory in older adults. *Aging & Mental Health*, *11*, 464-471.

Burgess P W and Robertson I H (2002). Principles of the rehabilitation of frontal lobe function. In: D.T. Stuss and R. T. Knight (eds) *Principles of Frontal Lobe Functioning*. New York: Oxford University Press, pp. 557-572.

Ceccato, E. Caneva, P., and Lamonaca, D. (2006). Music therapy and cognitive rehabilitation in schizophrenic patients: a controlled study. *Nordic Journal of Music Therapy*, *15*, 111-120.

Cicerone, K. D. et al. (2000). Evidence-based cognitive rehabilitation: recommendations for clinical practice. *Archives of Physical Medicine and Rehabilitation*, *81*, 1596-1615.

Gardiner, J. C. and Horwitz, J. L (2012). *Evaluation of a cognitive rehabilitation group featuring neurologic music therapy and group psychotherapy*. Unpublished manuscript.

Goldberg, E. (2001). *The Executive Brain: frontal lobes and the civilized mind*. New York: Oxford.

Gordon, W. A., Cantor, J., Ashman, T., and Brown, M. (2006). Treatment of post-TBI executive dysfunction: application of theory to clinical practice. *Journal of Head Trauma Rehabilitation*, *21*, 156-167.

Hashimoto, J. et al. (2006). Examination by near-infrared spectroscopy for evaluation of piano performance as a frontal lobe activation task. *European Neurology*, *55*, 16-21.

Hitchen, H., Magee, W. L., and Soeterik, S. (2010). Music therapy in the treatment of patients with neuro-behavioural disorders stemming from acquired brain injury. *Nordic Journal of Music Therapy*, *19*, 63-78.

Lane-Brown, A. T. and Tate, R. L. (2009). Apathy after acquired brain impairment: a systematic review of non-pharmacological interventions. *Neuropsychological Rehabilitation*, *19*, 481-516.

Malia, K. et al. (2004). *Recommendations for Best Practice in Cognitive Rehabilitation Therapy: acquired brain injury*. Exton, PA: Society for Cognitive Rehabilitation.

Miller, B. L. and Cummings, J. L. (eds) (2007). *The Human Frontal Lobes: functions and disorders*, 2nd edition. New York: Guilford.

Miller, E. B. (2007). *Getting from psy-phy (psychophysiology) to medical policy via music and neurofeedback for ADHD children*. Doctoral dissertation. Bryn Mawr, PA: Bryn Mawr College, Graduate School of Social Work.

Schweizer, S., Hampshire, A., and Dalgleish, T. (2011). Extending brain training to the affective domain: increasing cognitive and affective executive control through emotional working memory training. *PLoS One*, *6*, 1-7.

Stuss, D. T. and Knight, R. T. (eds) (2002). *Principles of Frontal Lobe Function*. New York: Oxford University Press.

Thaut, M. H. (2005). *Rhythm, Music, and the Brain: scientific foundations and clinical applications*. New York:

Routledge.

Thaut, M. H. et al. (2009). Neurologic music therapy improves executive function and emotional adjustment in traumatic brain injury rehabilitation. *Annals of the New York Academy of Sciences, 1169*, 406-416.

（李丹红　译）

第 24 章

音乐记忆法训练

James C. Gardiner, Michael H. Thaut

24.1 定义

记忆是根据人过去的经验，在大脑中重新创造信息或情景的能力。这是一种认知技能，可以让记忆回到过去，再次体验任何能重新创造的东西。然而，在神经损伤或患病之后，记忆有时会被破坏甚至丧失。认知康复专家经常需要帮助患者重建和恢复记忆；而音乐，在记忆康复中起着特殊的作用。

根据 Wilson（2009，p.74）的论述，"记忆法（mnemonics）是一种能让人们更容易记住事物的方法"。记忆法是指任何能增强记忆的方法。记忆法可以是口头的（例如，从我们想记住的单词的第一个字母中提取一个提醒词）、视觉的（例如，将一张脸与一个名字联系起来）、动作的（例如，为儿歌《小蜘蛛》做的动作）或音乐的（例如，将我们想学的内容插入熟悉的旋律）。

音乐记忆法训练（musical mnemonics training，MMT）将音乐作为一种记忆方法，对信息进行排序和组织，并添加意义、情绪、情感和动机，以提高人们学习和回忆相关信息的能力（Thaut，2005）。音乐记忆法训练使用节奏、歌曲、押韵、吟诵等来丰富学习，增加我们成功记忆的机会。

24.1.1 不同类型记忆的概述

以下是对不同类型记忆的基本概述。还有其他方法可以对各种类型的记忆进行分类。

- **工作记忆**将信息记在心里几秒钟，直到不再需要它（例如，从有人告诉你这个网站的名字到你把它输入浏览器）。
- **语义记忆**回忆关于世界的信息（例如，回忆世界各大洲的名称）。

- **情景记忆**回忆个人经历和事件（例如，回忆你 16 岁生日时所做的事情）。
- **知觉表征系统**（perceptive representation system，PRS），分析和比较已知信息与新信息（例如，你听说冥王星不再是行星；你的知觉表征系统仍然将冥王星回忆为行星，因此你修改了你对太阳系行星的记忆）。
- **程序性记忆**学习并回忆运动和认知技能（例如，在弹吉他时，你的运动系统记住如何活动你的手指、手和手臂等，以便弹奏音乐）。这种记忆通常被称为"肌肉记忆"。
- **前瞻性记忆**提醒人们在适当的时候执行特定的动作（例如，记住在特定的日期参加音乐会）。

24.2　目标群体

音乐记忆法训练可用于改善各种人群的记忆，包括经历过脑外伤、脑卒中、脑肿瘤、多发性硬化症、帕金森病、缺氧、暴露于毒素或者有其他神经系统疾病或损伤的患者。记忆康复可以帮助神经认知障碍患者变得警觉，回忆起与音乐相关的自传体信息。此外，情景、认知和程序性记忆训练在阿尔茨海默病患者中也被发现是有效的。当健康的人希望提高记忆力时，音乐记忆法训练也有助于在健康训练中加强记忆技能。

24.3　研究总结

参与一个补救和补偿性康复计划已被证明可以改善视觉和语言记忆。Ho 和 Bennett（1997）报道了一项对于脑外伤认知记忆障碍康复的研究，参与者的平均年龄为 59 岁，经过训练，其语言学习和复杂视觉记忆有显著改善。在 Thickpenny-Davis 和 Barker-Collo（2007）的一项研究中，参与记忆康复的脑外伤和脑卒中患者在词语和数字的延迟记忆方面表现出了显著的改善，并且这种改善维持了至少一个月。

学习记忆策略是有帮助的（Gordon et al.，2006）。Berg 等人（1991）研究了由"记忆功能的通识原则（well-known principles of memory functioning）"组成的记忆治疗，并与对照组进行了对比，对照组被给予记忆任务和游戏。结果显示，在记忆方面，使用学习记忆策略的人比对照组有更显著的改善，并且结果在 4 个月的随访中保持不变。

视觉图像训练（visual imagery training）有效地提高了对故事和约定的记忆。Kasche 等人（2002）表明，为期 10 周的视觉图像记忆训练提高了对故事和约定的记忆，随访结果维持了 3 个月以上。

Glisky 和 Glisky（2002）回顾了有关记忆康复的文献，并报道了四种有效的方法。

1. **练习和重复**。虽然简单的记忆力训练通常不能提高神经功能受损患者的记忆能力，但专注练习回忆日常生活中有意义和需要的信息可能是有用的。此外，使用"间隔检索"或增加尝试回忆信息之间的时间量可能会有所帮助。

2. **记忆法策略**。患有严重神经损伤或疾病的患者可能难以学习记忆策略。然而，当针对特定的日常记忆需求（如学习姓名）时，使用视觉意象是有帮助的。人们发现，将要记住的信息连成有意义的顺序（例如，记住完成一项工作所需的时间表或一系列步骤），有助于增强记忆力（Glisky and Schacter，1989）。帮助促进阅读材料记忆的有效方法之一是 SQ3R①法（Robinson，1970）或 PQRST②法。这包括预习要阅读的材料，询问有关信息的问题，阅读文章，陈述问题的答案，以及测试对阅读材料的记忆。Wilson（2009）发现，PQRST 方法在神经康复方面是有效的。

3. **外部援助和环境支持**。这一领域的记忆恢复包括在人的环境中标记物理区域（如橱柜、房间），并使用笔记本、警报器、计时器、日历、日记或智能手机等电子设备来保存必要的信息。

4. **特定领域学习**

   a. **内隐记忆**是指对早年所学信息的回忆，而没有回忆所学信息的背景。Schacter 等人（1993）得出的结论是，可帮助记忆严重丧失的人通过他们过去学习过的想法或动作启动（给予提示或暗示来帮助人回忆以前所学的信息）与新信息的配对，来学习新信息。例如，内隐记忆训练就是介绍患者过去学过的一首歌曲，然后将新的信息与熟悉的歌曲联系起来，以便在歌曲被回忆时记住新的信息。

   b. **无差错学习**（errorless learning，EL）也是一种强大的特定领域学习技术。它在学习过程的早期提供提示，这样学习者就会正确地回忆信息。这些信息逐渐被撤回，记忆也就随着时间的推移而增强，最终这些信息变得不必要。Wilson（2009）对脑损伤患者进行了研究，发现无差错学习优于差错学习。在一项案例的研究中，Dewar 和 Wilson（2006）通过无差错学习和线索消失练习提高了患者识别面部的能力。有证据表明，新面孔的出现将继续取得成功，新的学习也将随着时间的推移而保持下去。

---

① SQ3R 是 Survey、Question、Read、Recite 和 Review 这五个英文单词首字母，分别代表"浏览、提问、阅读、复述、复习"这五个学习阶段。——译者注

② PQRST 是 preview、question、read、state 和 test 这五个英文单词的首字母，分别代表"预读、提问、阅读、陈述、考查"这五个学习阶段。——译者注

在完成对脑损伤后认知康复文献的详细回顾之后，Cicerone 等人（2011）推荐了记忆认知康复训练，以及脑外伤后的综合康复。Gordon 等人（2006）还赞同将补偿性训练作为一项有效的记忆补充训练。认知适应治疗的最佳操作建议（Malia et al.，2004）包括代偿性记忆训练，以及需要以功能为导向的训练，以便将其应用于现实生活。

音乐增强了大脑中用于学习区域的功能。Peterson 和 Thaut（2007）用脑电图测量了脑电波，发现音乐增强了大脑额叶用于语言学习的网络。

Chan（1998）和 Ho 等人（2003）发现，有参与乐队或管弦乐团经验以及接受个人音乐训练的学生，比无音乐训练经验的同学有明显更好的语言记忆，但没有更好的视觉记忆。

在患有严重记忆障碍的患者中，音乐提高了他们对语言知识的获取能力（Baur et al.，2000）。旋律和节奏也被用来提高人们对想法的回忆。Wallace 和 Rubin（Rubin and Wallace，1990；Wallace，1994；Wallace and Rubin，1988，1991）研究了旋律和节奏对回忆语言信息能力的影响，确定旋律可以提供信息，帮助回忆歌词。他们发现，旋律和节奏比口头陈述更有助于回忆之前呈现的想法。

音乐已经被证明能成功地改善神经认知障碍患者的记忆。在阿尔茨海默病患者中，聆听古典音乐增强了对情景记忆的回忆（Irish et al.，2006）；聆听歌曲的歌词增强了对歌词的识别（Simmons Stern et al.，2010）。歌曲写作提高了认知障碍症患者的记忆能力（Hong and Choi，2011）。虚拟现实训练加上音乐聆听被证明能改善阿尔茨海默病患者的记忆（Optale et al.，2001）。

唱歌还可以提高人们对名字和其他语言信息的记忆。Carruth（1997）在养老院中进行的一项研究证明，使用唱歌可帮助有记忆障碍的患者增强对人名的记忆。Thaut 等人（2005）研究了口语和音乐（歌唱）表达方式对言语信息回忆的相对有效性，并测量了脑电图和回忆能力。他们的研究结果显示，在有音乐的情况下，学习和记忆能力更强。在 Thaut 等人的另一项研究中（2008），多发性硬化症患者唱出单词时的词序记忆好于说出单词时的词序记忆。Thaut（2010）曾报道，音乐对大脑中共享和并行系统的刺激使音乐能够改善包括记忆在内的认知功能。Iwata（2005）发现，在学习外语时，与更被动的学习方法相比，积极参与唱歌和提示能提高学习效果。音乐记忆训练也有助于促进语言学习（Moore et al.，2008）。

经证实，节奏可以提高对数字的工作记忆。Silverman（2012）发现，当要回忆的信息与节奏对应时，回忆的内容比不涉及节奏时多。Morton 等人（1990）还确定，接触音乐提高了记忆数字的能力。

听音乐也能增强记忆力。Sarkamo 等人（2008）发现，听音乐的脑卒中患者比听广播或进行普通脑卒中康复的患者在记忆方面表现出了显著的改善。

　　一项以神经音乐治疗学为特色的认知康复计划显示，视觉和语言记忆都有所改善。Gardiner 和 Horwitz（2012）研究了 22 名脑外伤患者的预后，这些患者平均参加了 53 次神经音乐治疗和心理教育团体心理治疗。参与者在言语学习、言语回忆和视觉回忆方面表现出了显著的改善。在对提高记忆力的音乐方法的综述中，Thaut（2005，p.75）说："音乐可以作为一个优秀的记忆模板，在非音乐的陈述性或程序性学习中组织语言材料。"他的理论框架解释了音乐刺激如何改善大脑功能。

1. 音乐能给大脑提供及时的刺激和结构。
2. 它引入了时间性、群组性和同时性，以实现更好的组织。
3. 它组织共享或平行的大脑神经系统来协助完成手头的工作。
4. 音乐为这一过程增添了情感和动力。

24.4　治疗机制

　　图 24.1 总结了记忆改善的原则和技术，以缩写形式呈现，帮助读者回忆这些原则。

24.5　临床方案

24.5.1　名字记忆：节奏与吟诵

　　使用的神经音乐治疗学技术：音乐记忆法训练。

　　针对的大脑系统和功能：记忆系统，包括前额叶、海马体、边缘系统和小脑。

　　训练目标：参与者能够在课后回忆其他团体成员的名字。他们在课后见到新朋友叫出新朋友名字的能力也会提高。

　　适用群体：任何想提高记忆力的人。

　　形式设置：团体。

　　所需设备：鼓、打击乐器（如沙槌、摇铃和音块）。

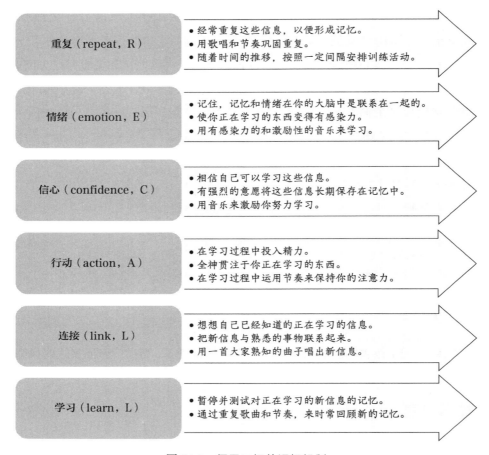

图 24.1 便于回忆的记忆机制

步骤：

1. 让参与者围坐成一圈，确保他们可以舒适地坐着且拥有足够的个人空间。

2. 治疗师需要向参与者仔细解释将要引导他们完成的治疗过程的目的，这样他们就能轻松地理解治疗师希望达成的目标。

3. 在开始之前，回答参与者可能提出的任何问题。

4. 向参与者分发节奏乐器。

5. 用节奏练习来热场。

6. 示范如何将节奏应用于姓名（例如，约翰·华盛顿、约翰·F.肯尼迪或团体成员推荐的受人尊敬的姓名）。

7. 治疗师通过清楚地说出自己的名字，匹配一个相适应的节奏，按照节奏重复地说出自己的名字，通过有节奏的鼓点和有节奏地说出自己的名字来邀请团体中的其他人加入，然后结束这个过程，向参与者展示如何学习自己的名字。

8. 邀请每个团体成员通过清楚地说出自己的名字，为他们的名字编一个节奏，引导团体按照节奏念出名字。当准备结束时，用一个信号提示停止团体的活动来教他们的名字。

9. 在学习其他团体成员的名字时，要求每个参与者看着正在学习名字的人，仔细观察此人的面部特征，跟随他乐器上的节奏，念出此人的名字。

10. 在三四个团体成员介绍了他们的名字后，治疗师指导团体成员复习到目前为止所学的名字。回顾定期开始，直至练习结束。

11. 学习结束后，可以给参与者提供一个背诵所有团体成员名字的机会，以测试他们新的记忆技能。

变式：要求每个人为自己的名字设置一个相关联的联想，并以音乐的方式呈现给团体，包括动作。例如，托尼可以拍着鼓有节奏地说出自己的名字，并在第一个节拍指向他的脚趾，在第二个节拍指向他的膝盖。

在日常生活中的应用：动作、重复、节奏和间隔排练的记忆原则可应用于其他学习和记忆任务，例如，回忆时间表或学习新认识的人的名字。

可以测量变化的方法：

1. 在参加练习后，可以要求参与者对自己记忆信息的能力的信心进行 10 分制的评分。

2. 在参加这个练习的几周后，可以要求参与者以口头或书面的方式描述他们能够更有效地记住信息的情况。

3. 参与者可以接受一个标准化的记忆测试，以测量他们在参加音乐训练前后技能的变化。

24.5.2　列表记忆

使用的神经音乐治疗学技术：音乐记忆法训练（陈述性记忆、语义记忆和情景记忆）。

针对的大脑系统和功能：记忆巩固和回忆系统包括双侧颞叶、边缘系统和小脑。

训练目标：参与者能够回忆列表内容，例如，购物列表。

适用群体：任何希望或需要提高语义记忆能力的人。

形式设置：个体或团体。

所需设备：黑板或素描板，上面可以写词语；各种打击乐器和一种如吉他、钢琴或自动竖琴这样的乐器，在集体歌唱时伴奏。

步骤：

1. 让参与者围坐成一圈，确保他们可以舒适地坐着且拥有足够的个人空间，并且能够看到所呈现的词语。

2. 治疗师需要向参与者仔细解释将要引导他们完成的治疗过程的目的，这样他们就能轻松地理解治疗师希望达成的目标。

3. 在开始之前，回答参与者可能提出的任何问题。

4. 向参与者分发节奏乐器。

5. 用节奏练习来热场。

6. 向团体成员介绍这一次练习中要学习的15个词：狗、天、湖、树、旗、车、衣服、火车、被子、苹果、杯子、便士、阳光、道路、靴子。

7. 如果团体愿意，他们可以编一个词表（比如购物清单），这样对他们较有意义。

8. 组成一个包括所有15个词的活泼的节奏，这是比较有趣的引申活动。

9. 带领团体根据节奏反复诵读单词，并用乐器为节奏伴奏。

10. 让团体成员背诵清单上的词。

11. 让团体通过唱一首与词无关的歌曲来休息。

12. 再一次让团体成员背诵清单上的词。

13. 在一首活泼有趣的歌曲中重新引入清单上的词。

14. 把这首歌教给团体成员，并在他们使用乐器时重复几遍。

15. 让团体成员背诵清单上的词。

16. 把单词重新组织成一个有意义的顺序（例如，给狗穿上衣服放在一辆汽车里，在一棵苹果树旁的湖边，一列火车经过，后面飘扬着旗帜）。

17. 给第16步中按新顺序排列的词编一首新歌。

18. 把这首歌教给团体成员，并在他们使用乐器时重复几遍。

19. 让团体成员背诵清单上的词。

在日常生活中的应用：请参与者讨论他们将如何学习、保持和使用在日常生活中遇到的新信息，如购物清单。

可以测量变化的方法：

1. 在参加练习后，可以要求参与者对他们学习、保持和使用新信息的能力的信心进行10分制评分。

2. 在参加这项练习的几周后，可以要求参与者以口头或书面的方式描述他们需要回忆信息的情况，以及他们是否能够回忆信息。

3. 参与者可以接受一个标准化的记忆测试，以测量他们在参加音乐记忆练习前后的记忆技能的变化。

24.5.3　对应记忆法

使用的神经音乐治疗学技术：音乐记忆法训练（陈述性记忆和语义记忆）。

针对的大脑系统和功能：大脑中的记忆系统，包括双侧颞叶、海马体、边缘系统和小脑。

训练目标：参与者能够回忆起最近学到的口头信息列表，例如，购物列表。

适用群体：任何希望或需要提高记忆力的人。

形式设置：个体或团体。

所需设备：伴奏乐器（吉他、钢琴或自动竖琴）、鼓、打击乐器（如沙槌、摇铃和音块）。

步骤：

1. 让参与者围坐成一圈，确保他们可以舒适地坐着且拥有足够的个人空间。

2. 治疗师需要向参与者仔细解释将要引导他们完成的治疗过程的目的，这样他们就能轻松地理解治疗师希望达成的目标。

3. 在开始之前，回答参与者可能提出的任何问题。

4. 通过将信息与熟悉的事物关联和连接在一起，教会团体成员如何使用身体对应列表。例如，假设你想买鸡蛋，想通过把鸡蛋和头发联系起来从而记住它们。想象一下，你在头顶上打碎几个鸡蛋，让里面的东西浸泡在你的头发里。对图像的感觉和情绪反应将使记忆非常强烈。

5. 身体定点列表上的"点"是头发、眼睛、鼻子、嘴、下巴、肩膀、腰、大腿、膝盖和脚。

6. 要求团体构建一个包含 10 个项目的购物清单。

7. 一旦团体选择了 10 个项目，即兴创作一首歌并教给他们，将这些项目放在下面的空白处。

8. "我的头发里有 ____，眼睛里有 ____，我有一些 ____ 在鼻子里。我有一些 ____ 在我嘴里和 ____ 在下巴上，肩膀上也有 ____。____ 挂在我腰上，____ 在大腿上，____ 在膝盖上，____ 脚趾间。"

9. 练习歌曲几次，与团体一起唱歌，并使用打击乐器提供节奏。

10. 让团体回忆 10 个项目，先使用歌曲，然后不使用歌曲。

在日常生活中的应用：参与者能够在日常生活中使用身体对应歌曲来记忆程序、购物项目等清单。

可以测量变化的方法：

1. 在参加练习后，可以要求参与者对他们记忆重要信息的能力的信心进行 10 分制评分。
2. 在参加这个练习的几周后，可以要求参与者以口头或书面的方式来描述他们能够学习和保留新信息的情况。
3. 参与者可以接受一个标准化的记忆测试，以测量他们在参加音乐训练前后的技能变化。

24.5.4 情景记忆

使用的神经音乐治疗学技术：音乐记忆法训练（情景记忆）。

针对的大脑系统和功能：大脑中的记忆系统，包括双侧颞叶、海马体、边缘系统和小脑。

训练目标：参与者能够回忆起过去生活中其他重要的和有意义的信息。

适用群体：任何想重温过去经历的人。

形式设置：团体。

所需设备：鼓、打击乐器（如沙槌、摇铃和音块）

步骤：

1. 让参与者围坐成一圈，确保他们可以舒适地坐着且拥有足够的个人空间。
2. 治疗师需要向参与者仔细解释将要引导他们完成的治疗过程的目的，这样他们就能轻松地理解治疗师希望达成的目标。
3. 在开始之前，回答参与者可能提出的任何问题。
4. 要求每个参与者或家庭成员列出他们过去生活中的重要事件。
5. 把节奏乐器分发给团体成员。
6. 让每个团体成员从他们过去的经历中选择一个重要的事件。利用节奏乐器，这个团体发展了一个唱段来纪念那个事件（例如，"1963 年，我去了越南"）。
7. 如果团体成员在回忆事件时遇到困难，治疗师可以播放（这个成员）出生后的 15~25 年内流行的音乐。这些音乐将用来唤起他们对青少年晚期和成年早期的回忆。
8. 继续，直到每个团体成员都有机会参与。
9. 与团体讨论结果。听了其他团体成员的重要事件，又能唤起什么样的记忆？

在日常生活中的应用：这个练习可以帮助参与者回忆他们在讨论或探索生活意义时需要加工的记忆。

可以测量变化的方法：

1. 在完成这项练习的几周后，可以要求参与者以口头或书面的方式描述他们在回忆过去记忆时的感觉、想法或行为不同的情况。
2. 可以向参与者发放一份简短的情绪调节问卷，如简短症状问卷 18（Brief Symptom Inventory 18），以测量他们参加音乐训练前后的情绪。

24.5.5　节奏记忆法

使用的神经音乐治疗学技术：音乐记忆法训练。

针对的大脑系统和功能：大脑中的记忆系统，包括前额叶、海马体和小脑。

训练目标：参与者将提高他们回忆和命名行为过程的能力。

适用群体：任何想提高记忆力的人。

形式设置：个体或团体。

所需设备：鼓、打击乐器（如沙槌、摇铃和音块）。

步骤：

1. 让参与者围坐成一圈，确保他们可以舒适地坐着且拥有足够的个人空间。
2. 治疗师需要向参与者仔细解释将要引导他们完成的治疗过程的目的，这样他们就能轻松地理解治疗师希望达成的目标。
3. 在开始之前，回答参与者可能提出的任何问题。
4. 用沙响蛋进行热身，让参与者对节奏感到舒服。
5. 治疗师向团体成员介绍节奏，并给节奏命名。如果节奏和名字是密切相关的，而且名字对团队有意义（例如，当地景点的名字），或者名字与团队的目的相关（例如，我以前的一个团队自称"节奏构建者"，并建立了一个与该名字相关的签名节奏），将很有帮助。
6. 练习治疗师的节奏后，鼓励团体成员选择一个有意义的名字，并围绕这个名字构建一个节奏。
7. 团体练习节奏，同时背诵与之相关的名字或短语。
8. 在尝试了几个节奏之后，团体选择其中一个练习时间最长的。要求成员记住节奏和它的名字。

9. 这个团体进行其他与节奏无关的活动。

10. 治疗师通过要求团体回忆节奏的名称并展示他们对节奏的记忆，来定期回到节奏上。

11. 如果团体在之后的会议上再次见面，节奏可以被提出来，这样记忆就被更新了。

12. 其他节奏可以由团体创造、命名，并成为团体发展文化的一部分。

在日常生活中的应用：动作、重复、节奏和定期重复的记忆原则可应用于其他学习和记忆任务，例如回忆时间表或学习新认识的人的名字。

可以测量变化的方法：

1. 在完成练习后，可以要求参与者对他们记忆信息的能力的信心进行 10 分制评分。

2. 在完成练习的几周后，可以要求参与者以口头或书面的方式来描述他们能够更有效地记住信息的情况。

3. 参与者可以接受一个标准化的记忆测试，以测量他们在参加音乐训练前后的技能。

24.5.6 回答曲目：单独回答和自由抢答

使用的神经音乐治疗学技术：音乐记忆法训练（陈述性记忆、语义记忆和情景记忆）。

目标认知领域：陈述性记忆。

针对的大脑系统和功能：颞叶记忆恢复区域、额叶注意区域、边缘系统、前额叶执行功能系统，用于解决和启动问题。

训练目标：参与者能够专心地倾听重要的信息，对信息做出适当的决定，并就这些决定发起沟通。

适用群体：任何想提高记忆力和沟通能力的人。

形式设置：团体。

所需设备：音乐播放器（如 CD 播放器、MP3 播放器）和各种录制好的歌曲。

步骤（单独回答）：

1. 让参与者围坐成一圈，确保他们可以舒适地坐着且拥有足够的个人空间。

2. 治疗师需要向参与者仔细解释将要引导他们完成的治疗过程的目的，这样他们就能轻松地理解治疗师希望达成的目标。

3. 在开始之前，回答参与者可能提出的任何问题。

4. 团体成员轮流坐在"热座"上（可以是他们在坐的椅子），让他们听一首歌，并要求他们回忆歌名、演唱者和（如果合适）作曲家。

5. 每个正确的答案（歌名、演唱者和作曲家）得一分，因此每首歌曲最多可得三分。

6. 如果参与者不知道任何答案，他们可以询问观众（其他团体成员），并从观众中选择他们认为最好的答案。如果正确，每答对一次就得一分。

7. 如果观众给出了错误的答案，参与者将得到两三个可能的答案，如果猜中了正确的答案，他们仍然可以获得一分。

8. 在所有团体成员获得了等量的坐在"热座"上的机会后，计分。得分最高的人是赢家。

步骤（自由抢答）：

1. 团体成员听一首歌，在合适的情况下，可以要求他们回忆歌名、演唱者和作曲家。

2. 请第一个举手的人回答这些问题。

3. 每答对一题（歌名、演唱者和作曲家）得一分。

4. 如果有人提供了任何不正确的信息，其他团体成员将有机会举手提供正确的答案。

5. 当会谈所分配的时间结束时，定时器将发出提醒。当定时器响起时，得分最多的人是赢家。

变式：

1. 向团体展示不同类别的音乐（如大乐队、乡村和西部音乐、摇滚乐、古典乐、蓝调音乐、福音音乐、爵士乐和拉丁音乐）。每个人坐上"热座"时，必须试着从他们选择的类别中识别一首歌曲。

2. 关于这首歌的其他事可以加分，比如它的创作年份、收录它的电影的名字，或者是另一位录制过这首歌的演唱者的名字。

3. 如果歌名包含在歌曲的歌词中，则组长（事先向团体给出提示）在歌名被演唱时指向音乐扬声器（或以其他方式发出信号），以提示参与者集中精力听歌词，从而确定歌名。

4. 为参与者提供纸和铅笔，以便所有的回答都能被写下来。

5. 如果团体或个人没有回忆起歌曲，需要通过提示来帮助他们回忆答案。例如，如果这首歌是 Frank Sinatra 的《我的路》（*My Way*），引导者可能会使用诸如"歌名以 M 开头"或"歌名有两个单词，以 M 和 W 开头"或"演唱者的昵称为蓝眼睛"之类的提示。

在日常生活中的应用：这项练习旨在提高参与者的警觉性以及他们的记忆搜索、启动、决策和沟通技能。这些技能可使他们在各种日常环境中受益，例如，回忆他们的家庭历史并与亲密的家庭成员交流，或者回忆从阅读中学到的信息以帮助完成一个团体项目。

可以测量变化的方法：

1. 在参加练习后，可以要求参与者对他们记忆重要信息、做出决策和传达决策结果的能力的信心进行 10 分制评分。
2. 可以向参与者提供一个标准化的记忆测试，以测量他们在参加音乐训练前后的技能。

24.5.7　前瞻性记忆

使用的神经音乐治疗学技术：音乐记忆法训练（陈述性记忆、语义记忆和前瞻性记忆）。

针对的大脑系统和功能：双侧颞叶记忆系统和前额叶皮质起始中心的结合。

训练目标：在想要完成某个行动的时候，参与者能够在未来执行这项行动。

适用群体：任何想提高前瞻性记忆力的人。

形式设置：个体或团体。

所需设备：鼓、打击乐器（如沙槌、摇铃和音块）。

步骤：

1. 让参与者围坐成一圈，确保他们可以舒适地坐着且拥有足够的个人空间。
2. 治疗师需要向参与者仔细解释将要引导他们完成的治疗过程的目的，这样他们就能轻松地理解治疗师希望达成的目标。
3. 在开始之前，回答参与者可能提出的任何问题。
4. 向参与者分发节奏乐器。
5. 选择未来的活动（例如，下周的团体、约会或任务）。
6. 根据"我下周三下午三点要来参加团体治疗"或者"我要在 10 月 1 日前给家里装暖气"这样的短语建立节奏。
7. 教团体如何使用此技巧回忆他们需要参加的约会或他们需要记着做的任务。
8. 每个人依次陈述他们在不久的将来要参与的一个重要事件。
9. 团体一起表演一个节奏，但只有需要回忆活动的人才唱出活动的日期和时间。
10. 这个过程一直持续到每个人都有机会有节奏地记住一个事件。
11. 最后，团体讨论了如何在日常生活中使用这项技术。

　　在日常生活中的应用：参与者能够使用他们的前瞻性记忆技能来记住要参加的预约、对机器进行维护、安排医疗预约等。

　　可以测量变化的方法：

1. 在参加练习后，可以要求参与者对自己记住未来需要完成的重要约会或任务的能力的信心进行 10 分制的评分。
2. 在参加这项练习的几周后，可以要求参与者以口头或书面的方式描述他们能够回忆所需的信息以便采取适当行动的情况。
3. 参与者可以接受一个标准化的记忆测试，以测量他们在参加音乐训练前后的技能。

参考文献

Baur, B. et al. (2000). Music memory provides access to verbal knowledge in a patient with global amnesia. *Neurocase*, *6*, 415-421.

Berg, I. J., Koning-Haanstra, M., and Deelman, B. G. (1991). Long-term effects of memory rehabilitation: a controlled study. *Neuropsychological Rehabilitation*, *1*, 97-111.

Carruth, E. K. (1997). The effects of singing and the spaced retrieval technique on improving face-name recognition in nursing home residents with memory loss. *Journal of Music Therapy*, *34*, 165-186.

Chan, A. S., Ho, Y. C., and Cheung, M. C. (1998). Music training improves verbal memory. *Nature*, *396*, 128.

Cicerone, K. D. et al. (2011). Evidence-based cognitive rehabilitation: updated review of the literature from 2003 through 2008. *Archives of Physical Medicine and Rehabilitation*, *92*, 519-530.

Dewar, B. and Wilson, B. A. (2006). Training face identification in prosopagnosia. *Brain Impairment*, *7*, 160.

Gardiner, J. C. and Horwitz, J. L. (2012). *Evaluation of a cognitive rehabilitation group featuring neurologic music therapy and group psychotherapy*. Unpublished manuscript.

Glisky, E. L. and Schacter, D. L. (1989). Extending the limits of complex learning in organic amnesia: computer training in a vocational domain. *Neuropsychologia*, *25*, 107-120.

Glisky, E. L. and Glisky, M. L. (2002). Learning and memory impairments. In: P. J. Eslinger (ed.) *Neuropsychological Interventions: clinical research and practice*. New York: Guilford. pp.137-162.

Gordon, W. A. et al. (2006). Traumatic brain injury rehabilitation: state of the science. *American Journal of Physical Medicine and Rehabilitation*, *85*, 343-382.

Ho, M. R. and Bennett, T. L. (1997). Efficacy of neuropsychological rehabilitation for mild-moderate traumatic brain injury. *Archives of Clinical Neuropsychology*, *12*, 1-11.

Ho, Y. C., Cheung, M. C., and Chan, A. S. (2003). Music training improves verbal but not visual memory: cross-sectional and longitudinal explorations in children. *Neuropsychology*, *17*, 439-450.

Hong, I. S. and Choi, M. J. (2011). Songwriting oriented activities improve the cognitive functions of the aged with dementia. *Arts in Psychotherapy*, *38*, 221-228.

Irish, M. et al. (2006). Investigating the enhancing effect of music on autobiographical memory in mild Alzheimer's disease. *Dementia and Geriatric Cognitive Disorders*, *22*, 108-120.

Iwata, K. (2005). *The effect of active and passive participation with music on the foreign language acquisition and emotional state of university students.* Master's Thesis. Tallahassee, FL: Florida State University.

Kaschel, R. et al. (2002). Imagery mnemonics for the rehabilitation of memory: a randomised group controlled trial. *Neuropsychological Rehabilitation*, *12*, 127-153.

Malia, K. et al. (2004). *Recommendations for Best Practice in Cognitive Rehabilitation.Therapy: acquired brain injury.* Exton, PA: Society for Cognitive.

Moore, K. S. et al. (2008). The effectiveness of music as a mnemonic device on recognition memory for people with multiple sclerosis. *Journal of Music Therapy*, *45*, 307-329.

Morton, L. L., Kershner, J. R., and Siegel, L. S. (1990). The potential for therapeutic applications of music on problems related to memory and attention. *Journal of Music Therapy*, *26*, 58-70.

Optale, G. et al. (2001). Music-enhanced immersive virtual reality in the rehabilitation of memory-related cognitive processes and functional abilities: a case report. *Presence: Teleoperators and Virtual Environments*, *10*, 450- 462.

Peterson, D. A. and Thaut, M. H. (2007). Music increases frontal EEG coherence during verbal learning. *Neuroscience Letters*, *412*, 217-221.

Robinson, F. B. (1970). *Effective Study.* New York: Harper & Row.

Rubin, D. C. and Wallace, W. T. (1990). Rhyme and reason: analyses of dual-retrievalcues. *Journal of Experimental Psychology: Learning, Memory, and Cognition*, *15*, 698-709.

Sarkamo, T. et al. (2008). Music listening enhances cognitive recovery and mood after middle cerebral artery stroke. *Brain*, *131*, 866-876.

Schacter, D. L., Chiu, C. Y. P., and Oshsner, K. N. (1993). Implicit memory: a selective review. *Annual Review of Neuroscience. 16*, 159-182.

Schacter, D. L., Wagner, A. D., and Buckner, R. L. (2000). Memory systems of 1999. In: E. Tulving and F. I. M. Craik (eds) *The Oxford Handbook of Memory.* Oxford: Oxford University Press. pp. 627-643.

Silverman, M. J. (2012). Effects of melodic complexity and rhythm on working memory as measured by digit recall performance. *Music and Medicine*, *4*, 22-27.

Simmons-Stern, N. R., Budson, A. E., and Ally, B. A. (2010). Music as a memory enhancer in patients with Alzheimer's disease. *Neuropsychologia*, *40*, 3164-3167.

Thaut, M. H. (2005). *Rhythm, Music, and the Brain: scientific foundations and clinical applications.* New York: Routledge.

Thaut, M. H. (2010). Neurologic music therapy in cognitive rehabilitation. *Music Perception*, *27*, 281-285.

Thaut, M. H., Peterson, D. A., and McIntosh, G. C. (2005). Temporal entrainment of cognitive functions: musical mnemonics induce brain plasticity and oscillatory synchrony in neural networks underlying memory. *Annals of the*

New York Academy of Sciences, 1060, 243-254.

Thaut, M. H., Peterson, D. A., Sena, K. M, and Mcintosh, G. (2008). Musical structure facilitates verbal learning in multiple sclerosis. *Music Perception, 25*, 325-330.

Thickpenny-Davis, K. L. and Barker-Collo, S. L. (2007). Evaluation of a structured group format memory rehabilitation program for adults following brain injury. *Journal of Head Trauma Rehabilitation, 22*, 303-313.

Wallace, W. T. (1994). Memory for music: effect of melody on recall of text. *Journal of Experimental Psychology, 20*, 1471-1485.

Wallace, W. T. and Rubin, D. C. (1988). "The Wreck of the Old 97": a real event remembered in song. In: U. Neisser and E. Winograd (eds) *Remembering Reconsidered: ecological and traditional approaches to the study of memory*. Cambridge, UK: Cambridge University Press. pp. 283-310.

Wallace, W. T. and Rubin, D. C. (1991). Characteristics and constraints in ballads and their effect on memory. *Discourse Processes, 14*, 181-202.

Wilson, B. A. (2009). *Rehabilitation of Memory*, 2nd edition. New York: Guilford.

（卢梦洋　译）

第 25 章
音乐回声记忆训练

Michael H. Thaut

25.1 定义

回声记忆是听觉记忆形成的最早阶段，其作用类似于感觉记忆存储器，保留人刚刚感知到的即时听觉信息，之后在工作记忆中进行更精细的加工。回声记忆的另一个功能是在感觉存储中保存听觉信息，直到接收下一个与之前意义相关的声音，就像人即时加工语音顺序信息一样。回声记忆非常短暂，2~4 秒内的任何声音都可以作为其一种。然而，回声记忆的持续时间比小于 1000 毫秒储存视觉信息的图像记忆时间长，也比最多持续 2 秒的触觉记忆时间长。回声记忆比图像记忆的持续时间长，因为大多数鲜明的视觉信息会持续重复搜索扫描这一过程，而由于听觉信息的形成只存在于实时的波形里，所以回声记忆不能够自动地再搜索扫描，除非音波再次出现（Cowan，1988）。

音乐回声记忆训练（musical echoic memory training，MEM）通过使患者即时地再现由歌声、乐器演奏或者录音产生的声音，来达到加强训练回声记忆的目标。

25.2 目标群体

音乐回声记忆训练的主要目标群体是由背外侧前额叶皮质或颞顶叶皮质卒中引起的听觉记忆障碍患者、脑外伤患者、人工耳蜗使用者、语言发育障碍儿童和自闭症儿童，以及神经认知障碍患者（Pekkonen et al.，1994）和精神分裂症患者（Javitt et al.，1997）。

25.3 研究总结

在 20 世纪 60 年代，随着对视觉感觉记忆存储的研究不断发展，回声记忆作为听觉感觉记忆的标记物引起了研究人员的关注，因此开始了进一步研究，以此确定了回声记忆的术语（Neisser，1967；Sperling，1963）。在巴德利工作记忆模型（Baddley's model of working memory）里，语音回路需要两个步骤来加工听觉信息。第一步是语音存储装置可以在语音信息消失前，在感觉存储中保持最长 4 秒的语音信息。这类"存储"或者"听觉容器"形成了回声记忆。语音回路的第二步是发音后回响重现的过程，通过适当的重复来恢复记忆痕迹，最终融合至工作记忆当中，可以储存 20~30 秒的信息（Baddeley et al.，2009）。然而，因为音乐从根本上是非言语形式的听觉记忆，因此音乐可能会形成语音回路之外的加工过程。

据研究发现，听觉感觉记忆的存储在与人耳相关的大脑初级对侧听觉皮质里。如果回声记忆系统在双耳中由自由场刺激激活，那么在两个大脑半球里的初级听觉皮质也会被激活。注意力控制和语音回路的加工会通过将听觉皮质和腹侧前额叶皮质（位于左半球的布洛卡区和右半球布洛卡镜像区域）连接，将信息转换为工作记忆来进行发音复述；也就是说，通过运动前皮质来组织节奏，通过后顶叶皮质来定位空间和辨别时间模式（Alain et al.，1998）。

目前，关于回声记忆的音乐相关研究比较稀少。然而，一些有关听觉的基础研究已经得出了重要结论（Naatanen et al.，1989）。Inui 等人（2010）研究发现，简单的声音已经足够产生记忆痕迹，在颞上回（听觉皮质）产生独特的皮质反应。还有一些研究发现，音乐性刺激可以引发回声记忆过程（Koelsch，2011；Koelsch et al.，1999；Kubovy and Howard，1976）。

在区分两种不同音高模式的听觉（回声）记忆训练当中，可以发现脑电波模式的神经生理性改变，这与早期听觉感觉记忆有关（Atienza et al.，2002）。

在一个有关脑卒中患者的临床研究中，研究人员发现，每天听音乐或者听有声书促进了患者的回声记忆功能（Saerkaemoe et al.，2010）。

25.4 治疗机制

在听觉记忆加工过程的初始阶段，内耳将声波转换成一系列神经脉冲，这些神经脉冲代表了声学振动的基本特征，如频率（音高）、振幅（响度）和波形（在谐波频谱上的振动决定了音色）。人会将这些感觉数据全部整合在一起，变成一种声学反应，形成回声记忆。音乐是一种和声复杂的声音语言，具有丰富的声学波谱。音乐中的回声记忆由多个同时发声的振动模式组成，但是每类振动模式都具有不同的频率和振幅，最后，多种振动模式在感知上融合在一起。因此可以说，音乐创造了一个丰富的听觉环境，可以激活感觉存储，并且为回声记忆的形成提供知觉组织。

25.5　临床方案

25.5.1　治疗性音乐训练 1

由治疗师演唱或者播放一首录好的歌，并随机停止播放。治疗师可以问患者，在音乐停止前，他们听到的最后一个词语或者音素是什么。

25.5.2　治疗性音乐训练 2

治疗师重复练习 1，但在歌曲演唱或者播放的过程中，治疗师同时构建环境背景音作为干扰因素。

25.5.3　治疗性音乐训练 3

治疗师重复练习 1，但是治疗师可以在这里问患者，在音乐停止前，他们所听到的倒数第二个、倒数第三个、倒数第四个字词是什么。

25.5.4　治疗性音乐训练 4

治疗师在键盘或者带有音高的打击乐器上，交替弹奏两个在音高上相近的音。治疗师可以问患者，弹奏的这两个音是否相同。

25.5.5　治疗性音乐训练 5

治疗师随机弹奏一些音，或者直接弹奏一段熟悉的旋律，接着随机停止，并且让患者哼唱或者弹奏治疗师所弹的最后一个音符（或者最后两个、三个或四个音符）。

参考文献

Alain C, Woods D L, and Knight R T (1998). A distributed cortical network for auditory sensory memory in humans. *Brain Research*, *812*, 23-37.

Atienza M, Cantero JL, and Dominguez-Marin E (2002). The time course of neural changes underlying auditory perceptual learning. *Learning & Memory*, *9*, 138-150.

Baddeley A D, Eysenck M W, and Anderson M (2009). *Memory*. New York: Psychology Press.

Cowan N (1998). Evolving conceptions of memory storage, selective attention and their mutual constraints within the human information-processing system. *Psychological Bulletin*, *104*, 163-191.

Inui K et al. (2010). Echoic memory of a single pure tone indexed by change-related brain activity. *BMC Neuroscience*, *11*, 135.

Javitt D C et al. (1997). Impaired precision but normal retention of auditory sensory (echoic) memory information in schizophrenia. *Journal of Abnormal Psychology*, *106*, 315-324.

Koelsch S (2011). Toward a neural basis of music perception – a review and updated model. *Frontiers in Psychology*, *2*, 110.

Koelsch S, Schroeger E, and Tervaniemi M (1999). Superior pre-attentive auditory processing in musicians. *Neuroreport*, *10*, 1309-1313.

Kubovy M and Howard F P (1976). Persistence of a pitch-segregating echoic memory. *Journal of Experimental Psychology: Human Perception and Performance*, *2*, 531–537.

Naatanen R et al. (1989). Do event-related potentials reveal mechanisms of the auditory sensory memory in the human brain? *Neuroscience Letters*, *98*, 217-221.

Neisser U (1967). *Cognitive Psychology*. New York: Appleton-Century- Crofts.

Pekkonen E et al. (1994). Auditory sensory memory impairment in Alzheimer's disease: and event-related potential study. *Neuroreport*, *5*, 2537-2540.

Saerkaemoe T et al. (2010). Music and speech listening enhance the recovery of early sensory processing after stroke. *Journal of Cognitive Neuroscience*, *22*, 2716-2727.

Sperling G (1963). A model for visual memory tasks. *Human Factors*, *5*, 19-31.

（马存英　邵璇　译）

第 26 章
情绪记忆联合训练

Shannon K. de l'Etoile

26.1　定义

情绪记忆联合训练（associative mood and memory training，AMMT）是一种认知康复技术，这一技术使用音乐来强化记忆过程，包括三种方式：通过制造情绪协调的状态以促进回忆；通过激活情绪和记忆的联合网络以获取长期记忆；通过在编码和回忆过程中灌注积极情绪来增强学习和记忆功能（Gardiner，2005；Hurt-Thaut，2009；Thaut，2008）。在与情绪记忆联合训练相关的记忆过程中，编码所涉及的细节和信息在最初都是被体验过的，而其表现形式与信息如何存储在记忆中有关（Schwartz，2011a）。检索过程包括从长期记忆中恢复信息，并使其进入意识，以便在工作记忆中进行检查。各种类型的记忆都可以保存于长期存储中。内隐记忆包括自动化使用以及无须意识参与的信息和技能，例如，记住如何驾驶汽车（Lim and Alexander，2007）。外显记忆需要有意识地回忆信息和事件，这些记忆既可以是语义的，也可以是情节的。

语义记忆是关于世界的一般性知识，如事实、人物、原则和规则。情节记忆由个人经历的长期记忆组成，包括多年前发生的重大生活事件（例如，婚礼），或过去几小时内发生的不太重要的事件（例如，今早遛狗）（Lim and Alexander，2007；Schwartz，2011a）。知道自己第一个家的具体街道地址是一种自我参照的语义记忆，而记住发生在那一地址的重大事件，如家庭假日，则构成了情节记忆。自我参照的语义记忆和情节记忆共同组成了自传体记忆（Birren and Schroots，2006；Conway and Pearce，2000；Schwartz，2011a）。

通过促进彼时彼地的自我意识，自传体记忆能够带来生活的目的感和意义感，这些感受是构建日常活动和预测未来事件所必需的（Foster and Valentine，2001；O'Rourke et al.，2011）。因此，编码、保存和回忆自传体记忆的能力对其他认知功能来说至关重要，如计划和问题解决（Berry et al.，2010；Buijssen，2005）。情绪记忆联合训练的目标是通过回忆以前的自传体记忆并尽可能建立新的自传体记忆来改善患者的认知功能。

26.2 目标群体

最需要情绪记忆联合训练的临床人群包括神经性记忆障碍患者，以及需要回忆长期记忆以对生活进行部分回顾的个体。神经损伤之后出现的记忆障碍是一种普遍、持续且逐步恶化的问题（Glisky，2004）。这一缺陷通常是由大脑中与记忆功能有关的结构受损导致的，包括颞叶内侧、间脑、额叶和基底前脑。这些区域的损害可导致失忆，主要影响将新信息转换为情节记忆的编码过程，也可能干扰情节记忆和语义记忆的检索（Schwartz，2011b）。

在大脑受损后，顺行性遗忘限制了形成新记忆的能力，其程度可能从轻到重不等。如果脑损伤是永久性的，记忆丧失也是永久性的（Glisky，2004；Schwartz，2011b）。相反，逆行性遗忘损害的是对受伤前所发生事件和信息的回忆。受影响的时间段因患者的不同而有很大的差异，可能是几分钟也可能是几年。患者仍有可能学习新的信息，并且如果脑损伤不是永久性的，则逆行性遗忘的时长也将逐渐缩短（Schwartz，2011b）。更早期的记忆可能会首先恢复，更近的（发生时间与受伤更接近的）记忆会晚一些。一些患者还可能出现全面遗忘，即同时存在顺行性和逆行性记忆障碍。

遗忘症和其他情节记忆障碍可由脑外伤、肿瘤、脑卒中、多发性硬化症或神经认知障碍引起（Fischer，2001；Glisky，2004；Lim and Alexander，2007）。在所有记忆障碍中，最具破坏性的可能是神经认知障碍，这一疾病的特点是多重认知缺陷，包括注意力、语言、感知觉和记忆的退化（American Psychiatric Association，2000；Sweatt，2003）。神经认知障碍最常见的原因是阿尔茨海默病，但也可能与一般的医疗状况（例如，艾滋病）或其他神经系统疾病（例如，脑卒中或帕金森病）有关（American Psychiatric Association，2000；Robottom et al.，2010）。

神经认知障碍患者很难根据需要对信息进行编码，从而难以将短期记忆转变为长期记忆。因此，他们很难学习新材料，可能会忘记并难以回忆以前学到的信息（American Psychiatric Association，2000；Buijssen，2005）。在神经认知障碍的早期阶段，患者可能在回忆日常经验上出现问题，例如，对空间位置和新朋友名字的记忆（Sweatt，2003）。因此，他们可能会丢失重要的物品（例如，钱包、钥匙），或在熟悉的街区走丢。在神经认知障碍的末期，患者可能会表现出严重的记忆丧失，无法读写或看懂电影和电视节目。最终，患者变得语言不连贯，难以认出熟悉的人，可能会忘记自己的职业、生日或姓名（American Psychiatric Association，2000；Sweatt，2003）。

通常，老年人也可受益于情绪记忆联合训练，因为他们的记忆功能所需的大脑区域（如海马体、前额叶）在逐渐退化，导致功能性记忆障碍，包括编码能力弱，忽视无关信息的能力下降，难以保持注意力，以及加工速度的降低（Hoyer and Verhaeghen，2006；Schenkenberg and Miller，2000；Schwartz，2011c）。从 60 岁左右开始，老年人就可能出现回忆情节记忆和过去事件相关背景的困难，如记不清时间和地点（Berry et al.，2010；Hill and Backman，2000；Hoyer and Verhaeghen，2006；Sweatt，2003）。他们还可能出现学习和记忆新信息的障碍，包括名称、事件和空间细节（Hill and Backman，2000；Sweatt，2003）。

另一个适合情绪记忆联合训练的人群是终末期疾病的患者，他们本身可能没有记忆缺陷，但他们需要回顾自己的生活经历，并为即将到来的丧失进行哀悼（Connor，2009；Salmon，1993；Soltys，2007）。对于这些患者来说，回忆是生命回顾过程的一部分，他们可以借此识别有意义的模式并发现应对疾病的方法。

26.3　研究总结

已有的对情绪和记忆的研究明确支持了情绪记忆联合训练的两个重要概念。第一个概念是情绪 – 协调记忆，它适用于对符合个体当前情绪的信息进行编码或回忆（Eich and Schooler，2000；Schwartz，2011a）。例如，在积极的情绪中，个体更容易回忆起过去快乐的事。一个人也更可能关注具有积极情感效价的信息，因此这些细节也更有可能被储存在记忆中。

第二个概念是状态 – 依赖记忆，是指在特定状态下编码的材料在体验到相同的状态时，回忆效果会更好（Eich and Schooler，2000；Schwartz，2011a）。尤其是情节记忆，通常是在特定的时空背景（特定的时间和地点）以及个体当时的情绪背景下进行编码的（Schacter and Tulving，1994；Schwartz，2011a）。因此，"状态"既可以是物理位置、一天或一年中的某一时间，也可以是个体当时的情绪。当情绪的构成影响编码和回忆状态时，"情绪状态 – 依赖记忆"一词最为恰当。相应地，当回忆时的情绪与编码时的情绪相匹配时，记忆的检索会得到增强。

Bower（1981）通过记忆和情绪的联合网络理论进一步对这些概念进行了解释。人类的记忆由一个联合网络组成，在这个网络中，对事件的记录与描述事件的多种概念有关。例如，对某一事件的记忆（如某人的大学毕业典礼）在被存储的时候是与该事件的其他方面相联系的，例如，天气（如晴天）、地点（如大学校园的大礼堂）和参加活动的人（如家人、朋友和同学）。这些细节作为联合网络中的语义节点被建立起来，并彼此连接。

回忆这个事件需要网络的激活——这一过程与电气系统较为类似。特定节点的激活可以扩散到相关的概念或节点，最终实现对事件的回忆。例如，在一个晴天，个体可以经历"晴天"这一节点的激活。这种激活会扩散到邻近的节点，比如对大礼堂的记忆，或者上次在礼堂看到的同班同学。在相关节点被充分激活的情况下，关于大学毕业的完整记忆便得到了成功的回忆。

一个重要的人生事件，如大学毕业，很可能与某些情绪有关，如对未来的兴奋和忧虑，或是对一项重大成就的实现感到轻松和自豪。于是"大学毕业"事件在记忆中的存储便与这些情绪状态关联在了一起。情绪作为特定的记忆节点，与网络中其他概念的节点相连。当一个情绪节点的激活超过了一定的阈值，即使是在事件发生数年后，该刺激也会传递到相关的节点，从而进一步增强对事件的回忆。将一个情绪节点的激活与其他线索结合起来，很有可能提升网络的总激活水平，从而将对事件的回忆带入个体的意识层面。

Bower 的理论阐明了情绪在记忆回忆中的重要性，从而解释了情绪状态–依赖记忆的效应。研究人员进一步指出，当回忆中储存的事件能够引发相关的情绪，或者当情绪强烈到足以影响学习、记忆和注意力时，这一过程被称为情感灌注，情绪状态–依赖回忆便更容易发生（Bower and Forgas，2000；Eich and Schooler，2000；Forgas，1995）。从本质上说，当前的情绪可能会对编码和检索的信息产生情感偏差。因此，情绪状态–依赖效应很可能发生在强烈、稳定和真诚的情绪中，并且是情感灌注在编码和回忆过程中都很高的时候（Bower and Forgas，2000；Eich and Schooler，2000；Forgas，1995）。

26.3.1 音乐情绪引导

有很多不同的情绪引导技术，如催眠、成功/失败范式（如在电脑游戏中获胜或失败）和情绪姿势（如做面部表情或采取的身体姿势与某些情绪相一致）。其他技术还包括听悲伤的故事，阅读与愉快或悲伤的经历有关的自我参照陈述［（例如，费尔滕情绪引导程序（Velten mood induction procedure，VMIP）]，或者听音乐［例如，音乐情绪引导程序（musical mood induction procedures，MMIP）]（Albersnagel，1988；Bower，1981；Davies，1986；Eifert et al.，1988；Gerrards-Hesse et al.，1994；Martin，1990）。与费尔滕情绪引导程序相比，音乐情绪引导程序更可靠，效果也更好。

与费尔滕情绪引导程序相比，音乐情绪引导程序可以引发更强烈和持久的情绪变化（Albersnagel，1988），同时避免了特定的条件或性别差异（Clark and Teasdale，1985；de l'Etoile，2002；Pignatiello et al.，1986），其成功率也更高。费尔滕情绪引导程序只对60%的参与者有效（Clark，1983；de l'Etoile,2002；Gerrards-Hesse et al.，1994；Rachman，1981）。总的来说，音乐情绪引导程序可以为情绪状态–依赖效应带来充分的情绪，并且可以随着时间的推移反复引发同一个体情绪的意义转移（Eich and Schooler，2000；Hernandez et al.，2003）。

有效的音乐情绪引导程序包括主动地聆听音乐，并协力合作通过音乐来改变情绪。被动的音乐倾听通常并不能改变情绪状态或将情绪状态强化到基于情绪的记忆效应所需的程度。在音乐情绪引导程序中，研究者经常为参与者提供特定的指导，例如，"尝试确定这首曲子的情绪，并让自己进入那种情绪"或"进入音乐的感觉"（Clark and Teasdale，1985；de l'Etoile，2002；Hernandez et al.，2003）。其他的指导还包括"仔细聆听音乐，让自己沉浸在音乐的情绪中，并试着保持这种情绪"（Martin and Meta，1997）。在使用得当时，音乐情绪引导程序能够引发足够强的情绪来激活联合记忆网络，从而生成获取情绪 - 协调信息的通路，并促进情绪状态 - 依赖记忆的回忆（Thaut，2002）。

26.3.2 音乐情绪引导与情绪状态 - 依赖记忆

音乐情绪引导程序在普通人群和临床患者中都能产生情绪状态 - 依赖效应。在健康的成人中，音乐情绪引导程序可改善词语检索（de l'Etoile；2002；Thaut and de l'Etolie，1993）和对自传体记忆的回忆（Cady et al.，2008；Janata et al.，2007；Martin and Meta，1997）。无论是年轻人还是老年人，都会对与长期记忆检索有关的音乐表现出强烈的情绪反应（Alfredson et al.，2004；Knight et al.，2002；Schulkind et al.，1999）。老年人在很长的时间间隔后（例如，从还年轻时到现在）仍然能对音乐产生强烈的情绪反应，而且与年轻人相比，他们能在更长的记忆间隔后检索信息，这表明情绪对记忆的影响可能随着时间的推移而增强（Schulkind et al.，1999）。

对神经认知障碍患者来说，即使在疾病的后期，音乐记忆似乎仍然保存完整（Cuddy and Duffin，2005；Pickett and Moore，1991）。神经认知障碍患者在听过音乐后，对其自传体记忆的回忆显著好于在其他听觉条件下的回忆，如环境噪声或安静（Foster and Valentine，2001；Irish et al.，2006）。研究人员认为，音乐可能对患者的唤醒和注意力起到了调节作用，从而增强了回忆效果。神经认知障碍患者学习新歌曲的能力也好于学习新的语言材料（如诗歌），并能够长期保持对新学习的音乐的记忆（Pickett and Moore，1991；Samson et al.，2009）。研究人员解释说，音乐感知利用了广泛分布的皮质网络以及某些皮质下结构。对于阿尔茨海默病患者来说，在音乐加工过程中，较强的皮质区域可以支持和强化较弱的皮质区域（Cuddy and Duffin，2005）。此外，音乐感知所需的皮质下结构通常不受阿尔茨海默病恶化的影响。

26.4 治疗机制

脑成像技术为与音乐相关的情感和认知的相互作用提供了进一步证据。研究表明，对正性情感的体验涉及一个左侧回路，将皮质下边缘结构（如杏仁核和伏隔核）和背侧前额叶结构（包括左侧背外侧前额叶皮质和背侧前扣带回皮质）连接在一起（Ashby et al.，1999；Breiter et al.，2001；Dolan，2002；Whittle et al.，2006）。这些结构有着丰富的多巴胺受体，因此有奖励相关结构的作用。同时，负性情感反应是由皮质下边缘结构（包括杏仁核和腹侧前扣带回皮质）的激活引起的，这一过程与右半球结构（包括海马体、背侧前扣带回皮质和背外侧前额叶皮质）有关。杏仁核在创造和储存长期记忆的过程中起着重要作用，特别是那些具有高强度情感的记忆（Cahill et al.，1996；Dolan，2002）。

研究发现，在听音乐的过程中，这些结构同样会参与其中，尤其是在做出情绪判断或反应的时候。在以健康的年轻人群为样本的研究中，听音乐作为一种情感性的任务可以同时激活皮质下和皮质结构的相互连接网络，包括腹侧纹状体、伏隔核、杏仁核、岛叶、海马体、下丘脑、腹侧被盖区、前扣带回、眶额皮质和腹内侧前额叶皮质（Blood et al.，1999；Blood and Zatorre，2001，Brown et al.2004；Menon and Levitin，2005）。在对音乐的情绪反应中可以观察到一些神经活动的模式，这些模式在对其他能产生快感的刺激的反应中也会出现，包括食物、性活动和药物滥用（Bardo，1998；Berridge and Robinson，1998；Gardner and Vorel，1998）。因此，音乐加工所涉及的脑区通常都与情感体验相关，包括愉悦和奖赏，并可能引导出特定的情绪状态（Menon and Levitin，2005）。

在情感性音乐倾听任务中，被激活的多巴胺能中脑皮质边缘系统也可能在记忆功能中发挥作用（Ashby et al.，1999）。具体来说，多巴胺水平的增加强化了许多认知功能，包括警觉、信息加工速度、注意力和记忆（Schuck et al.，2002）。因此，情感音乐任务可以涉及那些将情感和认知过程连接在一起的区域，包括记忆（Blood et al.，1999；Brown et al.，2004；Menon and Levitin，2005）。

在一项研究中，包含情感判断的音乐任务会激活喙内侧前额叶皮质（rostral medial prefrontal cortex，RMPFC）（Janata，2005），这一结构还与音乐和自传体记忆检索相关任务有关（Platel et al.，2003）。在阿尔茨海默病的患者中，内侧前额叶皮质的喙侧和腹侧是最后萎缩的部分（Thompson et al.，2003）。因此，阿尔茨海默病患者可能仍然会对熟悉的音乐产生积极的反应（Janata，2005）。最后，喙内侧前额叶皮质可能是整合音乐和自传体记忆的关键区域。

研究人员已经对老年人和临床人群的情绪、音乐和记忆进行了探索。听自选的具有情感色彩的音乐会引发相关的回忆，此时老年人的右颞叶激活水平增加，从而揭示了连接音乐感知、情感反应和记忆的神经机制（Alfredson et al.，2004）。此外，癫痫和听觉失认症的患者在听音乐时会呈现与健康年轻人类似的大脑激活状态，并能对音乐进行欣赏和产生情绪的回应（Dellacherie et al.，2009；Matthews et al.，2009）。此外，与听有声读物或没有听任何材料相比，脑卒中患者在听到喜欢的音乐后，在语言记忆和集中注意力方面的认知恢复得到了显著增强（Sarkamo et al.，2008）。与其他两组患者相比，听音乐组的患者表现出更少的抑郁和困惑情绪。研究人员得出结论，认知的改善似乎受到每天听音乐所产生的积极情绪的调节作用。

总而言之，在对音乐的情绪反应中，被激活的大脑结构也参与了奖赏和愉悦回路，因此音乐是情绪引导的适合刺激。此外，用于集中听音乐的大脑区域也与情感和认知活动的任务有关，例如，回忆具有高水平情绪唤起的记忆。作为一种非常显著的情绪刺激，音乐似乎激活了一个以杏仁核为基础的神经网络，该神经网络在情感刺激的加工过程中起着重要的作用（Thaut，2010）。使用音乐激活这一网络为认知活动提供了一个情感背景，并增强了记忆内容的情感性。这些科学机制支持了利用音乐来引导情绪，从而促进情绪 – 协调记忆的回忆和情绪状态 – 依赖记忆的检索。

26.5　临床方案

情绪记忆联合训练包括使用音乐来引导一种特定的情绪状态，这种情绪状态与长期记忆中储存的材料有关，特别是与自我和过去经历有关的自传体记忆。通过聚焦于听音乐，患者体验到情绪的变化，或当前情绪的强化，这会激活相关联的记忆网络，创造通往过去信息或事件记忆的路径。因此，情绪记忆联合训练是一种进行回忆或生命回顾的方法。

根据定义，回忆是一系列与过去有关的内容，包括事件、思想和情感（Bulechek et al.，2008；Soltys，2007）。在进行系统化加工时，回忆演变成对生命的回顾，其中对自传体记忆的回忆可以用来维持或获取应对策略，并做出面向未来的重要决定（Garland and Garland，2001a；Soltys，2007）。

对于遗忘症或其他阵发性记忆障碍的患者来说，生命回顾可能是有益的；对于那些生命即将走到尽头并且需要纵观自己生活经历的人来说，无论他的年龄多大，生命回顾同样是一个可被推荐的方式（Butler，1963；Haight and Burnside，1993；Koffman，2000；Kunz，2002；Stinson，2009；Walker and Adamek，2008）。

在生命周期发展理论的基础上，可以对生命回顾进行更好的定位（Garland and Garland，2001a；Giblin，2011）。根据 Erikson（1959）的理论，人格和自我感觉是按阶段发展的，每一阶段都有必须被重视并解决的特定冲突。老年阶段或邻近死亡时所经历的是绝望与完善感的冲突，涉及在感觉后悔和痛苦以及接受自己所做的决定和所过生活之间的挣扎（Erikson，1997）。生命回顾有助于解决这一冲突，从而有效地适应衰老或晚期疾病（Birren and Schroots，2006；Garland and Garland，2001b；Koffman，2000；Middleton and Edwards，1990；O'Rourke et al.，2011；Soltys，2007）。

生命回顾可能不适合存在严重智力障碍或有强迫性思维模式并且总是以非创造性的方式聚焦于负面事件的个体（Garland and Garland，2001b）。此外，一些神经认知障碍患者可能有回忆的能力，但由于时间定向的困难，他们可能难以将过去的事件与现在相关联。对这些患者来说，回忆过去的事件本身就足以作为一个治疗目标，而获得对现在和未来事件的领悟也许是难以实现的。

26.5.1　音乐选择指南

在为情绪记忆联合训练选择音乐时，临床医师应考虑患者的人口统计学特征。老年人更喜欢他们年轻时流行的音乐，并且更可能对这些音乐产生强烈的情绪反应（Bartlett and Snelus，1980；Gibbons，1977；Hanser et al.，2011；Jonas，1991；Lathom et al.，1982；Schulkind et al.，1999）。来自这一时期的记忆从属于身份认同相关的事件，包括具有高度情感特性的故事性事件，对这些事件的回忆是十分生动的并且更加频繁（Birren and Schroots，2006；Rubin et al.，1998）。此外，大多数老年人倾向于记住积极的事件而不是消极的事件；老年女性更有可能回忆起与家庭和健康有关的记忆，老年男性则会回忆起更多与工作有关的记忆。神经认知障碍患者对发病前经历的生活事件以及具有高度情绪唤起的重大生活事件有更好的回忆（Buijssen，2005）。

另一个需要考虑的因素是患者对音乐的熟悉程度。在特定的情况下，一段音乐可能与其他语义概念和情感一起存储在一个联合网络中（Krumhansl，2002）。例如，《欢乐颂》可能是患者在婚礼上选用的音乐，这是一个重要的生活事件，很可能与强烈的情绪有关。在之后的时间听到这段音乐会激活患者的联合网络，包括对婚礼当天的记忆。与此同时，来自婚礼的情感作为存在于同一网络中的节点也会被激活。这两个强大的线索结合起来会激活额外的节点，使患者回忆起婚礼当天活动的具体细节。与特定的事件相对，那些与更平常的时间段相关联的熟悉乐曲也会以几乎相同的方式引发有效的回忆（Krumhansl，2002）。

相比之下，患者不一定需要了解特定的音乐片段，即可以产生导致记忆检索的情绪反应（Janata et al.，2007）。如果患者能够识别与音乐相关的艺术家、风格和流派，或者能够将音乐置于某种文化或历史的背景中，这些线索通常足以引导出与过去事件记忆相关的情绪（J.

Goelz，私人交流，2012.1.31；Janata et al.，2007）。举例来说，患者可能对 Frank Sinatra 在 20 世纪 50 年代的成名歌曲有强烈的偏好。虽然在同一时期，Sinatra 的作品不是太流行，辨识度也不是很高，但当听到他的作品时，患者仍然会认出这首曲子是 Sinatra 风格的，并因此体验到足以引发回忆的情绪反应。即使没有这样的音乐风格线索，任何给定的音乐作品都有其本身的情感特质，均可以成功引导出情绪（Krumhansl，2002）。

26.5.2　情绪记忆联合训练会谈计划和实施指南

临床医师应谨慎考虑会谈的形式和频率。对一些患者来说，参与团体形式的会谈可以促进治疗性的情绪改变和记忆回忆（Suzuki，1998）。此外，认识到自己与其他团体成员有着相似的经历，可以促进参与者共同的身份认同感或归属感，这会进一步增强有效应对和决策所需的自我感（Birren and Schroots，2006；Cheston and Bender，1999；Middleton and Edwards，1990）。然而，在神经认知障碍晚期，个体治疗的效果可能会更好。在治疗中，治疗师与患者进行一对一的交流，有着更密切的身体接触（Pickett and Moore，1991）。会谈的频率较为密集更有助于达到良好的治疗效果，比如，每天 1 次或每周至少 2~3 次。

在音乐的呈现上，临床医师应首先确定对每个患者有重要意义的生活事件和时间段（如大学、婚姻、家庭和职业等）（Grocke and Wigram，2007），然后选择与这些事件及其情绪相关的音乐。在单次会谈内或多次会谈中，音乐应按照生活事件的时间顺序进行匹配排序。由于自传体记忆倾向于按照与最初发生时相同的顺序进行组织，所以当检索线索与此时间顺序相对应时，回忆会更高效（Anderson and Conway，1997）。音乐可以通过设备播放，也可以现场演奏，然后患者可以听并跟着唱（Grocke and Wigram，2007）。至于播放录音和现场演奏要如何选择，最重要的考虑标准是其有效引导情绪的能力。

临床医师在进行音乐演示之前，应鼓励患者积极专注地倾听，以便音乐情绪引导的发生。有助益的指导语包括："让自己进入音乐的情绪中""找出这首曲子的情绪，把自己放在那种情绪中"或者"与那种情绪待在一起"。此外，患者可能会想到与音乐情绪相匹配的事件（Eich and Schooler，2000）。患者并不需要为音乐贴上某个情感标签，为音乐的情感解释留一个开放式结尾会让患者产生更多有意义的主观反应，这些反应可能会超出治疗师的预期。

在听音乐的过程中，临床医师应对患者的情感反应进行不时地监控，并在音乐结束后提供一段反思性的沉默时间（Grocke and Wigram，2007）。然后，治疗师可以采用以下方式帮助患者将他们对音乐的反应过程用语言表达出来（改编自 S. de l'Etoile 的讲座，2011.3.1；J.Goelz，私人沟通，2012.1.31；Grocke and Wigram，2007；Thaut，1999）。

26.5.2.1　第 1 级：定向

以下问题或指导语旨在引导患者定向于他们刚才听到或唱起的音乐，从而确定其对音乐的现实感受和注意力。示例包括：

> 这首歌是关于什么内容的？
>
> 有些什么歌词？
>
> 你喜欢这首歌吗？
>
> 你觉得这位演唱者或作曲家怎么样？

26.5.2.2　第 2 级：回忆

以下问题或指导语旨在引导患者表达他们对歌曲的情感反应，以及相关的个人经历（例如，回忆）。示例包括：

> 当你听 / 唱这首歌的时候，有什么感觉？
>
> 当你在听的时候，脑海中浮现出了什么样的想法或画面？
>
> 这首歌让你想起了什么？
>
> 听了这首歌，你现在在想什么？

26.5.2.3　第 3 级：应用

治疗师帮助患者明确他们记忆的意义，并将这些内容应用到他们当前的生活状况中。患者可能会检索到有价值的领悟，回忆起他们是如何处理特定危机的，或者从以前的成就中获得满足感。回忆这些信息不仅有助于改善患者的记忆功能，而且能使他们根据需要应对当前的困难并完成老年期的发展任务。示例包括：

> 在那段时间，你生命中最有意义的是什么？
>
> 关于那件事，你觉得最困难（或最令人高兴）的是什么？
>
> 从那次经历中，你学到了什么？
>
> 如果今天有人遇到同样的状况，你会给出什么建议？

这些问题应根据每位患者的具体需求进行相应的调整，但重点仍然是要反映由音乐激发的情绪和想法。

　　语言交流的过程必须根据每位患者的领悟力和现实感定向进行相应的调整。如果患者在这些方面存在困难，那么第 1 级和第 2 级的问题可能就足够了，进入第 3 级可能会带来困难和困惑。此外，如果患者不能用语言表达被激发的记忆，那么其家庭成员可以分享自己的回忆和情感，特别是涉及患者的部分。

26.5.3　情绪记忆联合训练的临床实例

　　下面的案例演示了情绪记忆联合训练如何用于有记忆回忆缺陷的患者。

案例报告

　　海伦是一位年长的女性，丧偶，由于多次脑卒中而患有血管性神经认知障碍。她的成年子女主述，她现在需要更多的监管。因为她在附近散步的时候会迷路，而且好几次在做完饭的时候忘记关火。海伦目前加入了一个成人日托项目，这个项目会在工作日提供膳食和结构化的活动。在晚上和周末，她会与女儿及女婿住在一起，接受他们的照顾。在海伦的神经认知障碍发展到晚期之前，她需要有机会对人生进行意义性的回顾。

　　音乐治疗师确定海伦出生于 1947 年，在 20 世纪 60 年代中后期成年。因此，治疗师选择了当时流行的情歌来帮助海伦回忆她年轻时与恋爱有关的记忆。这样的关系代表着重要的生活事件，并且很可能伴随着高强度的情绪。因此，包含着这些经历的联合记忆网络可能会被音乐引导的情绪所激活。

　　治疗师首先弹奏吉他，并演唱了 1968 年 The Foundations 乐团演唱的流行歌曲《让我振作起来，女孩》（ *Build Me Up Buttercup* ）。海伦被鼓励跟着唱，并确定歌曲的情绪。尽管这首歌有许多乐观的属性（如大调、快节奏、吸引人的流行风格），但歌词描绘的是一种因为重要他人不断违背承诺而带来的挫败感。在唱完这首歌之后，治疗师引导海伦进行了如下语言交流。

第 1 级：定向

- 这首歌中提到的昵称是什么？
- 歌手想对"buttercup（女孩）"说什么？
- 这首歌的情绪是怎样的？

第 2 级：回忆

- 你什么时候有过同样的感受？
- 跟我说说（那段时间、那个人）。

第 3 级：应用

- 约会的时候，你觉得（那个人）怎么样？
- 如果有人遇到了类似的约会经历，你现在会给她什么样的建议？

在当次或随后的会谈中，治疗师播放了歌曲《甜蜜的卡罗琳》(*Sweet Caroline*) 的录音，这是 Neil Diamond 在 1969 年唱红的一首歌。治疗师鼓励海伦专注于歌曲的情绪，并思考与情绪相匹配的事件。这首歌曲同样表现出一种积极的情绪，副歌的主旋律配有浓厚的管乐并伴随着振奋人心的和声，令人难忘。播放歌曲后，治疗师进行了评论并向海伦提问：

第 1 级：定向

- 我在这首歌里听到了另一个昵称。那是什么？
- 我在想，也许你能告诉我唱这首歌的人是谁。
- Neil Diamond 对"卡罗琳"说了什么？
- 你觉得 Neil Diamond 在说这些话的时候有什么样的感受？

第 2 级：回忆

- 听完这首歌，你现在感觉怎么样？
- 带着这种感觉，你的脑海中浮现出了什么样的画面或想法？

第 3 级：应用

- 在那段时间，对你来说，什么是生命中重要的东西？

随后，治疗师弹奏键盘并演唱了《我有了你，宝贝》(*I Got You Babe*)，这是流行组合 Sonny 和 Cher 在 1965 年高居流行歌曲排行榜榜首的成名曲。通过器乐的编排、不断重复的副歌以及描绘支持和爱的关系的歌词，这首歌表现了一种欢快、乐观的情绪。

第 1 级：定向

- 我想我在这首歌里听到了另一个昵称。那是什么？
- 歌词里有一句"我有了你，宝贝 (I got you, babe)"，你觉得这句歌词是什么意思？你有什么想法？

第 2 级：回忆

- 被称为"宝贝"或其他昵称会让你有什么感觉？例如，当你的男朋友 / 丈夫用一个特别的称呼叫你时，你会有什么感觉？

- 跟我说说你给男朋友 / 丈夫起的昵称。

- 是什么让那个人对你来说很特别？

第 3 级：应用

- 拥有男朋友 / 丈夫，最美好的部分是什么？

- 最糟糕的部分是什么？

- 在关系中，你最看重的是什么？

参考文献

Albersnagel, F. A. (1988). Velten and musical mood induction procedures: a comparison with accessibility of thought associations. *Behavior Research and Therapy, 26,* 79-96.

Alfredson, B. B., Risberg, J., Hagberg, B., and Gustafson, L. (2004). Right temporal lobe activation when listening to emotionally significant music. *Applied Neuropsychology, 11,*161-166.

American Psychiatric Association (2000). Delirium, dementia, and amnestic and other cognitive disorders. In: *Diagnostic and Statistical Manual of Mental Disorders,* 4th edition, text revision. Washington, DC: American Psychiatric Association, pp. 135-180.

Anderson, S. J. and Conway, M. A. (1997). Representation of autobiographical memories. In: M. A. Conway (ed.) *Cognitive Models of Memory.* Cambridge, MA: MIT Press, pp. 217-246.

Ashby, F. G., Isen, A. M., and Tur ken, A. U. (1999). A neuropsychological theory of positive affect and its influence on cognition. *Psychological Review, 106,* 529-550.

Bardo, M. T. (1998). Neuropharmacological mechanisms of drug reward: beyond dopamine in the nucleus accumbens. *Critical Reviews in Neurobiology, 12,* 37-67.

Bartlett, J. C. and Snelus, P. (1980). Lifespan memory for popular songs. *American Journal of Psychology, 93,* 551-560.

Berridge, K. C. and Robinson, T. E. (1998). What is the role of dopamine in reward: hedonic impact, reward learning, or incentive salience? *Brain Research Review, 28,* 309-369.

Berry, J. et al. (2010). Memory aging: deficits, beliefs, and interventions. In: J. Cavanaugh and K. Cavanaugh (eds). *Aging in America. Volume I. Psychological aspects.* Oxford, UK: Praeger Perspectives, pp. 255-299.

Birren, J. E. and Schroots, J. J. F. (2006). Autobiographical memory and the narrative self over the life span. In: J. E. Birren and K. W. Schaie (eds) *Handbook of the Psychology of Aging*, 6th edition. New York: Academic Press, pp.

477-498.

Blood, A. J. and Zatorre, R. J. (2001). Intensely pleasurable responses to music correlate with activity in brain regions implicated in reward and emotion. *Proceedings of the National Academy of Sciences of the USA*, *98*, 11818-11823.

Blood, A. J., Zatorre, R. J., Bermudez, P., and Evans, A. C. (1999). Emotional responses to pleasant and unpleasant music correlate with activity in paralimbic brain regions. *Nature Neuroscience*, *2*, 382-287.

Bower, G. H. (1981). Mood and memory. *American Psychologist*, *36*, 129-148.

Bower, G. H. and Forgas, J. P. (2000). Affect, memory, and social cognition. In: E. Eich et al. (eds) *Cognition and Emotion*. New York: Oxford University Press, pp. 87-168.

Breiter, H. C. et al. (2001). Functional imaging of neural responses to expectancy and experience of monetary gains and losses. *Neuron*, *30*, 619-639.

Brown, S., Martinez, M. J., and Parsons, L. M. (2004). Passive music listening spontaneously engages limbic and paralimbic systems. *Neuroreport*, *15*, 2033-2037.

Buijssen, H. (2005). The simple logic behind dementia. In: *The Simplicity of Dementia: a guide for family and carers*. London: Jessica Kingsley Publishers, pp. 21-50.

Bulechek, G., Butcher, H., and Dochterman, J. (2008). Reminiscence therapy. In: G. Bulechek, H. Butcher, and J. Dochterman (eds). *Nursing Intervention Classification (NIC)*, 5th edition. St Louis, MO: Mosby-Elsevier, pp. 608-609.

Butler, R. N. (1963). The life review: an interpretation of reminiscence in old age. *Psychiatry Journal for the Study of Interpersonal Processes*, *26*, 65-76.

Cady, E. T., Harris, R. J., and Knappenberger, J. B. (2008). Using music to cue autobiographical memories of different lifetime periods. *Psychology of Music*, *36*, 157-178.

Cahill, L., Haier, R. J., and Fallon, J. (1996). Amygdala activity at encoding correlated with long-term, free recall of emotional information. *Proceedings of the National Academy of Sciences of the USA*, *93*, 8016-8021.

Cheston, R. and Bender, M. (1999). Managing the process of loss. In: *Understanding Dementia: the man with the worried eyes*. London: Jessica Kingsley Publishers, pp. 168-187.

Clark, D. M. (1983). On the induction of depressed mood in the laboratory: evaluation and comparison of the Velten and musical procedures. *Advances in Behavior Research and Therapy*, *5*, 27-49.

Clark, D. M. and Teasdale, J. D. (1985). Constraints on the effects of mood on memory. *Journal of Personality and Social Psychology*, *48*,1595-1608.

Connor, S. R. (2009). Psychological and spiritual care. In: *Hospice and Palliative Care: the essential guide,* 2nd edition. New York: Routledge, pp. 55-73.

Conway, M. A. and Pleydell-Pearce, C. W. (2000). The construction of autobiographical memories in the self-memory system. *Psychological Review*, *107*, 261-288.

Cuddy, L. L. and Duffin, J. (2005). Music, memory, and Alzheimers disease: is music recognition spared in dementia, and how can it be assessed? *Medical Hypotheses*, *64*, 229-235.

Davies, G. (1986). Context effects on episodic memory: a review. *Cahiers de Psychologic Cognitive*, *6*, 157-174.

de l'Etoile, S. K. (2002). The effect of a musical mood induction procedure on mood state-dependent word retrieval.

*Journal of Music Therapy, 39,*145-160.

Dellacherie, D. et al. (2009). The birth of musical emotion: a depth electrode case study in a human subject with epilepsy. *Annals of the New York Academy of Sciences, 1169,* 336-341.

Dolan, R. J. (2002). Emotion, cognition, and behavior. *Science, 298,* 1191-1194.

Eich, E. and Schooler, J. W. (2000). Cognition/emotion interactions. In: E. Eich et al. (eds) *Cognition and Emotion.* New York: Oxford University Press, pp. 3-29.

Eifert, G. H., Craill, L., Carey, E., and O'Connor, C. (1988). Affect modification through evaluative conditioning with music. *Behavior Research and Therapy, 26,* 321-330.

Erikson, E. H. (1959). Growth and crises of the healthy personality. In: *Psychological Issues: identity and the life cycle. Volume 1.* New York: International Universities Press, Inc., pp. 50-100.

Erikson, E. H. (1997). Major stages in psychosocial development. In: *The Life Cycle Completed: extended version.* New York: W. W. Norton & Company, pp. 55-82.

Fischer, J. S. (2001). Cognitive impairment in multiple sclerosis. In: S. D. Cook (ed.) *Handbook of Multiple Sclerosis,* 3rd edition. New York: Marcel Dekker, Inc. pp. 233-255.

Forgas, J. P. (1995). Mood and judgment: the affect infusion model (AIM). *Psychological Bulletin, 117,* 39-66.

Foster, N. A. and Valentine, E. R. (2001). The effect of auditory stimulation on autobiographical recall in dementia. *Experimental Aging Research, 27,* 215-228.

Gardiner, J. C. (2005). Neurologic music therapy in cognitive rehabilitation. In: M. H. Thaut (ed.) *Rhythm, Music, and the Brain: scientific foundations and clinical applications.* New York: Routledge, pp. 179-202.

Gardner, E. L. and Vorel, S. R. (1998). Cannabinoid transmission and reward-related events. *Neurobiology of Disease, 5,* 502-533.

Garland, J. and Garland, C. (2001a). Review in context. In: *Life Review in Health and Social Care: a practitioners guide.* Philadelphia, PA: Brunner-Routledge, pp. 3-26.

Garland, J. and Garland, C. (2001b). Why review? In: *Life Review in Health and Social Care: a practitioners guide.* Philadelphia, PA: Brunner-Routledge, pp. 27-45.

Gerrards-Hesse, A., Spies, K., and Hesse, F. W. (1994). Experimental inductions of emotional states and their effectiveness: a review. *British Journal of Psychology, 85,* 55-78.

Gibbons, A. C. (1977). Popular music preferences of elderly people. *Journal of Music Therapy, 14,* 180-189.

Giblin, J. C. (2011). Successful aging: choosing wisdom over despair. *Journal of Psychosocial Nursing, 49,* 23-26.

Glisky, E. L. (2004). Disorders of memory. In: J. Ponsford (ed.) *Cognitive and Behavioral Rehabilitation: from neurobiology to clinical practice.* New York: Guilford Press, pp. 100-128.

Grocke, D. and Wigram, T. (2007). Song lyric discussion, reminiscence, and life review. In: *Receptive Methods in Music Therapy: techniques and clinical applications for music therapy clinicians, educators, and students.* London: Jessica Kingsley Publishers, pp. 157-178.

Haight, B. and Burnside, I. (1993). Reminiscence and life review: explaining the difference. *Archives of Psychiatric Nursing, 7,* 91-98.

Hanser, S. B., Butterfield-Whitcomb, J., Kawata, M., and Collins, B. (2011). Home-based music strategies with individuals who have dementia and their family caregivers. *Journal of Music Therapy*, *48*, 2-27.

Hernandez, S., Vander Wai, J. S., and Spring, B. (2003). A negative mood induction procedure with efficacy across repeated administrations in women. *Journal of Psychopathology and Behavioral Assessment*, *25*, 49-55.

Hill, R. and Backman, L. (2000). Theoretical and methodological issues in memory training. In: R. Hill, L. Backman, and A. S. Neely (eds) *Cognitive Rehabilitation in Old Age*. New York: Oxford University Press, pp. 23-41.

Hoyer, W. J. and Verhaeghen, P. (2006). Memory aging. In: J. E. Birren and K. W. Schaie (eds) *Handbook of the Psychology of Aging*, 6 th edition. New York: Academic Press, pp. 209-232.

Hurt-Thaut, C. (2009). Clinical practice in music therapy. In: S. Hallam, I. Cross, and M. Thaut (eds) *The Oxford Handbook of Music Psychology*. Oxford: Oxford University Press, pp. 503-514.

Irish, M. et al. (2006). Investigating the enhancing effect of music on autobiographical memory in mild Alzheimers disease. *Dementia and Geriatric Cognitive Disorders*, *22*, 108-120.

Janata, P. (2005). Brain networks that track musical structure. *Annals of the New York Academy of Sciences*, *1060*, 111-124.

Janata, P., Tomic, S. T., and Rakowski, S. K. (2007). Characterization of music-evoked autobiographical memories. *Memory, 15,* 845-860.

Jonas, J. L. (1991). Preferences of elderly music listeners residing in nursing homes for art music, traditional jazz, popular music of today, and country music. *Journal of Music Therapy*, *28*, 149-160.

Knight, B. G., Maines, M. L., and Robinson, G. S. (2002). The effects of sad mood on memory in older adults: a test of the mood congruence effect. *Psychology and Aging*, *17*, 653-661.

Koffman, S. D. (2000). Introduction. In: *Structured Reminiscence and Gestalt Life Review*. New York: Garland Publishing, Inc. pp. 3-14.

Krumhansl, C. L. (2002). Music: a link between cognition and emotion. *Current Directions in Psychological Science*, *11*, 45-50.

Kunz, J. A. (2002). Integrating reminiscence and life review techniques with brief, cognitive behavioral therapy. In: J. D. Webster and B. K. Haight (eds) *Critical Advances in Reminiscence Work: from theory to application*. New York: Springer Publishing Company, pp. 275-288.

Lathom, W. B., Petersen, M., and Havlicek, L. (1982). Musical preferences of older people attending nutritional sites. *Educational Gerontology*, *8*, 155-165.

Lim, C. and Alexander, M. P. (2007). Disorders of episodic memory. In: O. Godefroy and J. Bogousslavsky (eds) *The Behavioral and Cognitive Neurology of Stroke*. New York: Cambridge University Press, pp. 407-430.

Martin, M. (1990). On the induction of mood. *Clinical Psychology Review*, *10*, 669-697.

Martin, M. A. and Metha, A. (1997). Recall of early childhood memories through musical mood induction. *The Arts in Psychotherapy*, *24*, 447-454.

Matthews, B. R. et al. (2009). Pleasurable emotional response to music: a case of neurodegenerative generalized auditory agnosia. *Neurocase, 15,* 248-259.

Menon, V. and Levitin, D. J. (2005). The rewards of music listening: response and physiological connectivity of the mesolimbic system. *NeuroImage*, *28*, 175-184.

Middleton, D. and Edwards, D. (1990). Conversational remembering: a social psychological approach. In: D. Middleton and D. Edwards (eds) *Collective Remembering*. London: Sage. pp. 23-45.

O'Rourke, N., Cappeliez, P., and Claxton, A. (2011). Functions of reminiscence and the psychological well-being of young-old and older adults over time. *Aging & Mental Healthy*, *15*, 272-281.

Pignatiello, M. F., Camp, C. J., and Rasar, L. (1986). Musical mood induction: an alternative to the Velten technique. *Journal of Abnormal Psychology*, *95*, 295-297.

Platel, H. et al. (2003). Semantic and episodic memory of music are subserved by distinct neural networks. *NeuroImage*, *20*, 244-256.

Prickett, A. C. and Moore, R. S. (1991). The use of music to aid memory of Alzheimers patients. *Journal of Music Therapy*, *28*, 101-110.

Rachman, S. (1981). The primacy of affect: some theoretical implications. *Behavior Research and Therapy*, *19*, 279-290.

Robottom, B. J., Shulman, L. M., and Weiner, W. J. (2010). Parkinson disease. In: W. J. Weiner, C. G. Goetz, R. K. Shin, and S. L. Lewis (eds) *Neurology for the Non-Neurologist*, 6 th edition. New York: Lippincott Williams & Wilkins, pp. 222-240.

Rubin, D. C., Rahhal, T. A., and Poon, L. W. (1998). Things learned in early adulthood are remembered best. *Memory & Cognition*, *26*, 3-19.

Salmon, D. (1993). Music and emotion in palliative care. *Journal of Palliative Care*, *9*, 48-52.

Samson, S., Dellacherie, D., and Platel, H. (2009). Emotional power of music in patients with memory disorders: clinical implications of cognitive neuroscience. *Annals of the New York Academy of Sciences*, *1169*, 245-255.

Sarkamo, T. et al. (2008). Music listening enhances cognitive recovery and mood after middle cerebral artery stroke. *Brain*, *131*, 866-876.

Schacter, D. L. and Tulving, E. (1994). What are the memory systems of 1994? In: D. L. Schacter and Tulving (eds) *Memory Systems 1994*. Cambridge, MA: MIT Press, pp. 1-38.

Schenkenberg, T. and Miller, P. J. (2000). Issues in the clinical evaluation of suspected dementia. In: R. D. Hill, L. Backman, and A. S. Neely (eds) *Cognitive Rehabilitation in Old Age*. New York: Oxford University Press, pp. 207-223.

Schiick, S. et al. (2002). Psychomotor and cognitive effects of piribedil, a dopamine agonist, in young healthy volunteers. *Fundamental & Clinical Pharmacology*, *16*, 57-65.

Schulkind, M. D., Hennis, L. K., and Rubin, D. C. (1999). Music, emotion, and autobiographical memory: they re playing your song. *Memory and Cognition*, *27*, 948-955.

Schwartz, B. L. (2011a). Episodic memory. In: *Memory: foundations and applications*. London: Sage, pp. 87-121.

Schwartz, B. L. (2011b). Memory disorders. In: *Memory: foundations and applications*. London: Sage, pp. 289-321.

Schwartz, B. L. (2011c). Memory in older adults. In: *Memory: foundations and applications*. London: Sage. pp. 351-375.

Soltys, F. G. (2007). Reminiscence, grief, loss, and end of life. In: J. A Kunz and F. G. Soltys (eds) *Transformational Reminiscence: life story work*. New York: Springer Publishing, pp. 197-214.

Stinson, C. K. (2009). Structured group reminiscence: an intervention for older adults. *Journal of Continuing Education in*

Nursing, *40*, 521-528.

Suzuki, A. I. (1998). The effects of music therapy on mood and congruent memory of elderly adults with depressive symptoms. *Music Therapy Perspectives*, *16*, 75-80.

Sweatt, J. D. (2003). Aging-related memory disorders: Alzheimers disease. In: *Mechanisms of Memory*. New York: Academic Press, pp. 337-365.

Thaut, M. H. (1999). Appendix: A session structure for music psychotherapy. In: W. B. Davis, K. E. Gfeller, and M. H. Thaut (eds) *An Introduction to Music Therapy: theory and practice*, 2nd edition. New York: McGraw-Hill Higher Education, pp. 339-341.

Thaut, M. H. (2002). Toward a cognition-affect model in neuropsychiatric music therapy. In: R. F. Unkefer and M. H. Thaut (eds) *Music Therapy in the Treatment of Adults with Mental Disorders: theoretical bases and clinical interventions*, 2nd edn. St Louis, MO: MMB Music, Inc. pp. 86-103.

Thaut, M. H. (2010). Neurologic music therapy in cognitive rehabilitation. *Music Perception*, *27*, 281-285.

Thaut, M. H. and de l'Etoile, S. K. (1993). The effects of music on mood state-dependent recall. *Journal of Music Therapy*, *30*, 70-80.

Thaut, M. H., Thaut, C., and LaGasse, B. (2008). Music therapy in neurologic rehabilitation. In: W. B. Davis, K. E. Gfeller, and M. H. Thaut (eds) *An Introduction to Music Therapy: theory and practice*, 3rd edn. Silver Spring, MD: American Music Therapy Association, pp. 261-304.

Thompson, P. M. et al. (2003). Dynamics of gray matter loss in Alzheimers disease. *Journal of Neuroscience*, *23*, 994-1005.

Walker, J. and Adamek, M. (2008). Music therapy in hospice and palliative care. In: W. B. Davis, K. E. Gfeller, and M. H. Thaut (eds) *An Introduction to Music Therapy: theory and practice*, 3rd edn. Silver Spring, MD: American Music Therapy Association, pp. 343-364.

Whittle, S., Allen, N. B., Lubman, D. L, and Yucel, M. (2006). The neurobiological basis of temperament: towards a better understanding of psychopathology. *Neuroscience and Biobehavioral Reviews*, *30*, 511-525.

（张晋茹　洪晔　译）

第 27 章
音乐心理社会性训练与咨询

Barbara L. Wheeler

27.1　定义

音乐心理社会性训练与咨询（music in psychosocial training and counseling，MPC）这一技术最初被称为音乐心理治疗咨询（music psychotherapy counseling），此前被描述为：

> "（通过使用）引导音乐聆听、音乐角色扮演、表达式即兴演奏、作曲练习等音乐表现形式，来改善情绪控制、情感表达、认知连贯性、现实定向和社交互动等方面的问题，提高心理社会性功能。这些技术是从情感修正模型、情绪和记忆的联想网络理论、社会学习理论、经典和操作性条件反射理论以及基于 iso 原则[①]的情绪矢量化等模型发展而来的（Thaut，2005，p.197)。"

近期，为了能够更好地描述这项神经音乐治疗学技术，我们将其名称改为了"音乐心理社会性训练与咨询"。本章将对音乐心理社会性训练与咨询技术的应用方式进行详细介绍与拓展。

音乐心理社会性训练与咨询侧重于心理社会性训练，是神经音乐治疗学体系中不可或缺的一个组成部分。在涉及心理治疗的层面时，治疗师可能会使用一些被描述为"音乐活动"或是"以活动为导向的支持性音乐治疗"的技术（Houghton et al.，2002；Wheeler，1983），其中的许多技术可能适用于因神经系统问题而导致认知情感功能受损的人。治疗师也可能采用一些被归类为"以再教育为目标的领悟音乐疗法"或是"以再教育、领悟和过程为导向的

[①]　iso 原则，也有译为爱索原则，源自希腊语，由希腊哲学家亚里士多德提出。它是一种将音乐与患者的情绪相匹配，然后逐渐改变以影响所需要的情绪状态的技巧。——译者注

音乐治疗技术"（Houghton et al.，2002；Wheeler，1983）。然而，由于这种类型的治疗方法涉及大量的语言使用，因此对特定类型的脑损伤或损伤达到一定程度的人群并不适用。同样，此类治疗方法也不适合那些因为认知缺陷而导致与领悟相关的功能（例如，自我监控、记忆、学习新材料的能力，或上述功能的任意组合）受损的人。一些特定类型的脑损伤，比如额叶损伤，也可能成为使用领悟导向疗法的禁忌证。

音乐心理社会性训练与咨询可以利用任何基于音乐的方法来帮助有神经系统问题的人改善心理社会性功能。音乐心理社会性训练与咨询采用了"（多种）音乐表现形式，来改善情绪控制、情感表达、认知连贯性、现实定向和社交互动等方面的问题，提高心理社会性功能"（Thaut，2005，p.197）。图 27.1 展示了使用音乐即兴演奏进行音乐心理社会性训练与咨询时的场景。

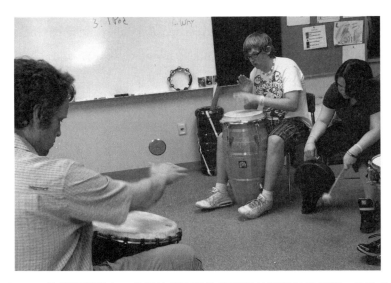

图 27.1 Glen Helgeson 是教育学硕士、美国注册音乐治疗师和神经音乐治疗师。图为他带领学生在明尼苏达州乔丹城的 **MRVSEC**① 绿洲项目中进行团体音乐即兴演奏的场景。在这里，使用音乐心理社会性训练与咨询技术的目标是：通过团体音乐即兴演奏，令来访者学会适当地遵循指导、倾听他人的意见，并能够在同伴面前冒险尝试新的乐器。

根据来访者的需求和治疗师自身接受过的培训与所掌握的技能，音乐心理社会性训练与咨询的治疗过程可以聚焦于心理社会性功能的训练、心理咨询或两者的结合。虽然对音乐治疗师的培训中包括音乐心理社会性训练与咨询，但培训出的技能并不足以应对深度的心理咨

---

① 美国明尼苏达州的一个教育合作项目的缩写，全称为 Minnesota River Valley Sp. Ed. Coop.。——译者注

询。一部分音乐治疗师或许已经掌握了心理咨询的技术，因此在进行音乐心理社会性训练与咨询时，可以将重点放在心理咨询上。而对另一部分治疗师来说，由于他们并没有接受过足够的培训，也没有帮助来访者深度发掘问题的经验，因此不应该尝试提供像心理咨询这样的更"深层"的服务。

关于如何为脑损伤患者提供心理治疗，Prigatano（1999，pp. 219-220）为治疗师们提供了一些非常实际的建议。这些建议也同样能够帮助治疗师更好地运用音乐心理社会性训练与咨询，因此我在这里将它们列出（并进行了一些修改）。

1. 循序渐进。
2. 在患者面前，把自己的身份定义为一个顾问，而不是一个治愈者、领导或家长。
3. 要反复地帮助患者加深其对现实的客观判断力。
4. 认识到人的行为是复杂的，认识到有意识或无意识的种种因素都可能导致一个特定的行为。要把一个人的行为看作以其过去的经验为依据，为了适应现在而持续进行的尝试。
5. 聚焦于现在，但同时要理解患者的过去是如何影响其行为的。
6. 帮助患者认识到康复的时间限制，并帮助其意识到，必须在康复中采用一个目标明确的、能解决问题的方式。这一环节的目的是帮助患者独立于治疗师。
7. 以缓和、诚实和同情的方式来处理患者的误解和愤怒的爆发[1]、不适当的行为、焦虑以及抑郁。
8. 听从荣格的告诫：如果人们能够以某种特定的方式思考，他们可能在相当大的程度上也会感觉更好。
9. 帮助患者在有脑损伤的情况下建立意义感，与自己的疾病和平共处。

音乐心理社会性训练与咨询的主要目标可以大致分为情感识别和情绪表达、心境控制、社交能力和自我觉知。关于这些目标领域的详细信息，本章剩余的部分将进行介绍。

27.2　目标群体

音乐心理社会性训练与咨询通常用于有以下诊断和问题的人。

- 自闭症和自闭症谱系障碍。
- 脑外伤或脑卒中。目标是使者适应自己身体状态的变化，冷静地面对缺陷。

- 其他神经系统疾病（如帕金森病）。目标是使患者适应自己身体状态的变化，冷静地面对缺陷。
- 老年人和认知障碍患者。目标是使患者能够应对认知功能和身体机能的下降，包括由丧失感引发的情绪反应，并尽可能长时间地保持功能。
- 由脑外伤、脑卒中或其他问题引起的继发性抑郁症，也同样适用于那些仅患有抑郁症（作为独立的精神病诊断，而不是由脑损伤引起的）的患者。

音乐心理社会性训练与咨询的潜在禁忌证包括有额叶损伤或创伤后失忆症的神经行为障碍的人群，因为这些问题通常会使这部分患者无法从领悟导向的疗法中获益。

27.3　治疗机制

27.3.1　情感识别和情绪表达

多年来，人们一直提倡使用音乐和其他一些比文字更直接的方法来表达情绪。Zwerling（1979）提出，包括音乐在内的艺术形式具有独特的能力，能够激发行为、思想和记忆中的情绪成分，引发情绪反应。因而，当想要在治疗中促进情绪加工时，这些艺术形式便会成为强有力的治疗刺激物。一些情绪可能会有意识或无意识地依附于不良行为，从而阻碍更具适应能力的健康行为的发展。恐惧、创伤或丧失感等情绪体验也时有可能出现，并干扰正常行为。当上述情况发生时，我们就需要在治疗中进行情绪处理。

上述观点也适用于音乐治疗。Thaut 指出，"（像音乐这样）具有独特的品质、能够（更好地）唤起情绪并影响心境状态的方法和刺激物"（Thaut，1989a，pp.55-56），可以对传统的语言和行为干预形成补充。因为音乐可以作用于大脑中的情感或动机系统，影响并调整情感状态，还可以从更全面的角度探究患者的认知与感知、情绪状态以及行为组织（Thaut and Wheeler，2010）。

音乐对情感变化产生积极作用的机制是什么呢？ Thaut 和 Wheeler（Thaut，1989a，2002；Thaut and Wheeler，2010）在此前所著的文章中提出了一个为精神疾病音乐治疗而开发的模型，并提出了以下假设：由三个交互的反应系统所组成的"情感评价反应（affective-evaluative response）"，是音乐情绪反应的核心。这三个交互的反应系统包括：（1）初级情感反应（Zajonc，1984）或初级评价（Lazarus，1984）；（2）由初级情感反应而来、用于查明刺激物的质量和意义的认知阐述；（3）差别性的神经生理唤醒反应。治疗性音乐体验主要涉及三种治疗效果：（1）为治疗假期而设计的音乐训练；（2）以音乐感知中固有的情感特质对治疗过程中相关的情绪素材进行加工；（3）音乐情绪引导，用以访问治疗中所期望的联想记忆网络，从而使与情绪一致的认知信息更容易获得。因此，包括言语加工在内的特定的临床音乐治疗技术可以作为一种训练体验。在这种体验中，音乐引导的情感变化会驱动与治疗目标相关的认知、情感和行为进行改变（Thaut and Wheeler，2010）。

27.3.2　心境控制

神经系统存在障碍的人可能在生活的各个方面都存在心境控制的问题。有些人可能患有抑郁症——这或许与他们的神经系统问题直接相关，也可能是在神经系统问题出现之前就存在的一个长期问题。紧张和焦虑也可能与心境有关。

认知再定向（de l'Etoile，1992；Thaut，1989a）或许有助于患者控制心境，或对心境障碍进行处理。积极的情感体验可能有助于个体在治疗中顺从于认知变化。音乐可以帮助治疗师围绕来访者的情感或动机主题和个人价值来组织治疗体验，并可以引导来访者重新思考个人问题、改变对他人的看法、学习新的应对技能、审阅重要的生活经历、处理恐惧和设定新的目标（Gfeller，2002）。

对认知再定向中治疗体验的一种解释是基于情绪和记忆的联想网络理论（Bower，1981）。该理论认为，当一个事件或信息被存储在记忆中时，会与该事件中同时发生的其他因素建立联系，然后作为节点存储在记忆中。当有刺激物进入时，对这些事件的记忆就会被激活。

一位来访者可以通过想象来象征性地重新构建一个对其造成困难的生活情境。音乐会帮助来访者从记忆中提取图像，同时基于联想记忆网络的运行帮助来访者在想象的过程中提取有关特定生活情景的心境或情绪因素。

音乐心理社会性训练与咨询可以提供改变或诱导出期望达到的心境的方法。这些心境状态可能会对抑郁、亢奋、焦虑、休息、放松、动机、激活水平及能量水平产生直接影响。音乐具有缓解抑郁情绪的能力，而且当患有神经损伤的人开始了解所发生的事情及其对他们生活的影响时，音乐也可对其抑郁情绪发挥作用。

27.3.3　社交能力和自我觉知

Sears（1968）和 Zwerling（1979）的著作都谈到了音乐体验的社会性质。Sears 认为，音乐提供了"与他人建立连接的体验"（Sears，1968，p.41），而 Zwerling 谈到了创造性艺术疗法中的"内在的社会角色或基于现实的角色"（Zwerling，1979，p.844）。

Bandura 的社会学习理论（Bandura，1977）和社会认知理论（Bandura，1986）认为，人

们通过观察他人的行为和这些行为的结果进行学习。自我效能感是社会认知理论的核心概念，它假定人们在很大程度上是根据对自身能力的信念来决定自身的行为表现的。人们若想拥有Bandura 所指的那种自我调节的能力，自我效能感是其中至关重要的因素。

Thaut（2002）指出，大多数精神康复都与行为的社会方面有关。由于许多治疗性的音乐训练方法为社会学习提供了机会，一位音乐治疗师可以制定恰当的策略来激发社会行为。在音乐心理社会性训练与咨询治疗的结构中，参与者可以表现出一些特有的惯常行为，而其中一些行为可能是对社会常态适应不良的。这时就需要对此进行反思并制订计划来改变它们，并鼓励来访者尝试更具适应性的行为。类似的方法也可以用于有神经系统问题的人，但首先需要确定他们的领悟和学习能力是无损的。此外，由于情感变化被视为某些类型的行为改变的先决条件，我们也建议在治疗中建立更直接的情感变化步骤，以此促进行为的改变。

自闭症和自闭症谱系障碍的患者很难自行调节其唤醒水平（Bachevalier and Loveland，2006；Gomez，2005；National Autism Center，2009，p.39）。音乐心理社会性训练与咨询练习可以帮助这一部分患者关注自己的身体状态，并利用这种意识来促进改变或调节他们的唤醒水平，将其带入一种更具适应能力的状态。

27.4　研究总结

27.4.1　情感识别和情绪表达

音乐唤起和改变情绪反应的能力早已被记录在案。Hodges（1996）以及 Hodges 和 Sebald（2011）对有关音乐情感 – 情绪反应的文献进行了分析和概述，并提供了证据表明：（1）音乐能够唤起情绪和心境反应，也包括情绪高峰体验；（2）音乐可以改变听众的心境；（3）由音乐引发的情绪和情感反应伴随生理变化；（4）最终呈现的情感反应也受到现有心境、音乐偏好、文化期望和唤醒需求等因素的影响（Thaut，2002）。

认知反应和生理反应对情绪的加工都很重要，关于这两者如何结合和排列的模型有很多。其中一个是 Mandler（1984）的模型，他认为，自主神经系统的生理性唤醒会先于情绪反应发生，这是由基于感知觉 – 运动机制的预期模式被中断引起的。当一些意想不到的事情发生时，生理性的唤醒会作为一个警报信号而被触发，用以寻找这种中断发生的理由。在这个过程中，也会同时产生一种特定的情绪体验。这种情绪体验的特性是由对触发了唤醒状态的状况的认识和理解来定义的。另一个模型则是由 Huron（Hodges and Sebald，2011；Huron，2006）提出的 ITPRA［Imagination-Tension-Prediction-Response-Appraisal（想象 – 紧张 – 预测 – 反应 –

评估）〕预期理论。这个模型涵盖了特定事件发生前的两个反应（想象和紧张），以及事件发生后的三个反应（预测、反应和评估）。（评估的发生需要假设该个体有能力进行自我监控，了解客观存在的环境素材并进行领悟，且能够进行整合。对某些脑损伤患者来说，这种能力可能是受损的。）

皮质结构（与大脑皮质相关）和皮质下结构都参与了对音乐的情绪加工。Preretz（2010）指出，包括眶额皮质、颞上回皮质和前扣带回皮质在内的皮质结构中的激活经常与音乐情感相关。

皮质下结构中的大脑边缘系统在音乐和情绪的加工中起重要作用。一些 PET 成像研究（Blood et al.，1999；Blood and Zatorre，2001）发现，当人们的生理和心理反应强度提升，或当他们在音乐中体验到"战栗感"时，大脑的血液流量会随之改变，腹侧纹状体区（包含伏隔核，与奖赏系统有关）的激活程度会提升（尤其是在音乐家身上），而杏仁核的激活程度会减弱。

许多皮质和皮质下区域也参与了对音乐的情绪反应（详见 Damasio，1994；LeDoux，1996）。Peretz（2010）对相关研究进行了总结，这些研究表明，对音乐的情绪反应发生在皮质下结构中，并报告了伏隔核对音乐的反应（Brown et al.，2004；Koelsch et al.，2006；Menon and Levitin，2005；Mitterschiffthaler et al.，2007）。由于伏隔核通常会被高奖赏性或高激励性的重要刺激所激活，所以可以推断，音乐的刺激似乎会直接通往与一级强化物相关的皮质下结构。杏仁核也可以被恐怖音乐激活（Gosselin et al.，2005，2007），这表明音乐在诱发皮质下结构所介导的情感反应方面，可能与食物、药物和面部表情一样有效。

有证据表明，神经递质的释放或许也会影响对音乐的情绪反应。Menon 和 Levitin（2005）发现，在听到令人愉悦的音乐时，多巴胺的释放与脑内两个区域的反应呈现一定关联。这两个区域分别是伏隔核与腹侧被盖区，均与奖赏系统相关。Evers 和 Suhr（2000）发现，在聆听不愉快的音乐时，5– 羟色胺（又名血清素，一种与满足感相关的神经递质）的释放增加。关于更多音乐与生物化学反应的研究，可参见 Hodges（2010，pp. 287-288）在其所著章节中的详尽列表。

音乐可以引起各种各样的情绪。这些既可以是特定的情绪（Gabrielsso and Juslin，1996；Krumhansl，1997；Peretz，2001），也可能是情绪状态（Gendolla and Krusken，2001；Gomez and Danuser，2004；Khalfa et al.，2002）。

音乐的其他方面也能够唤起情绪反应。Salimpoor 等人（2009）发现，愉悦程度和情绪唤醒之间存在很强的正相关关系，并且表明愉悦感对于体验情绪唤醒是必要的。Kreutz 等人（2008）发现，器乐可以有效地诱导成人听众的基本情绪。Baumgartner 等人（2006）研究了视觉和音乐刺激对大脑加工的影响，并发现音乐可以增强由带有情感色彩的图片所诱发的情绪体验。

Juslin 和 Västfjäll（2008）提出了六种潜在的音乐诱发情绪的机制，并认为这些推断或许有助于推动这一领域的研究。这些机制包括脑干反射、评价性条件反射、情绪传染、视觉表象、情景记忆和音乐预期。

一些研究表明，尽管自闭症患者经常难以理解人们对于情绪的语言和非语言方面的表达，但他们可以理解音乐中简单和复杂的情绪（Molnar Szakacs and Heaton，2012）。这或许意味着音乐可以帮助他们加工和表达情绪。

27.4.2　心境控制

音乐能影响认知和相关行为，也能诱发心境。研究发现，高昂的情绪能帮助人们消除令人烦扰的、多余的认知（Sutherland et al.，1982），音乐引起的抑郁情绪则与精神运动发育迟缓有关（Clark and Teasdale，1985；Pignatiello et al.，1986；Teasdale and Spencer，1984）。心境影响着积极或消极认知的可及性（Albersnagel，1988；Clark and Teasdale，1985），而诱导出的心境状态会影响个人对过去和未来任务成功率的估计（Teasdale and Spenser，1984）。音乐的情绪引导可以帮助患者更轻易地获得积极认知，因此，音乐可以支持对抑郁症的认知治疗（Clark，1983；Sutherland et al.，1982；Teasdale，1983）。

音乐可以引起情感反应并影响治疗相关行为。许多研究记录了"快乐"和"悲伤"的音乐在引发健康参与者低落或高昂情绪状态方面的有效性。诸多研究者，包括 Albersnagel（1988）、Clark（1983）、Clark 和 Teasdale（1985）以及 Sutherland 等人（1982），都曾报告称，当使用音乐诱发心境时，参与者达到了预定的心境变化标准，并且比使用口头方式诱发时有更高的主观心境评分（Velten，1968）。

有关音乐对抑郁症效果的研究为音乐可能会给情感反应产生积极影响这一点提供了初步证据。在 Maratos 等人（2008）发表的柯克兰系统性回顾中，所包括的四项研究均发现被随机分配到音乐治疗组的个体的抑郁症状有更大程度的减轻（Chen，1992；Hanser and Thompson，1994；Hendricks，2001；Radulovic et al.，1997），尽管另一项研究（Zerhusen，1995）没有发现这种变化。

人们发现，音乐可以减轻抑郁。Scheiby（1999）展示了一个支持性音乐心理治疗的案例研究，其中包括 4 位患有神经认知障碍及抑郁症的患者，他们都经历过神经损伤。Nayak 等人（2000）发现，音乐让脑卒中和脑外伤患者的心境呈现改善的趋势。Magee 和 Davidson（2002）发现，音乐治疗，包括短期干预，有助于改善各类神经障碍患者的心境状态。

Eslinger 等人（1993）发现，根据家庭成员和朋友的报告，脑损伤患者的情绪共情程度表现出显著改善。Purdie 等人（1997）发现，长期住院的脑卒中患者，在接受音乐治疗 12 周后，表现出了比未接受音乐治疗的患者更轻的抑郁和焦虑。Cross 等人（1984）发现，根据治疗后的情绪测量，患者在音乐治疗过程开始后，展现了较低的焦虑水平。Pacchetti 等人（1998，2000）发现，帕金森病患者的情绪功能有所改善。"为快乐而歌唱（Sing for Joy）"（Magee，in press）是一个由使用者主导的探索项目，旨在探索集体歌唱对帕金森病患者、其他慢性病患者及其照护者的影响。该项目结果发现，在集体歌唱的体验之后，他们的精力和恐惧感有了统计学意义上的显著改善。

Sarkamo 等人（2008）对 54 名脑卒中患者进行了随机对照试验。在接受常规护理的同时，研究者让这些患者在 2 个月内每天听自选的音乐，或自选有声读物，或进入对照组。结果显示，音乐组在言语记忆和集中性注意等方面的改善显著多于其他两组。音乐组也比对照组经历了更少的抑郁和心智混乱。一项后续研究（Sarkamo et al.，2010）发现，聆听音乐或有声读物的人都展现了积极的效果。

Purdie（1997）和 Gilbertson（2005）对音乐治疗在神经系统疾病患者中的应用研究进行了综述，其中包括本章集中讨论的心境控制、社交能力和自我觉知等方面。Bradt 等人也进行了柯克兰系统性回顾（Bradt et al.，2010），但是以这些领域为重点的研究没能符合入选标准。Eslinger 等人（1993）的发现依然悬而未决。

27.4.3　社交能力和自我觉知

Teasdale 和 Spencer（1984）的研究表明，比起非抑郁的对照组，抑郁的个体在回顾实验任务并进行估算时，估算成功率更低。一些对正常参与者的情绪进行操纵的研究持续发现，与高昂的情绪相比，参与者在抑郁状态下对积极记忆的回溯减少，而对消极记忆的回溯增加（Bower，1981；Teasdale，1983；Teasdale and Taylor，1981）。部分研究者认为，负面网络的激活增强了患者对负面内容的关注，从而令他们的消极感知持续（Lyubomirsky and Nolen-Hoeksema，1993；Nolen-Hoeksema，1991）。

研究支持音乐在治疗中的情感 – 社会功能。由于需要团体参与和合作，音乐活动的结构可以将人们聚集在一起（Anshel and Kipper，1988）。Thaut（1989b）报告了音乐团体治疗对于监狱中患有精神病的囚犯的效果，包括使他们之间的敌对减少，而团体合作的相关行为增多。Goldberg 等人（1988）发现，比起言语心理治疗，音乐治疗组的患者产生了更多的情绪反应，且他们之间有更多的治疗性互动。Henderson（1983）发现，音乐治疗对青少年精神病患者的音乐情绪觉察、群体凝聚力和自尊皆有积极影响。其中一些积极影响可能发生在某次团体治疗当中，如图 27.2 所示，学生们正在进行音乐即兴演奏。音乐治疗在帮助脑损伤患者恢复社交功能、提高自我觉知和自我概念方面具有积极作用，经常受到认可。支持这方面应用的文献有一大部分是案例描述。在 Baumann 等人（2007）编著的有关音乐治疗应用的德文汇编中，我们可以找到许多干预的来源，包括有关身份认同、自我认知和自尊方面的参考资料。

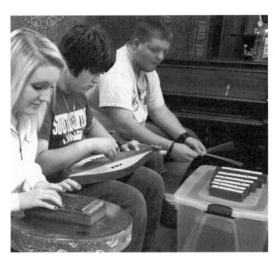

图 27.2 明尼苏达州乔丹城的 MRVSEC 绿洲项目的学生参加团体音乐即兴演奏。音乐心理社会性训练与咨询的目标是期望他们能够参与团体即兴演奏，恰当地跟随指令，聆听他人，并能在同龄人面前承担尝试新乐器的风险。本次治疗的治疗师是 Glen Helgeson。

部分研究也支持音乐治疗对患有脑损伤或其他神经问题的患者的社交能力和自我觉知的积极影响。Barker 和 Brunk（1991）发现，在一个为期 1 年的团体中，大多数参与者从被动角色转变为领导者角色。Nayak 等人（2000）发现，比起没有接受音乐治疗的人，接受音乐治疗的患者更能够参与到他们的康复计划中，且更具社交互动性。Magee（1999）发现，多发性硬化症患者通过演唱歌曲和演奏乐器来监测他们的疾病和身体机能。自我概念的转变和身份认同增强构建了他们与能力、控制力、独立性和技能方面相关的感觉，这一点在参与者数据当中有所体现。

27.5 临床方案

以下方案可能会引出一些对接受神经音乐治疗的人有帮助的口头材料、见解和行为。这些经验很有效，且治疗师应该谨慎对待被引出的材料，而不是在超出治疗师的能力水平或来访者的功能水平的情况下，进行太深入的探索。我们先前讨论过的治疗层级（Houghton et al., 2002；Wheeler，1983）就是为了这个目的而建立的，旨在帮助音乐治疗师在符合自身能力的层级上为来访者提供恰当的服务。

还应强调的是，最为重要的是治疗师与来访者的关系，以及音乐在这种关系中是如何起作用的。读者应在此背景下解读本章列出的技术建议。这些技术建议本身并不能成为帮助人们的独立方法，而是必须在建立治疗关系的背景下谨慎使用。

关于本章所述的干预措施还应指出一点，即治疗师必须根据来访者的功能水平进行抉择并调整，以满足来访者的需求。需要考虑的因素包括诊断、处理能力、每次治疗间取得的进展、发育年龄和生理年龄、个人偏好和文化。这里介绍的大多数干预措施都可以针对儿童或成人进行调整，且所有技术都必须是个体化的。

27.5.1　情感和心境

主动式和接受式治疗性音乐训练可用于促进对情绪的"感受"体验、情绪识别、情绪表达、理解他人的情绪交流，以及对自身情绪行为的合成、控制和调节（Thaut and Wheeler, 2010）。

27.5.1.1　情绪渐变

目标技能或领域：情绪的识别和表达。

年龄组：成人或青少年；较为简单的模式也适用于儿童。

治疗模式：团体。

所需设备：一系列简单的打击乐器和旋律乐器。

步骤：

1. 让团体成员围坐成一圈。
2. 每个参与者选择一种乐器，来表达一种情绪。
3. 治疗师亲自或指导所有参与者按照顺序进行即兴演奏，来依次描绘情绪状态的变化（从1到5），其中1表示非常悲伤，3表示中立，5表示非常高兴。
4. 每个人演奏一种特定的情绪，并练习根据前后之人的情绪状态（从1到5）来进行演奏和/或调节。
5. 现在将同样的活动反向进行（从5到1），以展示和练习情绪控制。

6. 可以尝试用 ABACAD 的曲式，其中每一个字母代表一种独特的情感，让参与者交替表达情感。

图 27.3 显示了使用音乐心理社会性训练与咨询进行即兴演奏的培训课程。

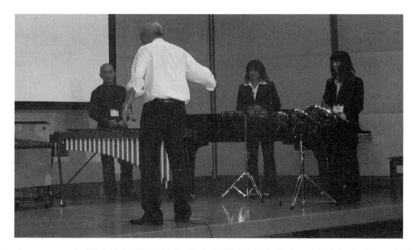

图 27.3 Michael H. Thaut 带领日本学员根据特定主题进行即兴演奏，演示如何使用乐器和音乐元素来表现非音乐主题或语境。

27.5.1.2 唤醒渐变

唤醒渐变可用于提供与上述情绪渐变不同的焦点。

目标技能或领域：觉知和唤醒水平的表达。

年龄组：成人或青少年；较为简单的模式也适用于儿童。

治疗模式：团体。

所需设备：一系列简单的打击乐器和旋律乐器。

步骤：

1. 让团体成员围坐成一圈。
2. 每个参与者选择一种乐器，来表达一种唤醒水平。
3. 治疗师亲自或指导所有参与者按照顺序进行即兴演奏，来依次描绘唤醒水平的变化（从 1 到 5）。其中 1 表示沉着或平静，5 表示坐立不安。
4. 每个人演奏一种特定的唤醒水平，并练习根据前后其他人的唤醒水平（从 1 到 5）来进行演奏和 / 或调节。

5. 现在将同样的活动反向进行（从 5 到 1），来展示和练习唤醒控制。

27.5.1.3　唤醒调节

目标技能或领域：改变唤醒过度或唤醒不足的状态。以上情况很有可能发生在自闭症和自闭症谱系障碍患者身上。

年龄组：所有年龄段。

治疗模式：团体或个人。

所需设备：手鼓或节奏棒。

步骤：

1. （如果在团体中进行）让团体成员围坐成一圈。
2. 让个体或团体成员选择一种乐器，来表达他们的唤醒水平。
3. 治疗师亲自或者指导个体参与者或团体成员进行即兴演奏，描绘他们当前的唤醒水平。
4. 治疗师和个体参与者或团体成员用从 1 到 5 的分值来标记他们当前的唤醒状态，其中 1 分表示唤醒不足，5 分表示唤醒过度。
5. 个体或团体成员使用他们的乐器来提高对自身唤醒水平的觉知，并对其进行调整（也就是说，将他们的唤醒水平调高或调低，以达到一个更具功能性的状态）。
6. 如果个体或团体成员无法自我调节，治疗师可以帮助他们进行唤醒状态的调整。治疗师可以先演奏他们所展示的节奏，然后逐步改变节奏，从而将参与者的唤醒水平向上或向下调节至一个更实用的状态。
7. 如有必要，可以与个体或团体成员对此体验进行讨论。

附加信息：在 Magee 等人（2011）发表的论文中，案例 6 是一位有创伤后失忆症的男性。在此案例中，治疗师使用了吉他伴奏且现场演唱熟悉音乐，治疗目标是减少急躁，并增强定向力。作者提道：

> "研究认为，熟悉的音乐会引发最佳的唤醒状态，而不是最大限度的唤醒（Baker，2002，2009；Soto et al.，2009），而患者不喜欢的音乐可能会造成唤醒过度。脑成像研究证据指出，与唤醒水平相关的神经网络会被患者所偏好的音乐激活（Soto et al.，2009）。"（Magee et al.，p.11）

27.5.1.4　处理愤怒

目标技能或领域：愤怒管理。

年龄组：成人或青少年；较为简单的模式也适用于儿童。

治疗模式：团体。

所需设备：手鼓或节奏棒。

步骤：

1. 让团体成员围坐成一圈。

2. 给每人分发一个手鼓，然后团体成员通过在鼓上共享同一个节奏来进行热身。

3. 让团体进行讨论，如何用鼓声来表达愤怒。

4. 每个参与者都有机会用鼓声表达愤怒的情绪。

5. 治疗师坐在那位正在表达愤怒的人的对面，帮助他处理愤怒。具体步骤如下：

    a. 鼓励参与者在鼓上表达强烈的愤怒；

    b. 治疗师用自己的鼓声与参与者所表达的愤怒相匹配；

    c. 治疗师逐渐让自己的鼓声变得安静且放松，从而引领参与者用一种更平静的方式敲鼓。

6. 让每位参与者都有机会与另一位团体成员结对，用鼓声表达愤怒，并让他们的同伴匹配其愤怒的表达，最后使之平静下来。

7. 每位参与者都有机会帮助另一个人从愤怒情绪中缓和过来。

8. 在每个人都有机会参与之后，带领团体对这个练习进行讨论，同时讨论它在日常愤怒体验中的应用。

27.5.1.5　通过击鼓进行共情

目标技能或领域：共情。

年龄组：成人或青少年；较为简单的模式也适用于儿童。

治疗模式：团体。

所需设备：鼓类乐器。

步骤：

1. 让团体成员围坐成一圈，让每个人都有打鼓的空间。

2. 解释此练习的目的。

3. 每个团体参与者选择一种乐器。

4. 治疗师通过演奏乐器向团体其他成员表达一种情绪。需注意将面部表情的变化保持在最低限度，以便尽可能多地通过音乐传递情绪。

5. 要求每个团体成员陈述治疗师所描绘的情绪或体验。

6. 每个团体成员都可以向其他成员表达一种情绪或体验，然后让团体猜一猜被描绘的是什么。

27.5.1.6　心境变化的即兴演奏

目标技能或领域：想要改变的心境。

年龄组：成人或儿童。

治疗模式：个人或团体。

所需设备：一系列简单的节奏乐器和旋律乐器。

步骤：

1. 让团体成员围坐成一圈（如果是团体），并给每个人留出演奏乐器的空间。

2. 每个参与者选择一种乐器，来表达一种情绪。

3. 团体成员讨论他们当前的心境，以及心境上怎样的变化会让他们感觉更好。

4. 根据第 3 步的讨论，所有参与者开始即兴演奏，目标是将当前心境调整到一个更积极的状态。

5. 即兴演奏后，可以让参与者对其体验进行讨论。

27.5.1.7　音乐情绪引导（引导性音乐聆听）

这项技术可以用于激活联想心境和记忆网络，以指向特定的记忆通道，并有机会激发积极的思维与情绪网络（例如，在抑郁症的治疗中）。

目标技能或领域：抑郁、悲伤。

年龄组：成人或青少年；较为简单的模式也适用于儿童；参与者必须至少具有最低水平的语言理解能力。

治疗模式：个人或团体。

所需设备：能传递各种心境的录制音乐；也可选用乐器进行即兴演奏。

步骤：

1. 治疗师选择能帮助抑郁的参与者获得更多积极想法的音乐。

2. 治疗师播放此音乐（现场演奏或录音）。

3. 治疗师和参与者讨论参与者对此音乐的反应；根据理论，这些想法可能比之前更积极。

4. 在获得了更多积极的想法之后，可以运用音乐来引导参与者讨论一些被认为有帮助和相关的话题（可以由参与者或治疗师提出）；这可以是口头形式的，也可以选用额外的音乐或即兴演奏进行感觉上的加工。

这种方法被称为通过联想网络理论进行认知再定向或情绪记忆联合训练。

27.5.1.8　情绪引导和诱导（使用 iso 原则）

这是对音乐情绪引导技术的一种改编。

目标技能或领域：心境。

年龄组：成人或青少年；较为简单的模式也适用于儿童；参与者必须至少具有最低水平的语言理解能力。

治疗模式：个人或团体。

所需设备：能传递一系列心境的录音音乐。

步骤：

1. 选用与参与者心境相匹配的音乐，可以是他们识别出的心境，也可以是治疗师识别出的情绪。音乐可以是现场演奏的，也可以播放录音；可以预先创作，也可以即兴创作。

2. 在逐渐改变音乐的同时保持着对参与者心境的觉察。其目的是通过改变音乐来改变心境，使参与者的心境逐步进入更好或更具适应性的状态。

适应性调整：参与者可以用数字音乐播放器或者 CD 来创建自己的放松音乐播放列表。这对那些容易陷入情绪运用困难的自闭症来访者非常有帮助。当他们知道某个情况可能会让自己产生特定的负面情绪甚至是爆发式情绪反应时，就可以使用它。这种方法在他们陷入消极情绪状态时尤为有效，能够帮助他们从这种状态转变为中性反应。对于功能更高的参与者来说，创建自己的播放列表或 CD、听音乐、识别自己对各种音乐样本的躯体反应，并将这些反应转译为感觉方面的词或标签，是非常重要的。这一步对于自闭症和有类似障碍的患者来说是必要的，因为这些个体的感觉加工较为不同，因而需要帮助他们提高对躯体反应的觉知，然后将这些与特定的情绪状态联系起来。对于功能较低或年纪较小的参与者来说，由治疗师口头识别情绪状态是有帮助的。

27.5.2 社交能力和自我觉知

许多治疗方法为社交学习提供了机会。在"情感修正"模型中，音乐心理社会性训练与咨询练习可以为治疗中的社交体验提供两种独特的贡献。首先，音乐心理社会性训练与咨询练习中用到了情感激发材料（基于音乐的体验）、从而围绕社交互动中的情感或动机体验来组织社交行为（Zwerling，1979）。其次，音乐心理社会性训练与咨询练习强调在积极的情绪环境中，通过演奏来体验式地练习和学习社交技能（Thaut，2002）。那些在社交场合有困难的个体，可能会被这些活动鼓舞，从而对社交环境产生兴趣。

27.5.2.1 互动和沟通

目标技能或领域：互动或沟通。

年龄组：成人或青少年；较为简单的模式也适用于儿童。

治疗模式：个人或团体。

所需设备：各种打击乐器。

步骤：

1. 让团体成员围坐成一圈，让每个人都有足够的空间演奏乐器。
2. 每个参与者选择一样乐器，来表达非言语信息。
3. 让两个团体成员面对面；一个发起，另一个接收。
4. 发起者用乐器开始一段音乐对话，接收者进行回应。持续进行这段对话直到他们准备结束。
5. 完成后，让这对参与者讨论在这个过程中发生了什么，以及感觉如何。
6. 团体的其他成员可以为他们提供反馈。
7. 在适当的时候，他们可以重复在这个乐器上的互动过程并做出改变。
8. 让另一对参与者重复上述步骤。

27.5.2.2 领导与跟随

目标技能或领域：有关领导与跟随的团队技能。

年龄组：儿童或成人。

治疗模式：团体。

所需设备：各种简单的节奏乐器和旋律乐器。

步骤：

1. 让团体成员围坐成一圈，让每个人都有足够的空间演奏乐器。

2. 向团体成员说明他们将在某一位成员的领导下进行即兴演奏。

3. 让每个团体成员选择一样乐器。

4. 治疗师可以带领第一次的即兴演奏来进行示范，扮演领导者角色，并提供非言语的领导。

5. 让那些有足够能力的团体成员轮流地扮演领导者角色；这项任务可能对一些人要求太高或令其感觉威胁性太大，这时便不应该要求他们去领导。

6. 继续进行即兴演奏来练习领导与跟随。

7. 一些即兴演奏的范例包括以下内容：

   a. 变化音量；

   b. 变化节奏；

   c. 进行无和声底色的调式即兴演奏。

图 27.4 显示了学生们在一位同伴的带领下参与即兴演奏。

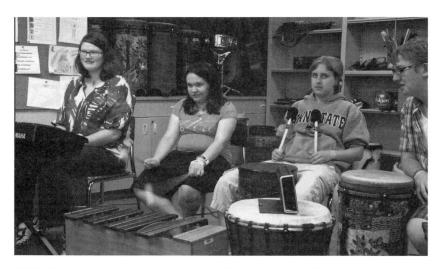

图 27.4　明尼苏达州乔丹城的 MRVSEC 绿洲项目的学生参与由同伴领导的音乐即兴演奏活动，正在等待轮到自己演奏。此音乐心理社会性训练与咨询练习的目标是练习轮换、建立自信、练习领导技能，以及在团体环境中创造有意义的治疗性音乐体验。本次治疗的治疗师为 Glen Helgeson。

27.5.2.3　音乐作为强化物

这也被称为行为修正的音乐激励训练。

目标技能或领域：任何特定的行为或技能都可以成为目标。

年龄组：儿童或成人。

治疗模式：个人（修改后也适用于团体）。

所需设备：现场演奏或录音音乐。

步骤：

1. 选择要针对的靶行为。
2. 确定在得到强化物之前必须达到的靶行为数量或次数。
3. 确定将被用作强化物的音乐（例如，听自选音乐 3 分钟，参与乐器演奏 5 分钟）。
4. 向参与者阐明行为要求和强化物。
5. 在靶行为发生后进行强化。
6. 追踪并记录参与者的反应，并适时地进行调整（例如，减少或增加要得到强化物所需的靶行为发生次数）。

适应性调整：这个练习可以针对性地训练延迟满足感，从 5 秒到 45 分钟不等。它还可以用于帮助参与者接受或容忍自己置身于治疗空间，并积极参与音乐治疗。

27.5.2.4　用于关系训练的音乐演奏

目标技能或领域：关系。

年龄组：儿童或成人。

治疗模式：团体或二人组。

所需设备：各种简单的节奏乐器和旋律乐器。

步骤：

1. 一位团体成员选择一个乐器来与另一名成员建立联系，另一位成员也选择一样乐器来做出回应（他们可以共享同一乐器，或分别使用不同的乐器）。
2. 该团体成员走到另一名成员的面前，面向他坐着并演奏乐器。
3. 对方回应。
4. 两位成员共同演奏。

5. 在演奏结束后，两位成员讨论刚才演奏了什么内容。

6. 团体的其他成员可以分享他们观察到了什么；团体可以讨论刚才发生了什么。

7. 两位成员可以再次演奏，这次或许可以改变互动发生的方式。

8. 进行团体讨论，只要有成效，就可继续讨论。

9. 让另一对成员重复上述过程。

27.5.2.5 音乐角色扮演

目标技能或领域：自我觉知。

年龄组：成人或青少年；较为简单的模式也适用于儿童。

治疗模式：团体。

所需设备：各种简单的节奏乐器和旋律乐器。

步骤：

1. 如果是以团体形式进行的，就让参与者围坐成一圈，并确保每位参与者都有足够的空间来演奏乐器。

2. 每位参与者选择一种表达自我的乐器。

3. 每位参与者在自己的乐器上演奏一段音乐。

4. 其他参与者对这种表达的方式给予口头反馈。

5. 在接下来的治疗进程中，刚刚演奏过的参与者可以通过以新的方式演奏音乐来练习全新的表达自我的方式。

6. 其他参与者提供进一步的口头反馈。

变式：可以由他人为参与者选择乐器，并识别其表达自我的方式。

27.5.2.6 音乐渐进式放松

目标技能或领域：压力、紧张和焦虑。

年龄组：成人；调整后也适用于儿童。

治疗模式：个人或团体。

所需设备：用于提供背景音乐的 CD 或数字音乐播放器，或者由治疗师或其助手提供的现场音乐。

步骤：

1. 让参与者舒适地坐在椅子上或躺在地板上。

2. 提供提示，引导参与者进行一段时间的深呼吸。指示参与者继续深呼吸，如果不介意，可以请他们闭上眼睛。

3. 向参与者说明治疗师将采用一种放松方法，这种方法需要先令肌肉紧绷，再放松；这两者之间的对比有助于放松。告诉参与者跟随治疗师的提示，但是如果在这个过程中有什么不舒服的地方，就不做这个动作，或者以更低的强度来完成。

4. 从脚趾开始，慢慢地说："收紧你的脚趾……然后放松。再次收紧你的脚趾……然后放松。"（治疗师应该和参与者一起完成整个过程中的所有步骤，以便掌握步调。）

   a. 沿着以下这些笼统的身体部位，慢慢地向上进行放松——脚跟、脚、小腿、膝盖和大腿。

   b. 沿着身体前侧的部位向上，包括——胃、胸、肩、上臂、前臂、手和手指。

   c. 沿着整条手臂向上，说："收紧你的手臂。"然后进行到肩膀、颈部、头部、背部、臀部、大腿、小腿和脚。

   d. 在整个练习过程中，要定期关注呼吸，并提醒参与者继续深呼吸。

5. 放松流程可以在这一点上结束，提醒大家继续保持深呼吸，然后将意识集中在对身边空间的知觉和感受上。在参与者准备好后，请他们睁开眼睛，逐渐"回来"，感知身边的他人和整个房间。提醒参与者，当他们需要放松时，可以重新创造这个序列。

6. 如果需要，可以由此进入一个继续放松的想象阶段，建议参与者想象一个能让他们感到放松的地方（把细节留给每个人的想象，因为每个人都有能让自己感到放松的不同的地方）。建议他们在继续放松的同时体验空气的感觉、身旁的东西和气味等。经过一段时间，按照第 5 步所描述的流程，让大家回到现实中的此时此地。

注意：除了在这里使用的渐进式肌肉放松法（Jacobson，1938），还有许多放松方法。读者可以参考 Justice（2007，pp.36-39，cited in Crowe，2007）的著作来找到更多的建议。

27.5.2.7　社交故事歌曲

目标技能或领域：适当的社交互动和行为。

年龄组：儿童、青少年或成人。

治疗模式：个人或团体。

所需设备：不需要。

步骤：

1. 引入故事，运用音乐记忆法训练来帮助参与者学习信息，运用歌曲帮助参与者回忆行为规则。

音乐心理社会性训练与咨询发生在接下来的两个步骤中：

2. 对目标技能进行讨论。
3. 在治疗师所创造的环境和泛化的环境中练习该技能。

27.5.2.8　悲伤之歌

目标技能或领域：处理悲伤。

年龄组：成人或青少年；较为简单的模式也适用于儿童。

治疗模式：个人或团体。

所需设备：范围足够宽泛的一系列录音或现场音乐，能允许参与者进行有意义的选择。

步骤：

1. 参与者选择一首歌来表达悲伤的情绪。
2. 播放这首歌，也可以由参与者或治疗师进行演奏。
3. （可选）参与者口头分享这首歌如何表达了悲伤情绪。
4. 治疗师和／或团体提供反馈，这将有助于讨论。

变式：可以用歌曲创作代替录音。

27.5.2.9　关于自我的歌

目标技能或领域：自我觉知、自我概念。

年龄组：成人或青少年；较为简单的模式也适用于儿童。

治疗模式：个人或团体。

所需设备：范围足够宽泛的一系列录音或现场音乐，允许参与者进行有意义的选择。

步骤：

1. 参与者选择一首歌来表达自己的某些方面。
2. 由参与者或治疗师播放或表演这首歌曲。
3. 参与者口头分享他觉得这首歌曲是如何传达了其自身信息的。
4. 治疗师和 / 或团体提供反馈，这将有助于讨论。

27.5.2.10　表达自我需求的歌

目标技能或领域： 自我觉知。

年龄组： 成人或青少年；较为简单的模式也适用于儿童。

治疗模式： 个人或团体。

所需设备： 范围足够宽泛的一系列录音或现场音乐，允许参与者进行有意义的选择。

步骤：

1. 如果以团体形式进行，让参与者围坐成一圈。
2. 参与者选择一首歌来表达与其自身相关且需要融入他是谁的概念中的一些东西。
3. 由参与者播放和 / 或演唱该歌曲。
4. 参与者口头分享他对其所传达信息的感受。
5. 治疗师和 / 或团体提供反馈，这将有助于讨论。

27.5.2.11　歌曲故事

目标技能或领域： 自尊。

年龄组： 成人或青少年；较为简单的模式也适用于儿童。

治疗模式： 个人或团体。

所需设备： 范围足够宽泛的一系列录音或现场音乐，能允许参与者进行有意义的选择。

步骤：

1. 如果以团体形式进行，让参与者围坐成一圈。
2. 治疗师和参与者选择一首对参与者有意义的歌曲。
3. 将歌曲提供给参与者，供其反复聆听和互动。
4. 随着时间的推移，治疗师帮助参与者探索歌曲中有意义的部分。

27.5.2.12　剧本

目标技能或领域：坚定自信地表达。

年龄组：儿童或成人。

治疗模式：个人或团体。

所需设备：各种简单的节奏乐器和旋律乐器。

步骤：

1. 如果以团体形式进行，让参与者围坐成一圈，且有足够的空间使用乐器。

2. 与参与者一起决定用作角色扮演的非音乐剧本，以便练习自信坚定地表达自己的意愿或拒绝（例如，"和我一起去公园。""不。""求你了，我们一起去吧。""可能吧……""快点嘛，我们走吧。""好。"）。

3. 参与者选择用来表达自我的乐器。

4. 每个参与者轮流与治疗师进行音乐互动，以表演这个剧本或情景。

5. 对互动过程进行讨论。

6. 其他团体成员和治疗师可以提出建议，对互动进行修改。

7. 修改后再次进行音乐互动，并再次讨论。

变式：

1. 另一个参与者可以扮演回答者的角色；这会比让治疗师来做更困难。

2. 在坚定自信以外的领域（例如，关系问题、特定情绪的表达）也可以成为目标。

27.5.2.13　自我觉知：现实定向

年龄组：儿童或成人。

治疗模式：个人或团体。

所需设备：各不相同。

步骤：这不是一个具体的干预技术，而是一个可以在其他干预中采用的普遍原则。治疗师可以通过口头和音乐的方式对素材进行复述，这样可以帮助一个人将其"纳入"。例如，每次呈现新的素材时，都可以对正在使用的素材的信息进行陈述（例如，"我们正在把鼓一个接一个地传下去""每个人都在为我们的歌词贡献一个词"），或者可以重复音乐的步骤（例如，先是一个人，然后是下一个人，用一件打击乐器来表达他们的感受）。每一次这样的重复都将现实复述了一次，并增加了参与者定向到现实的可能性。

27.5.2.14　歌曲讨论

目标技能或领域：情绪议题。

年龄组：成人；调整后也适合较大的儿童。

治疗模式：个人或团体。

所需设备：用于播放录制音乐的 CD 播放器或数字音乐播放器；由治疗师、治疗师的助手或参与者演奏的现场音乐。

步骤：

1. 要求参与者选择一首对他们有意义的或会引出情绪 / 认知议题的歌曲。

2. 聆听这首歌，可重复多次。

3. 治疗师促使参与者进行讨论，可以从要求参与者描述歌曲中所表达的情绪开始。Baker 与 Tamplin 的著作（参见 Baker and Tamplin，2006，pp.207-208）建议了一些适用于讨论的提示，包括以下问题：

   a. 发生了什么事件？

   b. 谁是歌曲中的主角？

   c. 主角是一个什么样的人？

   d. 这首歌的整体信息是什么？

   e. 这首歌表达了什么样的感情，其中有感情变化吗？

4. 鼓励参与者思考这首歌的主题与他们自己的情况有哪些相同或不同之处。Baker 和 Tamplin 建议在此提出以下问题（参见 Gardstrom，2001）：

   a. 在聆听这首歌的时候，你的脑子里闪过了什么样的想法和感受？

   b. 你有没有试图压抑或控制任何感情？

   c. 这首歌唤起了你什么样的意象、记忆或联想？你有没有试着抑制这些？

   d. 这首歌与你的想法和感受有多吻合？

5. 在治疗进程接近尾声时，可以根据情况提出以下问题（参见 Baker and Tamplin，2006）：

   a. 通过听这首歌以及我们的共同讨论，你对你自己、你的处境或其他人的处境产生了哪些新的了解？

   b. 从这首歌或者我们关于这首歌的讨论中，你有哪些收获可帮助自己在本周过得更好？

27.5.2.15　歌曲创作（一）

目标技能或领域：调整议题。

年龄组：儿童或成人。

治疗模式：个人或团体。

所需设备：用来写歌词的板子或一大张纸；伴奏乐器（可选）。

步骤：

1. 生成一系列主题。

2. 选择一个主题来进一步探索。

3. 对与本主题相关的内容进行头脑风暴。

4. 确定这个主题中的主要想法、思想、情感或概念（这将是副歌部分的重点）。

5. 对这些被确定为主题核心的想法进行拓展。

6. 将相关的点组合在一起。

7. 将无关的或最不重要的内容丢弃。

8. 构建主题纲要。

9. 写歌词。

可在上述框架内使用的技术［详情见 Baker and Tamplin（2006）；另参见 Robb（1996）中的范例］包括：

1. **填空（歌词替换）**。选择一首熟悉的老歌，对歌词进行改编以反映治疗中讨论的议题。

2. **歌曲模仿**。使用老歌中的旋律，但将歌词完全替换为参与者所创作的。

3. **歌曲拼贴**。参与者翻阅音乐书籍或歌词单，从一些已写好的歌曲中选择引人注目的或对个人具有重大意义的单词或短语；治疗师也可以推荐歌曲。

4. **押韵技巧**。参与者创建一系列押韵的词表；治疗师可以给出提示或建议。

5. **治疗性歌词创作**。创作原创的歌词和音乐。

图 27.5 展示了参加音乐心理社会性训练与咨询治疗的学生们在进行歌曲创作时写作的歌词。

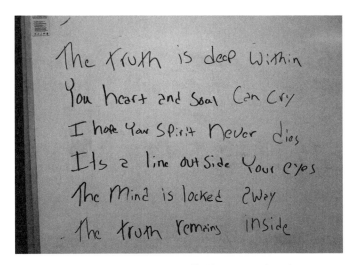

图 27.5 参加明尼苏达州乔丹城的 MRVSEC 绿洲项目的学生为 30 秒上火星（30 Seconds To Mars）乐队的歌曲《一个美丽谎言》（*A Beautiful Lie*）改写的歌词[①]。学生们先聆听原歌曲，然后参加团体讨论，"这首歌对你意味着什么？"最后一步是在音乐治疗师 Glen Helgeson 的带领下，为这首歌写下自己的段落，并唱出新的歌词。此次音乐心理社会性训练与咨询治疗的目标是在音乐治疗环境中探索情感并表达这些情感。

27.5.2.16 歌曲创作（二）

目标技能或领域：创伤后的自我概念。

年龄组：儿童或成人。

治疗模式：个人或团体。

所需设备：用来写歌词的板子或一大张纸；伴奏乐器（可选）。

步骤：［与歌曲创作（一）当中的步骤结合使用］

1. 与参与者讨论有关其受伤前的自我的细节，包括他们的目标和抱负、喜欢的东西、不喜欢的东西、性格和特征。

2. 促使参与者对受伤后的自我进行讨论，包括与第 1 步中相同的领域。

3. 促使参与者对自身的长处和意志进行头脑风暴，特别是他们受伤前后的相似与不同之处。

4. 在歌曲创作练习中使用这些素材来促进反思，或使用认知策略（例如，生成积极的陈述）

---

① 歌词大意是：真相深埋在心底，你的心与灵可以哭泣，我希望你的精神永不灭，它是你眼角的一行泪，心被锁起来，真相仍在心里。——译者注

并将其融入歌曲。

致谢

在此向为本章节的写作提供了反馈和协助的同人表达谢意：Felicity Baker、Shannon de l'Etoile、Rachel（Firchau）Gonzalez、James Gardiner、Glen Helgesen、Donald Hodges、Ben Keim、Blythe LaGasse、Wendy Magee、Katrina McFerran、Suzanne Oliver、Edward Roth、Jeanette Tamplin 和 Sabina Toomey。本章临床方案部分所展示的一些训练案例是由 James Gardiner、Rachel（Firchau）Gonzalez、Glen Helgesen、Suzanne Oliver 和 Michael H. Thaut 进行开发的，也有一些改编自 Hiller（1989）或 Prigatano（1991）的著作。

注释

［1］额叶损伤患者可能有超敏感的触发器，因此会表现出无法抑制的行为。这并不意味着愤怒情绪没有那么强烈或不恰当，但它可能与触发因素不相称、难以调节，而且会以一种非常突然且更加情绪化的方式被表现出来，也很可能难以缓解。

参考文献

Albersnagel, F. A. (1988). Velten and musical mood induction procedures: a comparison with accessibility of thought associations. *Behavior Research and Therapy*, *26*, 79-96.

Anshel, A. and Kipper, D. A. (1988). The influence of group singing on trust and cooperation. *Journal of Music Therapy*, *25*, 145-155.

Bachevalier, J. and Loveland, K. A. (2006). The orbitofrontal-amygdala circuit and self-regulation of social-emotional behavior in autism. *Neuroscience and Biobehavioral Reviews*, *30*, 97-117.

Baker, F. (2002). Rationale for the effects of familiar music on agitation and orientation levels of people experiencing posttraumatic amnesia. *Nordic Journal of Music Therapy*, *10*, 31-41.

Baker, F. (2009). *Post Traumatic Amnesia and Music: managing behaviour through song*. Saarbrücken, Germany: VDM Verlag.

Baker, F. and Tamplin, J. (2006). *Music Therapy Methods in Neurorehabilitation: a clinician's manual*. London: Jessica Kingsley Publishers.

Bandura, A. (1977). *Social Learning Theory*. Englewood Cliffs, NJ: Prentice Hall.

Bandura, A. (1986). *Social Foundations of Thought and Action: a social cognitive theory*. Englewood Cliffs, NJ: Prentice-

Hall.

Barker, V. L. and Brunk, B. (1991). The role of a creative arts group in the treatment of clients with traumatic brain injury. *Music Therapy Perspectives*, *9*, 26-31.

Baumann, M. et al. (2007). *Beiträgezur Musiktherapie* [*Indications for Music Therapy in Neurological Rehabilitation*]. Berlin: Deutsche Gesellschaft für Musiktherapie.

Baumgartner, T., Esslen, M., and Jäncke, L. (2006). From emotion perception to emotion experience: emotions evoked by pictures and classical music. *International Journal of Psychophysiology*, *60*, 34-43.

Blood, A. J. and Zatorre, R. J. (2001). Intensely pleasurable responses to music correlate with activity in brain regions implicated in reward and emotion. *Proceedings of the National Academy of Sciences of the USA*, *98*, 11818-11823.

Blood, A. J., Zatorre, R. J., Bermudez, P., and Evans, A. C. (1999). Emotional responses to pleasant and unpleasant music correlate with activity in paralimbic brain regions. *Nature Neuroscience*, *2*, 382-387.

Bower, G. H. (1981). Mood and memory. *American Psychologist*, *36*, 129-148.

Bradt., J. et al. (2010). Music therapy for adults with acquired brain injury. *Cochrane Database of Systematic Reviews*, *Issue 7*, CD006787.

Brown, S., Martinez, M. J., and Parsons, L. M. (2004). Passive music listening spontaneously engages limbic and paralimbic systems. *NeuroReport*, *15*, 2033-2037.

Chen, X. (1992). Active music therapy for senile depression. *Chinese Journal of Neurology and Psychiatry*, *25*, 208-210.

Clark, D. and Teasdale, J. (1985). Constraints of the effects of mood on memory. *Journal of Personality and Social Psychology*, *48*, 1595-1608.

Clark, D. M. (1983). On the induction of depressed mood in the laboratory: evaluation of the Velten and musical procedures. *Advances in Behavior Research and Therapy*, *5*, 27-49.

Cross, P. et al. (1984). Observations on the use of music in rehabilitation of stroke patients. *Physiotherapy Canada*, *36*, 197-201.

Crowe, B. J. (2007). Supportive, activity-oriented music therapy: an overview. In: B. J. Crowe and C. Colwell (eds) *Music Therapy for Children, Adolescents, and Adults with Mental Disorders*. Silver Spring, MD: American Music Therapy Association. pp. 31-40.

Damasio, A. (1994). *Descartes' Error*. New York: Penguin.

de l'Etoile, S. K. (1992). *The effectiveness of music therapy in group psychotherapy for adults with mental illness*. Master's thesis. Fort Collins, CO: Colorado State University.

Eslinger, P., Stauffer, J. W., Rohrbacher, M., and Grattan, L. M. (1993). Music therapy and brain injury. *Report to the Office of Alternative Medicine at the NIH*. Bethesda, MD: National Institutes of Health.

Evers, S. and Suhr, B. (2000). Changes of the neurotransmitter serotonin but not of hormones during short time music perception. *European Archives of Psychiatry and Clinical Neuroscience*, *250*, 144-147.

Gabrielsson, A. and Juslin, P. N. (1996). Emotional expression in music performance: between the performer's intention and the listener's experience. *Psychology of Music*, *24*, 68-91.

Gardstrom, S. (2001). Practical techniques for the development of complementary skills in musical improvisation. *Music*

Therapy Perspectives, *19*, 82-87.

Gendolla, G. H. E. and Krüsken, J. (2001). Mood state and cardiovascular response in active coping with an affect-regulative challenge. *International Journal of Psychophysiology*, *41*, 169-180.

Gfeller, K. (2002). Music as therapeutic agent: historical and sociocultural perspectives. In: R. F. Unkefer and M. H. Thaut (eds) *Music Therapy in the Treatment of Adults with Mental Disorders*. Gilsum, NH: Barcelona Publishers. pp. 60-67.

Gilbertson, S. K. (2005). Music therapy in neurorehabilitation after traumatic brain injury: a literature review. In: D. Aldridge (ed.) *Music Therapy and Neurological Rehabilitation: performing health*. London: Jessica Kingsley Publishers. pp. 83-137.

Goldberg, F., McNiel, D., and Binder, R. (1988). Therapeutic factors in two forms of inpatient group psychotherapy: music therapy and verbal therapy. *Group*, *12*, 145-156.

Goldberg, F. S. (1992). Images of emotion: the role of emotion in guided imagery and music. *Journal of the Association for Music and Imagery*, *1*, 5-17.

Gomez, C. R. (2005). Identifying early indicators for autism in self-regulation difficulties. *Focus on Autism and Other Developmental Disabilities*, *20*, 106-116.

Gomez, P. and Danuser, B. (2004). Relationships between musical structure and psychophysiological measures of emotion. *Emotion*, *7*, 377-387.

Gosselin, N. et al. (2005). Impaired recognition of scary music following unilateral temporal lobe excision. *Brain*, *128*, 628-640.

Gosselin, N., Peretz, I., Johnson, E., and Adolphs, R. (2007). Amygdala damage impairs emotion recognition from music. *Neuropsychologia*, *45*, 236-244.

Hanser, S. B. and Thompson, L. W. (1994). Effects of a music therapy strategy on depressed older adults. *Journal of Gerontology*, *49*, 265-269.

Henderson, S. M. (1983). Effects of music therapy program upon awareness of mood in music, group cohesion, and self-esteem among hospitalized adolescent patients. *Journal of Music Therapy*, *20*, 14-20.

Hendricks, C. B. (2001). A study of the use of music therapy techniques in a group for the treatment of adolescent depression. *Dissertation Abstracts International*, 62(2-A), 472.

Hiller, P. U. (1989). Song story: a potent tool for cognitive and affective relearning in head injury. *Cognitive Rehabilitation*, *7*, 20-23.

Hodges, D. A. (ed.) (1996). *Handbook of Music Psychology*, 2nd edition. San Antonio, TX: IMR Press.

Hodges, D. (2010). Psychophysiological measures. In: P. Juslin and J. Sloboda (eds) *Handbook of Music and Emotion*. Oxford: Oxford University Press. pp. 279-312.

Hodges, D. and Sebald, D. (2011). *Music in the Human Experience: an introduction to music psychology*. New York: Routledge.

Houghton, B. A. et al. (2002). Taxonomy of clinical music therapy programs and techniques. In: R. F. Unkefer and M. H. Thaut (eds) *Music Therapy in the Treatment of Adults with Mental Disorders*. Gilsum, NH: Barcelona Publishers. pp. 181-206.

Huron, D. (2006). *Sweet Anticipation: music and the psychology of expectation.* Cambridge, MA: MIT Press.

Jacobson, E. *(*1938). *Progressive Relaxation.* Chicago: University of Chicago Press.

Juslin, P. N. and Västfjäll, D. (2008). Emotional responses to music: the need to consider underlying mechanisms. *Behavioral and Brain Sciences*, *31*, 559-575.

Khalfa, S., Peretz, I., Blondin, J.-P. and Manon, R. (2002). Event-related skin conductance responses to musical emotions in humans. *Neuroscience Letters*, *328*, 145-149.

Koelsch, S. et al. (2006). Investigating emotion with music: an fMRI study. *Human Brain Mapping*, *27*, 239-250.

Kreutz, G. et al. (2008). Using music to induce emotions: influences of musical preference and absorption. *Psychology of Music*, *36*, 101-126.

Krumhansl, C. L. (1997). An exploratory study of musical emotions and psychophysiology. *Canadian Journal of Experimental Psychology*, *51*, 336-352.

Lazarus, R. S. (1984). On the primacy of cognition. *American Psychologist*, *39*, 124-129.

LeDoux, J. E. (1996). *The Emotional Brain.* New York: Simon & Schuster.

Lyubomirsky, S. and Nolen-Hoeksema, S. (1993). Self-perpetuating properties of dysphoric rumination. *Journal of Personality and Social Psychology*, *65*, 339-349.

Magee, W. (1999). "Singing my life, playing my self": music therapy in the treatment of chronic neurological illness. In: T. Wigram and J. De Backer (eds) *Clinical Applications of Music Therapy in Developmental Disability, Paediatrics and Neurology*. London: Jessica Kingsley Publishers. pp. 201-223.

Magee, W. L. (in press). Music-making in therapeutic contexts: reframing identity following disruptions to health. In: R. MacDonald, D. Miell, and D. Hargreaves (eds) *The Oxford Handbook of Musical Identities*. Oxford: Oxford University Press.

Magee, W. L. and Davidson, J. W. (2002). The effect of music therapy on mood states in neurological patients: a pilot study. *Journal of Music Therapy*, *39*, 20-29.

Magee, W. L. et al. (2011). Music therapy methods with children, adolescents and adults with severe neurobehavioural disorders. *Music Therapy Perspectives*, *29*, 5-13.

Mandler, G. (1984). *Mind and Body.* New York: Norton.

Maratos, A. S., Gold, C., Wang, X., and Crawford, M. J. (2008). Music therapy for depression. *Cochrane Database of Systematic Reviews*, Issue *1*, CD004517.

Menon, V. and Levitin, D. J. (2005). The rewards of music listening: response and physiological connectivity of the mesolimbic system. *NeuroImage*, *28*, 175-184.

Mitterschiffthaler, M. T. et al. (2007). A functional MRI study of happy and sad affective states induced by classical music. *Human Brain Mapping*, *28*, 1150-1162.

Molnar-Szakacs, I. and Heaton, P. (2012). Music: a unique window into the world of autism. *Annals of the New York Academy of Sciences*, *1252*, 318-324.

National Autism Center (2009). *National Standards Report.* Randolph, MA: National Autism Center.

Nayak, S., Wheeler, B. L., Shiflett, S. C. and Agostinelli, S. (2000). The effect of music therapy on mood and social interaction among individuals with acute traumatic brain injury and stroke. *Rehabilitation Psychology*, *45*, 274-283.

Nolen-Hoeksema, S. (1991). Responses to depression and their effects on the duration of depressive episodes. *Journal of Abnormal Psychology*, *100*, 560-682.

Pacchetti, C. et al. (1998). Active music therapy in Parkinson's disease: methods. *Functional Neurology*, *13*, 57-67.

Pacchetti, C. et al. (2000). Active music therapy in Parkinson's disease: an integrative method for motor and emotional rehabilitation. *Psychosomatic Medicine*, *62*, 386-393.

Peretz, I. (2001). Listen to the brain: the biological perspective on musical emotions. In: P. Juslin and J. Sloboda (eds) *Music and Emotion: theory and research*. Oxford: Oxford University Press. pp. 105-134.

Peretz, I. (2010). Towards a neurobiology of musical emotions. In: P. N. Juslin and J. A. Sloboda (eds) *Handbook of Music and Emotion: theory, research, applications*. New York: Oxford University Press. pp. 99-126.

Pignatiello, M. F., Camp, C. J., and Rasar, L. (1986). Musical mood induction: an alternative to the Velten technique. *Journal of Abnormal Psychology*, *95*, 295-297.

Prigatano, G. P. (1991). Disordered mind, wounded soul: the emerging role of psychotherapy in rehabilitation after brain injury. *Journal of Head Trauma Rehabilitation*, *6*, 1-10.

Prigatano, G. P. (1999). *Principles of Neuropsychological Rehabilitation*. New York: Oxford University Press.

Purdie, H. (1997). Music therapy in neurorehabilitation: recent developments and new challenges. *Critical Reviews in Physical and Rehabilitation Medicine*, *9*, 205-217.

Purdie, H., Hamilton, S., and Baldwin, S. (1997). Music therapy: facilitating behavioural and psychological change in people with stroke–a pilot study. *International Journal of Rehabilitation Research*, *20*, 325-327.

Radulovic, R., Cvetkovic, M., and Pejovic, M. (1997). *Complementary musical therapy and medicamentous therapy in treatment of depressive disorders*. Paper presented at the World Psychiatric Association (WPA) Thematic Conference, Jerusalem, Israel, November 1997.

Robb, S. L. (1996). Techniques in song writing: restoring emotional and physical well being in adolescents who have been traumatically injured. *Music Therapy Perspectives*, *14*, 30-37.

Salimpoor, V. N. et al. (2009) The rewarding aspects of music listening are related to degree of emotional arousal. *PLoS ONE*, 4, e7487.

Sarkamo, T. et al. (2008). Music listening enhances cognitive recovery and mood after middle cerebral artery stroke. *Brain*, *131*, 866-876.

Sarkamo, T. et al. (2010). Music and speech listening enhance the recovery of early sensory processing after stroke. *Journal of Cognitive Neuroscience*, *22*, 2716-2727.

Scheiby, B. B. (1999). Music as symbolic expression: analytical music therapy. In: D. J. Wiener (ed.) *Beyond Talk Therapy: using movement and expressive techniques in clinical practice*. Washington, DC: American Psychological Association. pp. 263-285.

Sears, W. (1968). Processes in music therapy. In: E. T. Gaston (ed.) *Music in Therapy*. New York: Macmillan. pp. 30-44.

Soto, D. et al. (2009). Pleasant music overcomes the loss of awareness in patients with visual neglect. *Proceedings of the National Academy of Sciences of the USA*, *106*, 6011-6016.

Sutherland, G., Newman, B., and Rachman, S. (1982). Experimental investigations of the relations between mood and intrusive, unwanted cognitions. *British Journal of Medical Psychology*, *55*, 127-138.

Teasdale, J. (1983). Negative thinking in depression: cause, effect, or reciprocal relationship? *Advances in Behaviour Research and Therapy*, *5*, 3-25.

Teasdale, J. and Taylor, R. (1981). Induced mood and accessibility of memories: an effect of mood state or of induction procedure? *British Journal of Clinical Psychology*, *20*, 39-48.

Teasdale, J. D. and Spencer, P. (1984). Induced mood and estimates of past success. *British Journal of Clinical Psychology*, *23*, 149-150.

Thaut, M. H. (1989a). Music therapy, affect modification, and therapeutic change: towards an integrative model. *Music Therapy Perspectives*, *7*, 55-62.

Thaut, M. H. (1989b). The influence of music therapy interventions on self-rated changes in relaxation, affect and thought in psychiatric prisoner-patients. *Journal of Music Therapy*, *26*, 155-166.

Thaut, M. H. (2002). Toward a cognition–affect model in neuropsychiatric music therapy. In: R. F. Unkefer and M. H. Thaut (eds) *Music Therapy in the Treatment of Adults with Mental Disorders*. Gilsum, NH: Barcelona Publishers. pp. 86-116.

Thaut, M. H. (2005). *Rhythm, Music, and the Brain: scientific foundations and clinical applications*. New York: Routledge.

Thaut, M. H. and Wheeler, B. L. (2010). Music therapy. In: P. Juslin and J. Sloboda (eds) *Handbook of Music and Emotion*. Oxford: Oxford University Press. pp. 819-848.

Velten, E. (1968). A laboratory task for induction of mood states. *Behavioral Research and Therapy*, *6*, 607-617.

Wheeler, B. L. (1983). A psychotherapeutic classification of music therapy practices: a continuum of procedures. *Music Therapy Perspectives*, *1*, 8-12.

Zajonc, R. (1984). Feeling and thinking: preferences need no inferences. *American Psychologist*, *35*, 151-175.

Zerhusen, J. D., Boyle, K., and Wilson, W. (1995). Out of the darkness: group cognitive therapy for depressed elderly. *Journal of Military Nursing Research*, *1*, 28-32.

Zwerling, I. (1979). The creative arts therapies as "real therapies." *Hospital and Community Psychiatry*, *30*, 841-844.

（张晋茹　李冰　译）